雷开仕 —— 主编

浙南
畲药图谱

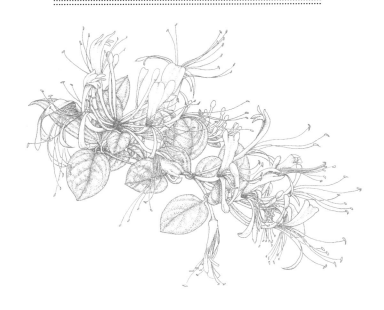

广西科学技术出版社
·南宁·

图书在版编目（CIP）数据

浙南畲药图谱 / 雷开仕主编 . —南宁：广西科学技术
出版社，2023.12
ISBN 978-7-5551-1848-0

Ⅰ . ①浙… Ⅱ . ①雷… Ⅲ . ①畲族—民族医学—中
药材—图谱 Ⅳ . ① R298.308-64

中国版本图书馆 CIP 数据核字（2022）第 174240 号

浙南畲药图谱
雷开仕 主编

策划组稿：罗煜涛　　　　　　　　责任编辑：程　思
装帧设计：韦娇林　　　　　　　　责任印制：韦文印
责任校对：冯　靖

出 版 人：梁　志　　　　　　　　出版发行：广西科学技术出版社
社　　 址：广西南宁市东葛路 66 号　邮政编码：530023
网　　 址：http：//www.gxkjs.com

印　　 刷：广西民族印刷包装集团有限公司

开　　 本：889 mm × 1240 mm　1/32
字　　 数：343 千字　　　　　　　印张：13.25
版　　 次：2023 年 12 月第 1 版　　印次：2023 年 12 月第 1 次印刷
书　　 号：ISBN 978-7-5551-1848-0
定　　 价：168.00 元

《浙南畲药图谱》
编委会

主　　编：雷开仕

副 主 编：鄢连和　　雷建光　　赵秀丽　　杨寿泽

顾　　问：王　正

编　　委：雷新勇　　李成略　　雷新君　　李志测

　　　　　雷新杰　　雷仕胜　　雷开岁　　兰景美

　　　　　雷新科　　雷佳佳　　蓝大瑞　　沈璐璐

　　　　　雷顺银　　蓝天和　　雷大鹏　　蓝朝胜

　　　　　钟学礼　　钟海星　　钟昌琪　　钟光寅

　　　　　李传力　　蒋久寿　　韩当权　　雷　震

　　　　　林　克　　雷开寿　　钟炳图　　钟昌水

　　　　　金建杰　　官小亥　　蓝海燕　　蓝建文

❖ 编者简介 ❖

主编简介

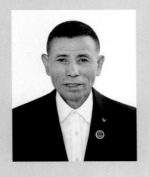

雷开仕　浙江省苍南县非物质文化遗产"畲族医药"代表性传承人，苍南县中医药学会第七届常务理事，中国民族医药学会畲族医药分会理事。

副主编简介

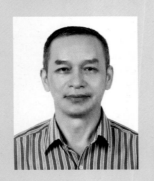

鄢连和　硕士研究生导师，教授，主任中药师，一级公共营养师，执业药师，浙江省非物质文化遗产保护项目（畲族医药）代表性传承人。先后主持"十二五"国家科技支撑计划项目等项目10多项，作为主要研究人员参与各级各类科研课题20多项，发表SCI论文5篇。

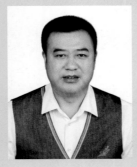

雷建光　中医执业医师，畲族祖传骨伤科第五代传人，浙江省非物质文化畲医畲药代表性非遗传承人，景宁县畲乡名中医，全国民族医药先进个人。

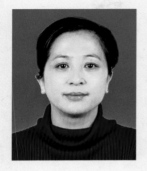

赵秀丽 执业中药师，主治医师。从事医学临床工作20余年，发表论文10多篇，讲授中医理论课100余次。

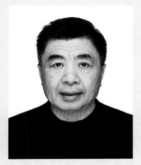

杨寿泽 中医执业医师，主治医师，龙港市非物质文化遗产代表性项目（割治埋线法）代表性传承人。发表学术论文数篇。

顾问简介 〜〜〜〜〜〜〜〜〜〜

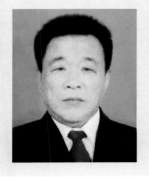

王　正 主任医师，浙江省名中医，浙江省名中医研究院研究员。曾任苍南县第三人民医院副院长、苍南县科学技术协会副主席、温州市中医学会常务理事。发表论文40余篇，出版《中国耳穴诊治学》《耳穴辨治纲要》等著作。

编辑，成功编写了《浙南畲药图谱》一书，其内容包括药材名称（畲药名和通用名）、拉丁学名、科、药用部位、植物（动物、真菌）特征、生境分布、采收加工、性味归经、用量用法、应用等，并附有植物（动物、真菌）彩色图片和部分药材图片。

本书的出版旨在帮助广大读者快速、准确地识别常用畲药。衷心希望本书能在普及畲药知识、提高医疗保健水平、保障人民身体健康、保护和开发畲药资源等方面产生配伍作用。广大读者在阅读本书时，如果需要应用书中所介绍的畲药，必须在专业医师的指导下使用，以免造成不良后果。

希望本书的出版能起到抛砖引玉的作用，吸引更多爱好者加入畲药的研究队伍，为畲药的传承和发展尽一份力量。由于编者写作水平有限，书中难免存在不妥之处，敬请广大读者批评指正。

编者

2023 年 11 月

凡 例

　　本书共收集整理了 380 种常见畲药，对每味畲药的药材名称、拉丁学名、科、药用部位、植物（动物、真菌）特征、生境分布、采收加工、性味归经、用量用法、应用等进行分项介绍。全书按药材畲药名笔画顺序排序。

　　1. 药材名称：介绍药材的畲药名和通用名，其中通用名是指药材基原植物（动物、真菌）的名称。以畲药名为标题。

　　2. 拉丁学名：介绍药材基原植物（动物、真菌）的拉丁学名。

　　3. 科：介绍药材基原植物（动物、真菌）在植物（动物、真菌）分类中所属的科。

　　4. 药用部位：介绍药材的药用部位。

　　5. 植物（动物、真菌）特征：描述药材基原植物（动物、真菌）的形态特征。

　　6. 生境分布：描述药材基原植物（动物、真菌）的生长环境和分布地。

　　7. 采收加工：描述药材的采收时间和加工方法。

　　8. 性味归经：描述药材的性味、毒性、归经。其中，描述性味先介绍味，再介绍性，如"苦（味），微寒（性）"；对"有大毒""有毒""有小毒"的表述，系沿用历代本草的记载，此项内容作为临床用药的警示性参考。

　　9. 用量用法：描述药材的用量和使用方法，分内服和外用，先介绍内服的用量用法，再介绍外用的用量用法。除另有规定外，用量通常为成人一日常用剂量。注意不要擅自用药，请在专业医师的指导下用药。

10. 应用：描述药材的主要功效和主治病证。先介绍药材的主要功效，再介绍药材的主治病证，如功效"利尿通淋，活血通经"，主治病证"用于热淋，血淋，石淋，小便不通，淋沥涩痛"。

目　录

八画

十一画

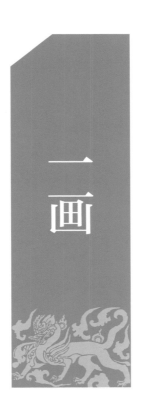

一画

一顶红

【通用名】一点红。

【拉丁学名】*Emilia sanchifolia*（L.）DC.。

【科】菊科。

【药用部位】全草。

【植物特征】一年生草本。茎直立或斜升，无毛或被疏短毛。下部叶密集，大头羽状分裂，下面常变紫色，两面被卷毛；中部叶疏生，较小，无柄，基部箭状抱茎；上部叶少数，线形。头状花序，花前下垂，花后直立；小花粉红色或紫色。瘦果圆柱形，肋间被微毛。

【生境分布】生于山坡路旁、疏林或林中潮湿处。分布于云南、贵州、广西、浙江、福建等地。

【采收加工】株幅直径达 15 cm 后即可采收，一般在立秋后采收，切段，鲜用或晒干。

【性味归经】苦，凉。归肾经。

【用量用法】9～18 g，水煎服；或捣汁含咽。外用适量，水煎洗；或捣敷。

【应用】清热解毒，散瘀消肿。用于上呼吸道感染，口腔溃疡，乳腺炎，尿路感染，疮疖痈肿，湿疹，跌打损伤。

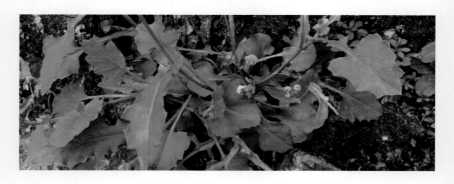

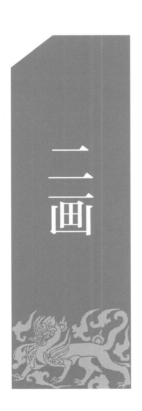

二画

十二时辰

【通用名】铁线莲。

【拉丁学名】*Clematis florida* Thunb.。

【科】毛茛科。

【药用部位】根。

【植物特征】草质藤本。茎棕色或紫红色，具6条纵纹，节部膨大，被稀疏短柔毛。二回三出复叶；小叶片狭卵形至披针形，先端钝尖，基部圆形或阔楔形，边缘全缘，极稀有分裂，两面均不被毛，脉纹不显。花单生于叶腋；花瓣多色，有白色、紫色、蓝紫色等。

【生境分布】生于低山区的丘陵灌丛中，或山谷、路旁及小溪边。分布于广西、广东、湖南、江西、浙江等地。

【采收加工】秋季采挖，晒干。

【性味归经】辛，温；有小毒。归脾、肝、肾经。

【用量用法】9～15 g，水煎服。

【应用】利尿通络，理气通便。用于小便不利，腹胀，便闭。

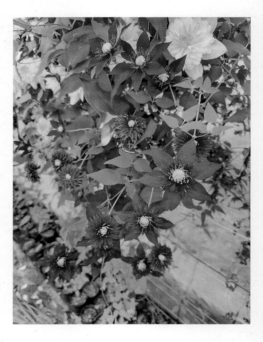

十竹子

【通用名】瞿麦。

【拉丁学名】*Dianthus superbus* L.。

【科】石竹科。

【药用部位】地上部分。

【植物特征】多年生草本。茎丛生、直立、绿色、无毛，上部分枝。叶片线状披针形，先端锐尖，中脉特显，基部合生成鞘状，绿色，有时带粉绿色。花1～2朵生枝端，有时顶下腋生；花瓣通常淡红色或带紫色，稀白色。蒴果圆筒形，顶端4裂。种子扁卵圆形，黑色，有光泽。

【生境分布】生于房前屋后、杂地、园地等。分布于浙江、福建等地。

【采收加工】夏、秋季花果期采割，除去杂质，干燥。

【性味归经】苦，寒。归心、小肠经。

【用量用法】10～25 g，水煎服；或入丸、散。

【应用】利尿通淋，活血通经。用于热淋，血淋，石淋，小便不通，淋沥涩痛，闭经。

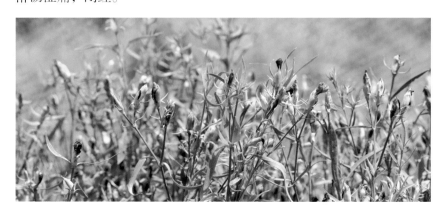

七叶胆

【通用名】绞股蓝。

【拉丁学名】*Gynostemma pentaphyllum*（Thunb.）Makino。

【科】葫芦科。

【药用部位】全草。

【植物特征】多年生攀缘草本。茎细长，节上有毛或无毛，卷须常二裂或不分裂。叶鸟足状，常由 5 ～ 7 枚小叶组成，小叶片长椭圆状披针形至卵形，有小叶柄，中间小叶片长 3 ～ 9 cm，宽 1.5 ～ 3 cm，边缘有锯齿，背面或沿两面叶脉有短刚毛或近无毛。

【生境分布】生于山间阴湿处。分布于安徽、浙江、江西、福建、广东、贵州等地。

【采收加工】秋季采收，晒干。

【性味归经】苦，寒。归脾、肺经。

【用量用法】15 ～ 30 g，水煎服；每次 3 ～ 6 g，研末吞服；亦可泡茶服。

【应用】健脾益气，生津止渴，清热解毒，止咳祛痰。用于脾胃气虚、气阴两伤所致的胃脘疼痛、形瘦乏力、口渴等，咳嗽痰多。

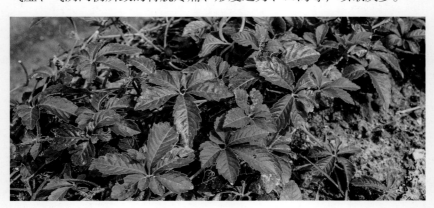

七叶一枝花

【通用名】华重楼。

【拉丁学名】*Paris polyphylla* var. *chinensis*（Franch.）Hara。

【科】百合科。

【药用部位】根茎。

【植物特征】多年生草本。叶6～10枚轮生，叶片厚纸质，披针形、卵状长圆形至倒卵形。花梗从茎顶抽出，顶生一花；花两性，萼片披针形或长卵形，绿色；花被片线形而略显披针形，黄色，长为萼片的1/2左右至近等长，中部以上宽2～6 mm。

【生境分布】生于山地林下或路旁草丛阴湿处。分布于浙江、福建、江西、云南、贵州、四川等地。

【采收加工】秋季采收，除去杂质，洗净，润透，切薄片，晒干。

【性味归经】苦，微寒；有小毒。归肝经。

【用量用法】3～9 g，水煎服。外用适量，研末调敷。

【应用】清热解毒，消肿止痛，凉肝定惊。用于疔疮痈肿，咽喉肿痛，跌扑伤痛，惊风抽搐。

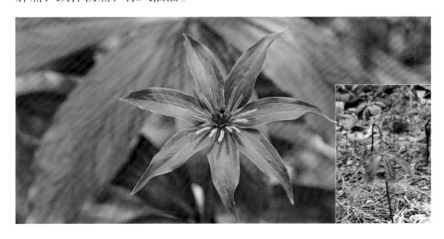

七星剑

【通用名】江南星蕨。

【拉丁学名】*Lepisorus fortunei*（T. Moore）C. M. Kuo。

【科】水龙骨科。

【药用部位】全草。

【植物特征】多年生附生蕨类。根茎横生，疏被鳞片；鳞片阔卵形，淡棕色，脱落。叶疏生；叶片狭线状披针形至阔线状披针形，两端狭尖，全缘，近革质，淡绿色，脉不明显。孢子囊群大，淡黄色，排列成较整齐的一行或为不规则的两行，较近中肋，无盖，不具盾形鳞片。

【生境分布】生于阴湿的石上、树上或屋瓦缝隙处。分布于江苏、安徽、浙江、江西、福建等地。

【采收加工】全年均可采收，除去泥土，洗净，晒干。

【性味归经】苦，凉。归肝、脾、心、肺经。

【用量用法】10～25 g，水煎服。

【应用】清热利湿，凉血解毒。用于流行性感冒，哮喘，支气管炎，黄疸，小儿惊风，肺结核咳嗽，风湿性关节炎，淋证，尿路结石。

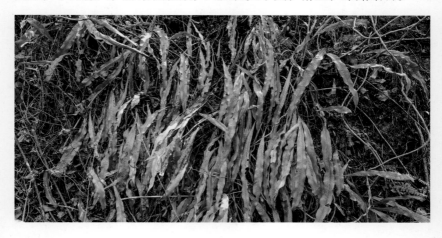

八月扎

【通用名】木通。

【拉丁学名】*Akebia quinata*（Thunb. ex Houtt.）Decne.。

【科】木通科。

【药用部位】成熟果实。

【植物特征】落叶木质藤本。茎纤细，圆柱形，缠绕；茎皮灰褐色，有圆形、小而凸起的皮孔；芽鳞片覆瓦状排列，淡红褐色。掌状复叶互生或在短枝上簇生。总状花序或伞房状花序，腋生，雄花生于上部，雌花生于花序基部或无。蓇葖果成熟时淡紫色。

【生境分布】生于山地灌木丛、林缘和沟谷中。主要分布于长江流域。

【采收加工】夏、秋季果实绿黄时采收，晒干，或置沸水中略烫后晒干。

【性味归经】苦，寒。归肝、胆、胃、膀胱经。

【用量用法】3～9 g，水煎服。

【应用】疏肝理气，活血止痛，散结，利尿。用于脘胁胀痛，痛经，闭经，痰核痞块，小便不利。

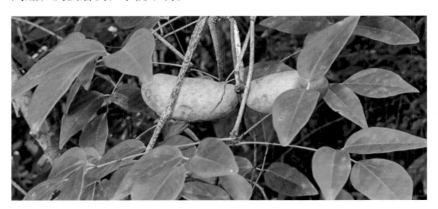

八角刺

【通用名】枸骨。

【拉丁学名】*Ilex cornuta* Lindl. & Paxton。

【科】冬青科。

【药用部位】叶。

【植物特征】常绿灌木或小乔木。三年生枝灰白色，平滑，枝条繁密。叶互生，硬革质，近方形，一端较宽，有 3 枚尖硬刺齿，中央的刺齿向下反卷，基部两侧各有刺 1～2 枚；老树的叶椭圆形，常无刺或仅叶先端有刺；上面绿色，有光泽；叶柄短。花杂性，簇生于二年生枝上。

【生境分布】生于山坡、谷地、溪边杂木林或灌丛中，庭园常有栽培。分布于长江中下游地区。

【采收加工】秋季采收，除去杂质，晒干。

【性味归经】苦，凉。归肝、肾经。

【用量用法】9～15 g，水煎服。

【应用】清热养阴，益肾，平肝。用于肺结核咯血，骨蒸潮热，头晕目眩。

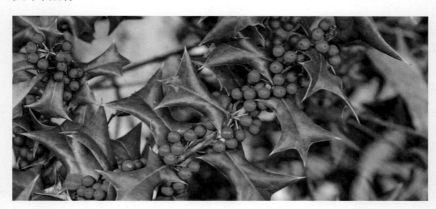

八角金盆

【通用名】八角莲。

【拉丁学名】*Dysosma versipellis*（Hance）M. Cheng ex Ying。

【科】小檗科。

【药用部位】根茎。

【植物特征】多年生草本。根茎粗壮，结节状，少分枝。茎生叶常为2枚，盾状，近圆形，8～9浅裂，裂片边缘有叶状细齿；叶柄长10～15 cm。花5～8朵着生于叶柄上方近叶片处，下垂；萼片6枚；花瓣6枚，紫红色；雄蕊6枚；雌蕊1枚，子房上位。浆果近球形。花期5—6月，果期9—10月。

【生境分布】生于山谷和山坡杂木林下阴湿处。分布于浙江、福建、广东、广西、四川、贵州、湖北、江西等地。

【采收加工】夏、秋季采挖，洗净，鲜用或晒干。

【性味归经】苦、辛，温；有毒。归肺、脾、肝经。

【用量用法】10～15 g，水煎服；或磨汁；或入丸、散。外用适量，磨汁涂、捣敷；或研末调敷。

【应用】清热解毒，化痰散结，祛瘀消肿。用于痈肿疔疮，瘰疬，咽喉肿痛，跌打损伤，毒蛇咬伤。

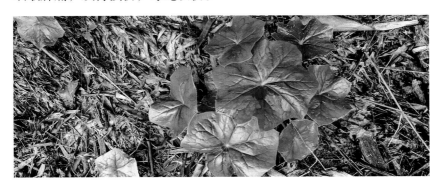

八卦藤

【通用名】龙须藤。

【拉丁学名】*Phanera championii* Benth.。

【科】豆科。

【药用部位】藤。

【植物特征】落叶藤本，蔓长 3 ～ 10 m。茎卷须不分枝，常 2 枚对生。单叶互生，叶片阔卵形或心形，先端 2 浅裂或不裂，裂片尖，基出脉 5 ～ 7 条。花两性，白色，较小，集生成总状花序；发育雄蕊 3 枚。荚果扁平，长 5 ～ 8 cm。花期 6 — 10 月，果期 7 — 12 月。

【生境分布】常生于岩石、石缝及崖壁上。分布于华东、华中、华南、西南等地区。

【采收加工】全年均可采收，鲜用，或洗净切片，蒸过，晒干。

【性味归经】苦、涩，平。归肾、脾经。

【用量用法】9 ～ 15 g，水煎服。外用适量，捣敷。

【应用】祛风除湿，活血止痛，健脾理气。用于类风湿关节炎，腰腿疼，跌打损伤，胃痛。

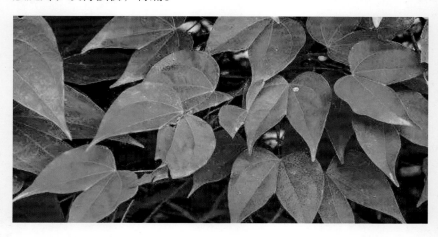

人首乌

【通用名】何首乌。

【拉丁学名】*Pleuropterus multiflorus*（Thunb.）Nakai。

【科】蓼科。

【药用部位】块根。

【植物特征】多年生缠绕藤本。根细长，末端成肥大的块根，外表红褐色至暗褐色。茎基部略呈木质，中空。叶互生，具长柄，托叶鞘膜质，褐色；叶片狭卵形或心形。

【生境分布】生于草坡、路边、山坡石隙及灌木丛中。分布于浙江、福建、江西等地。

【采收加工】秋后茎叶枯萎时或次年未萌芽前挖取其块根，削去两端，洗净，切片，晒干或微烘，称生首乌；若以黑豆煮汁拌蒸，晒干后变为黑色，称制首乌。

【性味归经】苦、甘、涩，微温。归肝、肾经。

【用量用法】10～20 g，水煎服；或熬膏、浸酒；或入丸、散。外用适量，水煎洗；或研末撒、调涂。

【应用】安神宁志，养血补肾，活络截疟，滋阴清热，祛风。用于须发早白，高血压，冠心病。

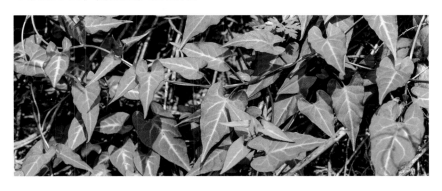

九节茶

【通用名】草珊瑚。

【拉丁学名】*Sarcandra glabra*（Thunb.）Nakai.。

【科】金粟兰科。

【药用部位】枝叶。

【植物特征】茎枝有明显的节，圆形，棕色。叶对生，薄革质，卵状长圆形或披针状长圆形，棕色或绿褐色，边缘除基部外有粗锯齿，齿尖有硬骨质。花序苞片三角形，花黄绿色。核果球形，红色。

【生境分布】生于林下，阴凉山坡。分布于浙江、安徽、福建、江西、湖北、湖南、广西、广东等地。

【采收加工】全年均可采收，晒干。

【性味归经】辛，平。归肺经。

【用量用法】15～25 g，水煎服；或浸酒。外用适量，煎水熏洗。

【应用】清热解毒，抗菌消炎，祛风除湿，活血止痛。用于肺炎，急性阑尾炎，急性胃肠炎，菌痢，妇科炎症。

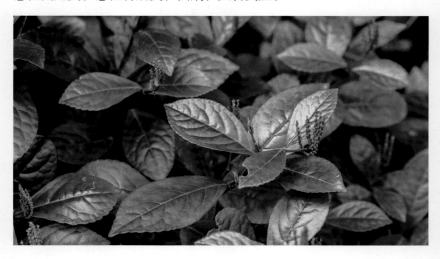

九里明

【通用名】千里光。

【拉丁学名】*Senecio scandens* Buch. -Ham. ex D. Don。

【科】菊科。

【药用部位】全草。

【植物特征】多年生攀缘草本。根状茎圆柱形，土黄色，下生多条粗壮根及少量须根。茎圆柱形细长，曲折稍呈"之"字形上升，上部多分枝，有毛，后渐脱落。叶椭圆状或卵状披针形。秋季开花，头状胡须生于枝端，成圆锥状伞房花丛。瘦果圆筒形，有细毛。

【生境分布】生于路旁及旷野间。分布于江苏、浙江、广西等地。

【采收加工】夏、秋季采收，洗净，鲜用或晒干。

【性味归经】苦、辛，凉；有小毒。归肺、肝经。

【用量用法】15～35 g，水煎服。外用适量，捣敷；或水煎洗。

【应用】清热解毒，凉血消肿，清肝明目。用于风火赤眼，疮疖肿毒，皮肤湿疹，痢疾腹痛。

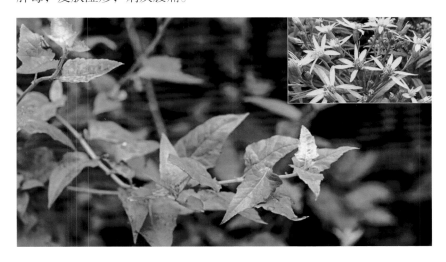

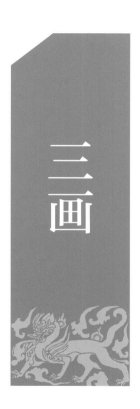

三画

三叶青

【通用名】崖爬藤。

【拉丁学名】*Tetrastigma obtectum*（Wall.）Planch.。

【科】葡萄科。

【药用部位】根、果、块茎。

【植物特征】草质藤本。小枝圆柱形，无毛或被疏柔毛。叶为掌状 5 小叶，小叶菱状椭圆或椭圆状披针形，两面无毛；托叶褐色，常宿存。花序顶生或假顶生于具有 1 ～ 2 枚叶的短枝上，多数花集生成单伞形；萼浅碟形，边缘呈波状浅裂；花瓣长椭圆形，先端有短角。果球形。种子椭圆形。

【生境分布】生于山坡石缝、墙坎。分布于浙江、福建等地。

【采收加工】夏、秋季采收，切片，晒干或烘干。

【性味归经】苦，寒。归脾、肺、胃经。

【用量用法】7 ～ 20 g，水煎服。外用适量，水煎洗。

【应用】清热解毒，清肺化痰。用于扁桃体炎，瘰疬，跌打损伤，小儿高热惊厥。

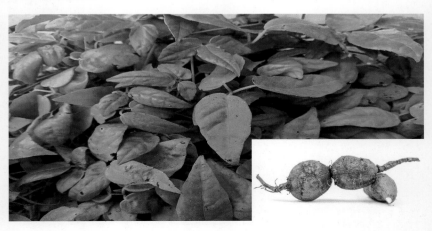

三角枫藤

【通用名】常春藤。

【拉丁学名】*Hedera nepalensis* var. *sinensis*（Tobl. ）Rehd. 。

【科】五加科。

【药用部位】茎、叶。

【植物特征】常绿攀缘灌木。茎光滑，嫩枝上有鳞片状柔毛，借气根攀缘他物。单叶互生，革质光滑；营养枝的叶三角状卵形至三角状长圆形，全缘或三裂，基部截形；花枝和果枝的叶椭圆状卵形、椭圆状披针形，先端尖，全缘，基部楔形。

【生境分布】野生于山野，多攀缘于大树或岩石上；庭园常有栽培。分布于华北、华东、华南及西南地区。

【采收加工】秋季采收，切段，鲜用或晒干。

【性味归经】苦，凉。归肝、脾经。

【用量用法】5 ～ 15 g，水煎服；或浸酒；或捣汁。外用适量，水煎洗；或捣敷。

【应用】祛风利湿，活血通经，消肿解毒。用于风湿痹痛，头晕目赤，跌打损伤，痔疮。

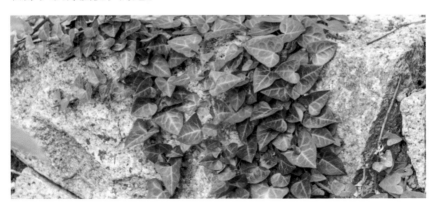

三张白

【通用名】三白草。

【拉丁学名】*Saururus chinensis*（Lour.）Baill.。

【科】三白草科。

【药用部位】根状茎。

【植物特征】湿生草本。根状茎肉质，白色，有须状根。茎直立，有棱脊，无毛。单叶互生，具长柄，柄表面有条纹，叶片卵形或披针状卵形，先端尖或长尖，基部心形或耳形，全缘，两面均无毛。

【生境分布】生于房前屋后、零星杂地。分布于浙江、江苏、安徽、江西等地。

【采收加工】秋季采挖，洗净，鲜用，或切段，晒干。

【性味归经】甘、辛，寒。归肺、膀胱经。

【用量用法】15～30g，水煎服；或捣汁饮。外用适量，捣敷。

【应用】利尿消肿，清热解毒。用于小便不利，淋沥涩痛，带下，月经不调，尿路感染，肾炎水肿，疮疡肿毒，湿疹。

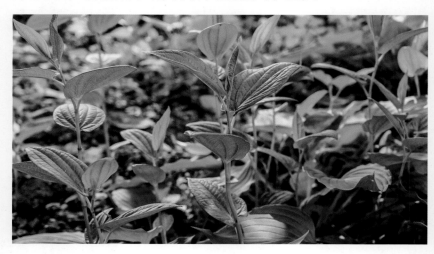

土人参

【通用名】土人参。

【拉丁学名】*Talinum paniculatum*（Jacq.）Gaertn.。

【科】土人参科。

【药用部位】根。

【植物特征】一年生或多年生草本，全株无毛，高 30～100 cm。主根粗壮，圆锥形，有少数分枝，皮黑褐色，断面乳白色。叶互生或近对生，具短柄或近无柄，倒卵形或倒卵状长椭圆形，全缘。圆锥花序顶生或腋生，花粉红色或淡紫红色。蒴果近球形。

【生境分布】生于阴湿地。分布于陕西、江苏、安徽、浙江、江西、福建、湖北、湖南等地。

【采收加工】秋、冬季挖根，洗净，切片，晒干。

【性味归经】甘，平。归肾、脾、肺经。

【用量用法】15～25 g，水煎服。

【应用】补中益气，润肺生津。用于气虚乏力，体虚自汗，脾虚泄泻，肺燥咳嗽，乳汁稀少。

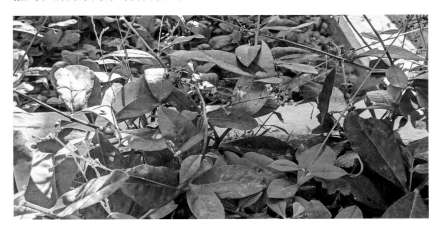

土艾

【通用名】茵陈蒿。

【拉丁学名】*Artemisia capillaris* Thunb.。

【科】菊科。

【药用部位】全草。

【植物特征】半灌木状草本。茎、枝初密被灰白色或灰黄色绢质柔毛。枝端有密集叶丛，基生叶常成莲座状。叶卵圆形或卵状椭圆形，二回羽状全裂，小裂片线形或丝线形，细直，近无毛，基部裂片常半抱茎。头状花序卵圆形，稀近球形。瘦果长圆形或长卵形。

【生境分布】生于山坡丘地、路旁。分布于浙江、福建、江西、广西等地。

【采收加工】夏、秋季采收，除去残根和杂质，晒干。

【性味归经】苦、辛，微寒。归脾、胃、肝、胆经。

【用量用法】6～15 g，水煎服。外用适量，煎水熏洗。

【应用】清利湿热，利胆退黄。用于黄疸尿少，湿温暑湿，湿疮瘙痒，肝炎。

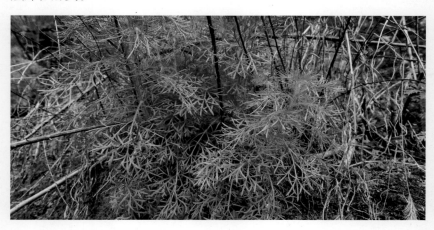

土灯芯

【通用名】水苏。

【拉丁学名】*Stachys japonica* Miq.。

【科】唇形科。

【药用部位】块茎。

【植物特征】多年生草本，有在节上生须根的根茎。茎单一，直立，基部多少匍匐，四棱形，具槽，在棱及节上被小刚毛，余部无毛。茎叶长圆状宽披针形，先端微急尖，基部圆形至微心形，边缘为圆齿状锯齿，上面绿色，下面灰绿色，两面均无毛；叶柄明显，近茎基部者最长，向上渐变短。

【生境分布】生于水沟、河岸等湿地上。分布于江苏、浙江、安徽、江西、福建等地。

【采收加工】秋末茎叶凋萎后，随时可采收块茎，鲜用或晒干。

【性味归经】辛，微温。归肺、胃、肝经。

【用量用法】15～30 g，水煎服；或捣汁饮。外用适量，捣敷。

【应用】疏风理气，止血消炎，清热解毒，止咳利咽。用于感冒，痧症，肺痿，肺痛，头风目眩，口臭，咽痛，痢疾，疔疮，带状疱疹。

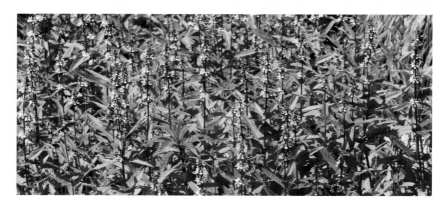

土黄莲

【通用名】黄芩。

【拉丁学名】*Scutellaria baicalensis* Georgi。

【科】唇形科。

【药用部位】根。

【植物特征】多年生草本。肉质根茎肥厚。叶坚纸质，披针形至线状披针形。总状花序在茎及枝上顶生，花冠紫色、紫红色至蓝色，花丝扁平，花柱细长，花盘环状，子房褐色。小坚果卵球形。花果期7—9月。

【生境分布】生于向阳草坡地上。分布于浙江、福建等地。

【采收加工】春、秋季采收，除去杂质，置沸水中煮10 min，取出，闷透，切薄片，干燥；或蒸30 min，取出，切薄片，干燥。

【性味归经】苦，寒。归肺、胆、脾、大肠、小肠经。

【用量用法】15 ～ 25 g，水煎温服。

【应用】清热燥湿，泻火解毒，止血，安胎。用于温热病，上呼吸道感染，肺热咳嗽，湿热黄疸，肺炎，痢疾，咯血，目赤，胎动不安，高血压，痈肿疮疖。

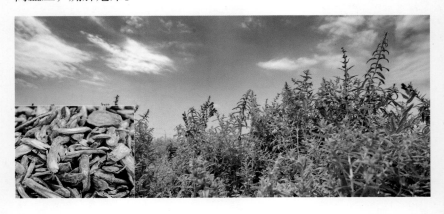

土樟

【通用名】杜仲。

【拉丁学名】*Eucommia ulmoides* Oliv.。

【科】杜仲科。

【药用部位】树皮。

【植物特征】落叶乔木。树皮灰褐色，粗糙，内含橡胶，折断拉开有多数细丝。嫩枝有黄褐色毛，不久变秃净，老枝有明显的皮孔。芽体卵圆形，外面发亮，红褐色，有鳞片 6～8 枚，边缘有微毛。

【生境分布】多生于低山、谷地或低坡的疏林里。分布于安徽、陕西、江西、广西、浙江等地。

【采收加工】夏至前后采收，刮去残留的粗皮，洗净，切块，烘干。

【性味归经】甘，温。归肝、肾经。

【用量用法】10～15 g，水煎服。

【应用】补肝肾，强筋骨，安胎。用于肝肾不足，腰膝酸痛，筋骨无力，头晕目眩，妊娠漏血，胎动不安。

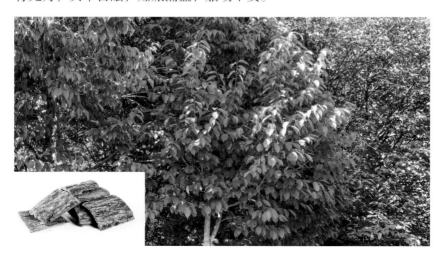

大叶白车前草

【通用名】大车前。

【拉丁学名】*Plantago major* L.。

【科】车前科。

【药用部位】全草。

【植物特征】二年生或多年生草本。根状茎短粗，具须根。基生叶直立，叶片卵形或宽卵形，顶端圆滑，边缘波状或具不整齐锯齿；叶柄明显长于叶片。花茎直立，穗状花序占花茎的 1/3 ～ 1/2；花密生，苞片卵形，较萼裂片短，二者均有绿色龙骨状突起；花萼无柄，裂片椭圆形。

【生境分布】生于草地、草甸、河滩、沟边、沼泽地、山坡路旁、田边或荒地。分布于浙江、福建、重庆、广西等地。

【采收加工】秋季采收，挖起全株，洗净泥沙，除去枯叶，晒干。

【性味归经】甘，寒。归肝、肾、肺、小肠经。

【用量用法】5 ～ 15 g，水煎服。

【应用】清热利尿，祛痰，凉血，解毒。用于水肿，尿少，热淋涩痛，暑湿泻痢，痰热咳嗽。

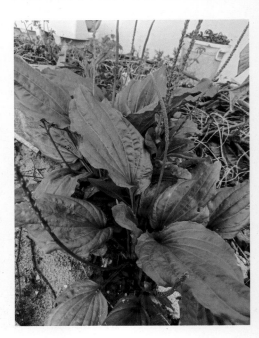

大叶狼衣

【通用名】紫萁。

【拉丁学名】*Osmunda japonica* Thunb.。

【科】紫萁科。

【药用部位】根茎及叶柄基部。

【植物特征】多年生草本。根茎短块状。叶丛生，二型，幼时密被茸毛；营养叶三角状阔卵形，小羽片披针形，先端稍钝，基部圆楔形，边缘有细锯齿，叶脉叉状分离；孢子叶小羽片极狭，卷缩成线形，沿主脉两侧密生孢子囊，成熟后枯死，有时在同一叶上生有营养羽片和孢子羽片。

【生境分布】生于山坡林下溪边、山脚路旁。分布于浙江、福建等地。

【采收加工】全年均可采收，鲜用或晒干。

【性味归经】苦，寒。归脾、胃经。

【用量用法】3 ～ 15 g，水煎服；或捣汁饮；或入丸、散。外用适量，捣敷；或研末调敷。

【应用】清热解毒，止血，防治感冒。用于鼻衄头晕，痢疾，崩漏。

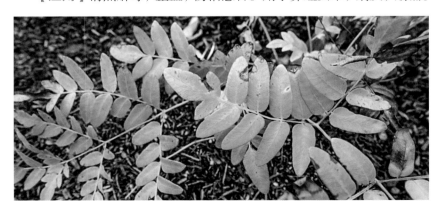

大叶紫金牛

【通用名】走马胎。

【拉丁学名】*Ardisia gigantifolia* Stapf。

【科】紫金牛科。

【药用部位】根茎。

【植物特征】大灌木或亚灌木。根茎呈念珠状，膨大，粗壮。叶通常集生于枝端，纸质，叶片长椭圆形或长圆状披针形，先端渐尖，基部渐狭成一短柄，边缘有细锯齿，下面红色。雄蕊着生于花冠筒的基部；子房上位，花柱线形。浆果圆形，熟时红色，具细长的果柄。

【生境分布】生于林下、山谷或溪旁等潮湿处。分布于广西、广东、江西、福建等地，浙江有栽培。

【采收加工】秋季采挖，除去茎叶、须根和泥沙，洗净，晒干。

【性味归经】辛，温。归肝、脾经。

【用量用法】9～15 g，水煎服；或浸酒服。外用适量，研末调敷。

【应用】祛风除湿，活血祛瘀。用于风湿筋骨疼痛，跌打损伤，产后血瘀，痈疽溃疡。

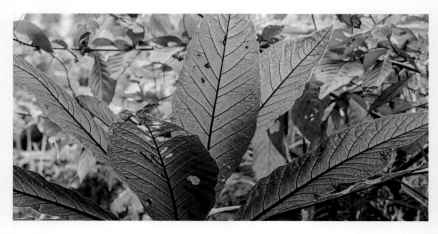

大麦芽

【通用名】大麦。

【拉丁学名】*Hordeum vulgare* L.。

【科】禾本科。

【药用部位】成熟果实。

【植物特征】一年生。秆粗壮，光滑无毛，直立。叶鞘松弛抱茎；两侧有较大的叶耳；叶舌膜质；叶片扁平。穗状花序，小穗稠密，每节着生 3 枚发育的小穗，小穗通常无柄；颖线状披针形，微具短柔毛；外稃背部无毛，有 5 脉，顶端延伸成芒，边棱具细刺，内稃与外稃几等长。

【生境分布】栽培于田园。我国南北各地普遍栽培。

【采收加工】果实成熟时采收，把麦育成麦芽，风干或炒制。

【性味归经】甘，平。归脾、胃经。

【用量用法】10 ～ 15 g，或大剂量 30 ～ 120 g，水煎服。

【应用】行气消食，健脾开胃，退乳消胀。用于食积不消，脘腹胀痛，脾虚食少，乳汁郁积，乳房胀痛，妇女断乳。

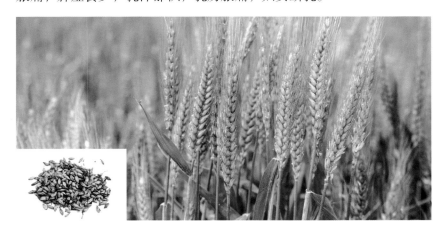

大茴香

【通用名】八角。

【拉丁学名】*Illicium verum* Hook. f.。

【科】木兰科。

【药用部位】成熟果实。

【植物特征】常绿乔木。树皮灰绿色至红褐色，有不规则的裂纹。单叶互生或 3 ～ 6 枚簇生于枝顶，叶片厚革质，长椭圆形或卵状披针形，先端渐尖或急尖，基部狭楔形，全缘，稍内卷，上面深绿色，有光泽，并具油点，下面疏生柔毛。

【生境分布】生于气候温暖、潮湿、土壤疏松的山地；栽培或野生。分布于广西、广东、云南、福建、贵州、浙江等地。

【采收加工】秋、冬季果实由绿变黄时采摘，置沸水中略烫后干燥或直接干燥。

【性味归经】辛，温。归肝、肾、脾、胃经。

【用量用法】3 ～ 6 g，水煎服；或入丸、散。外用适量，研末调敷。

【应用】温阳散寒，理气和中，止痛。用于寒疝腹痛，肾虚腰痛，胃寒呕吐，脘腹冷痛。

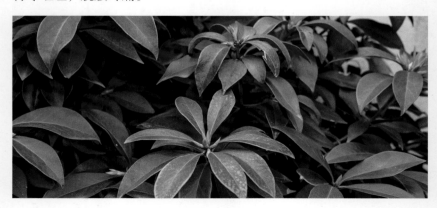

大麻仁

【通用名】大麻。

【拉丁学名】*Cannabis sativa* L.。

【科】大麻科。

【药用部位】成熟种子。

【植物特征】一年生直立草本。枝具纵沟槽，密生灰白色贴伏毛。叶掌状全裂，裂片披针形或线状披针形，中裂片最长，先端渐尖，基部狭楔形，上面深绿色，微被糙毛，下面幼时密被灰白色贴状毛后变无毛，边缘具向内弯的粗锯齿，中脉及侧脉在上面微下陷，下面隆起。

【生境分布】多为栽培。我国南北各地均有栽培。

【采收加工】秋季果实成熟时采收，除去杂质，晒干。

【性味归经】甘，平。归脾、胃经。

【用量用法】10 ～ 15 g，水煎服。

【应用】息风止痉，镇咳止痛，通经活络，利水消肿，润肠通便。用于肝风内动，惊痫抽搐，破伤风，风疹，便秘。

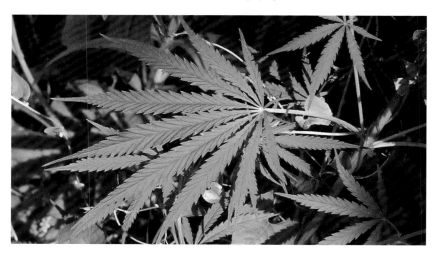

万字梨

【通用名】枳椇。

【拉丁学名】*Hovenia acerba* Lindl.。

【科】鼠李科。

【药用部位】树皮、种子。

【植物特征】高大乔木。小枝褐色或黑紫色，被棕褐色短柔毛或无毛，有明显的白色皮孔。叶互生，厚纸质至纸质，宽卵形、椭圆状卵形或心形，先端长渐尖或短渐尖，基部截形或心形，稀近圆形或宽楔形，边缘常具整齐浅而钝的细锯齿。

【生境分布】生于开旷地、山坡林缘或疏林中。分布于浙江、江西、福建、广东、广西、湖南、湖北、四川、云南、贵州等地。

【采收加工】立冬时节采收，树皮切段，晒干；种子蒸熟，晒干。

【性味归经】甘，平。归肝、脾、肾经。

【用量用法】9～15 g，水煎服。外用适量，水煎洗。

【应用】树皮舒筋解毒；用于腓肠肌痉挛，铁棒锤中毒。种子清热利尿，止咳除烦，解酒毒；用于热病烦渴，呃逆，呕吐，小便不利，酒精中毒。

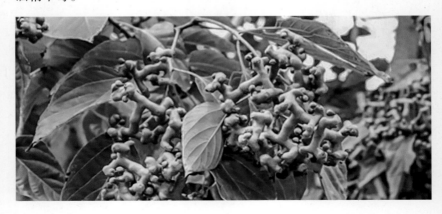

小叶土黄莲

【通用名】小叶十大功劳。

【拉丁学名】*Mahonia microphylla* Ying et G. R. Long。

【科】小檗科。

【药用部位】叶、根、茎、果实。

【植物特征】常绿灌木。叶狭椭圆形，上面绿色，叶脉不显，小叶革质，无柄，顶生小叶较大，卵状椭圆形。总状花序簇生，芽鳞卵状披针形，苞片卵形，花金黄色，具香味；外萼片卵形，中萼片倒卵状长圆形，内萼片椭圆形；花瓣狭椭圆形，子房卵形。浆果近球形。

【生境分布】生于石灰岩山顶、山脊林下或灌丛中。分布于福建、广西等地，浙江有栽培。

【采收加工】4～5年即可收获，全年均可采收，立冬时节采收最佳，晒干。

【性味归经】苦，寒。归肝、胃、肺经。

【用量用法】6～9 g，水煎服。外用适量，研末调敷。

【应用】清热补虚，祛湿气，解毒。用于肺结核咯血，骨蒸潮热，头晕耳鸣，腰酸腿软，湿热黄疸，带下，痢疾，风热感冒，目赤肿痛，痈肿疮疡。

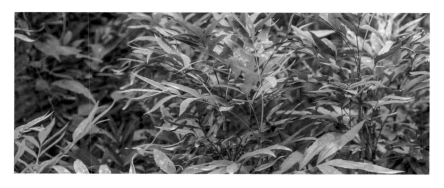

小叶黄须刺

【通用名】刺儿菜。

【拉丁学名】*Cirsium arvense* var. *integrifolium* C. Wimm. et Grabowski。

【科】菊科。

【药用部位】地上部分。

【植物特征】多年生草本。茎基部生长多数须根。根状茎细长，先直伸后匍匐，白色，肉质。茎直立，微紫色，有纵槽，被白色柔毛，上部稍有分枝。叶互生，无柄，叶片长椭圆形或椭圆状披针形，长 7～10 cm，宽 1.5～2.5 cm，先端钝，有刺尖，基部狭窄或圆钝；全缘或微齿裂，边缘有金黄色小刺，两面均被绵毛；开花后下部叶凋落。

【生境分布】生于荒地、田间和路旁。分布于浙江、福建、广西等地。

【采收加工】夏、秋季花开时采割，除去杂质，鲜用或晒干。

【性味归经】甘、苦，凉。归心、肝经。

【用量用法】4.5～9.0 g，水煎服。外用适量捣敷；或水煎洗。

【应用】止血。用于吐血，衄血，尿血，便血，崩漏下血，外伤出血。

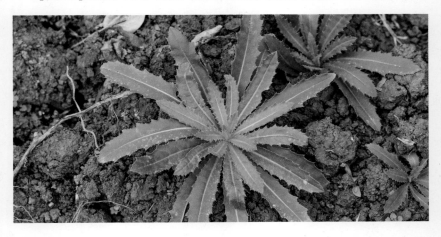

小牡丹

【通用名】芍药。

【拉丁学名】*Paeonia lactiflora* Pall.。

【科】毛茛科。

【药用部位】根。

【植物特征】多年生草本。根粗壮，分枝黑褐色。茎无毛。下部茎生叶为二回三出复叶，上部茎生叶为三出复叶；小叶卵形、椭圆形或披针形，具白色骨质细齿，两面无毛，下面沿叶脉疏生短柔毛。花数朵，生茎顶和叶腋；苞片披针形；萼片4枚；花瓣白色，有时基部具深紫色斑块。蓇葖果顶端具喙。

【生境分布】生于山坡草地及林下。分布于东北及华北地区，陕西及甘肃南部，浙江、四川、山东等地有栽培。

【采收加工】夏、秋季采挖，除去头尾及须根，洗净，刮去外皮，放入沸水中煮至无硬心，捞出放入冷水中浸泡，取出晒干。

【性味归经】苦、酸，微寒。归肝、脾经。

【用量用法】9～12 g，水煎服；或入丸、散。

【应用】平肝止痛，养血调经，敛阴止汗。用于头痛眩晕，胁痛，腹痛，四肢挛痛，血虚萎黄，月经不调，自汗，盗汗。

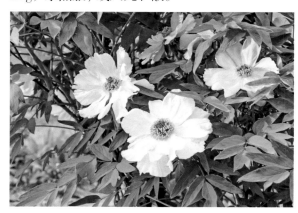

小春花

【通用名】阴地蕨。

【拉丁学名】*Sceptridium ternatum*（Thunb.）Y. X. Lin。

【科】瓶尔小草科。

【药用部位】全草。

【植物特征】蕨类。根状茎短而直立，有一簇粗健肉质的根。总叶柄短，细瘦，淡白色。营养叶阔三角形，三回羽状分裂；侧生羽片3～4对，几对生或近互生，有柄，阔三角形，短尖头，二回羽状。一回小羽片3～4对，有柄，几对生，基部下方一片较大，稍下先出。末回小羽片为长卵形至卵形。

【生境分布】生于丘陵地灌丛阴处。分布于江苏、安徽、浙江、江西、福建、广东、广西等地。

【采收加工】秋季至次年春季采收，连根挖取，洗净，鲜用或晒干。

【性味归经】甘、苦，微寒；有小毒。归肺、肝经。

【用量用法】6～12 g（鲜品15～30 g），水煎服。外用适量，捣敷。

【应用】清热解毒，散结。用于小儿惊风，百日咳，支气管炎，肺结核咯血，瘰疬，目翳。

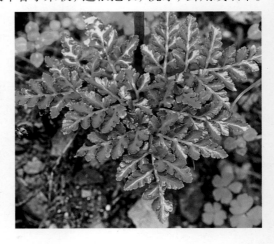

小草

【通用名】远志。

【拉丁学名】*Polygala tenuifolia* Willd。

【科】远志科。

【药用部位】根。

【植物特征】多年生草本。根圆柱形。茎丛生，上部绿色。叶互生，线形或狭线形，先端渐尖，基部渐狭，全缘，中脉明显，无毛或稍被柔毛，无柄或近无柄。总状花序偏侧状；花淡蓝色；萼片5枚，其中3枚较小，线状披针形，两侧2枚花瓣状，长圆状倒卵形，稍弯斜；花瓣2枚，基部合生，两侧瓣为歪倒卵形，中央花瓣较大，呈龙骨状，顶端着生流苏状的附属物。

【生境分布】生于向阳山坡或路旁。分布于江苏、陕西、河北、河南等地，浙江有栽培。

【采收加工】春、秋季采挖，除去须根及泥沙，晒干。

【性味归经】苦、辛，温。归心、肾、肺经。

【用量用法】5～15 g，水煎服；或浸酒；或入丸、散。

【应用】安神益智，祛痰，消肿。用于心肾不交引起的失眠多梦、健忘惊悸、神志恍惚，疮疡肿毒，乳房肿痛。

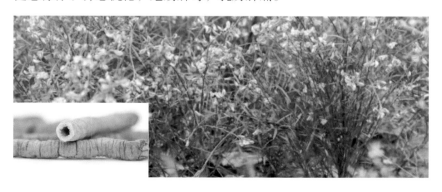

小香勾

【通用名】琴叶榕。

【拉丁学名】*Ficus pandurata* Hance。

【科】桑科。

【药用部位】根及茎。

【植物特征】小灌木。嫩叶幼时被白色柔毛。叶纸质，提琴形或倒卵形，先端急尖有短尖，基部圆形至宽楔形，中部缢缩，上面无毛，下面叶脉有疏毛和小瘤点。榕果单生叶腋，鲜红色，椭圆形或球形。

【生境分布】生于山坡灌丛中，或在松、杉林下生长。分布于广东、海南、广西、福建、江西、浙江等地。

【采收加工】全年均可采收，冬季采收最佳，切厚片，干燥。

【性味归经】甘、辛，微温。归肝、肾经。

【用量用法】30～60 g，水煎服。

【应用】祛风湿，助消化，强筋壮骨，活血祛瘀，通经。用于风湿痹痛，痛经，闭经，痈疖肿痛，跌打损伤。

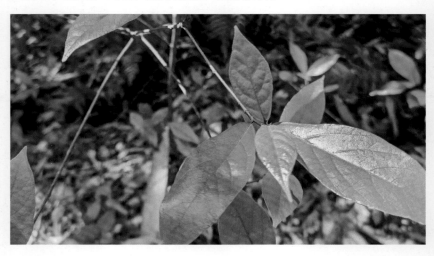

山门冬

【通用名】天门冬。

【拉丁学名】*Asparagus cochinchinensis*（Lour.）Merr.。

【科】百合科。

【药用部位】块根。

【植物特征】多年生攀缘草本，全株无毛。块根肉质，簇生，长椭圆形或纺锤形。茎细，分枝具棱或狭翅；叶状枝通常每 3 枚成簇，扁平，先端锐尖。叶退化成鳞片，先端长尖，基部有木质倒生刺。

【生境分布】生于阴湿的山野、草丛中，也有栽培。分布于浙江、福建等地。

【采收加工】定植后 2～3 年即可采收，水煮或蒸至皮裂，剥皮，烘干；或可用鲜品。

【性味归经】甘、苦，寒。归肺、肾经。

【用量用法】6～15 g，水煎服。外用适量，捣敷；或捣烂绞汁涂。

【应用】滋阴润燥，清肺降火。用于燥热咳嗽，阴虚劳嗽，热病伤阴，内热消渴，肠燥便秘，咽喉肿痛。

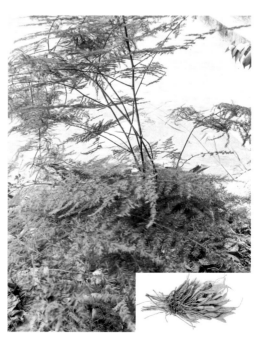

山水锦

【通用名】豆腐柴。

【拉丁学名】*Premna microphylla* Turcz.。

【科】马鞭草科。

【药用部位】根、茎、叶。

【植物特征】直立灌木。幼枝有柔毛，老枝变无毛。叶揉之有臭味，卵状披针形、椭圆形、卵形或倒卵形，先端急尖至长渐尖，基部渐狭窄下延至叶柄两侧，全缘至有不规则粗齿，无毛至被短柔毛。

【生境分布】生于山坡林下。分布于浙江、福建、山西等地。

【采收加工】6月中旬、8月中旬和10月中旬采收最好，根、茎切片，晒干；叶鲜用或晒干。

【性味归经】苦、涩，寒。归肝、肾、脾经。

【用量用法】15～30 g，水煎服。外用适量，鲜叶捣敷。

【应用】清热解毒，消肿止痛，收敛止血。用于疟疾，阑尾炎，解雷公藤中毒，烧烫伤，淋巴结炎，痈肿疮疖，外伤出血。

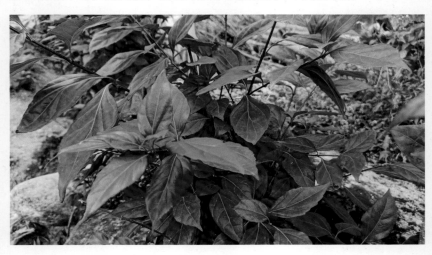

山竹仔

【通用名】土茯苓。

【拉丁学名】*Smilax glabra* Roxb.。

【科】百合科。

【药用部位】根茎。

【植物特征】攀缘灌木。具圆柱状或弯曲的根状茎；地上茎无刺。叶互生，革质，椭圆形、卵状披针形或披针形。花雌雄异株；伞形花序单生于叶腋。浆果熟时紫黑色，具粉霜。

【生境分布】生于山地、山坡、山谷疏林下、灌木丛中或河岸林缘。分布于广东、海南、广西、浙江、福建等地。

【采收加工】夏、秋季采挖，除去须根，洗净，干燥；或趁鲜切成薄片，干燥。

【性味归经】甘、淡、平。归胃、肝经。

【用量用法】15～20 g，水煎服。外用适量，研末调敷。

【应用】祛毒，除湿，通利关节。用于皮肤湿毒疮疡，湿热淋浊，带下，痈肿，瘰疬，疥癣，梅毒及汞中毒所致的肢体拘挛、筋骨疼痛。

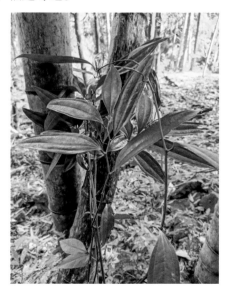

山羊角草

【通用名】淫羊藿。

【拉丁学名】*Epimedium brevicornu* Maxim.。

【科】小檗科。

【药用部位】根及根茎。

【植物特征】多年生草本。根状茎粗短，木质化，暗棕褐色。小叶纸质或厚纸质，卵形或阔卵形，先端急尖或短渐尖，基部深心形；顶生小叶基部裂片圆形，近等大；侧生小叶基部裂片稍偏斜，急尖或圆形，上面常有光泽，网脉显著，下面苍白色，光滑或疏生少数柔毛。

【生境分布】生于林下、沟边灌丛中。分布于浙江、福建、湖北、四川等地。

【采收加工】除去杂质，摘取叶片，喷淋清水，稍润，切丝，干燥。

【性味归经】辛、甘、温。归肝、肾经。

【用量用法】9～15 g，水煎服；或浸酒；或研末入散剂。

【应用】强筋骨，祛风湿，益精养肾。用于筋骨痿软，阳痿痹痛，麻木拘挛，半身不遂。

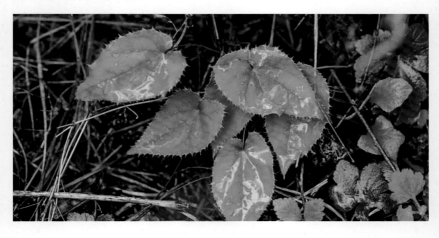

山芹菜

【通用名】水芹。

【拉丁学名】*Oenanthe javanica*（Bl.）DC.。

【科】伞形科。

【药用部位】全草。

【植物特征】多年生草本。茎直立或基部匍匐。基生叶有柄，基部有叶鞘；叶片轮廓三角形，一至二回羽状分裂，末回裂片卵形至菱状披针形，边缘有牙齿或圆齿状锯齿；茎上部叶无柄，裂片和基生叶的裂片相似，较小。复伞形花序顶生。果实近于四角状椭圆形或筒状长圆形。

【生境分布】多生于浅水低洼地方或池沼、水沟旁，农舍附近常见栽培。全国各地均有分布。

【采收加工】夏、秋季采收，洗净，鲜用或晒干。

【性味归经】辛、甘，凉。归肺、肝、膀胱经。

【用量用法】10～30 g（鲜品30～60 g），水煎服；或捣汁饮。外用适量，捣敷；或捣汁涂。

【应用】清热解毒，利尿，止血，降血压。用于感冒发热，小便不利，淋痛，尿血，便血，吐血，目赤，咽痛，高血压。

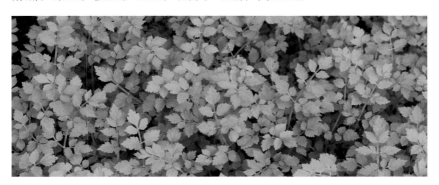

山牡丹

【通用名】白鲜。

【拉丁学名】*Dictamnus dasycarpus* Turcz.。

【科】芸香科。

【药用部位】根皮。

【植物特征】多年生宿根草本。根斜生，肉质粗长，淡黄白色。茎直立，幼嫩部分密被长毛及水泡状凸起的油点。小叶对生，无柄，位于顶端的一片具长柄，椭圆至长圆形，生于叶轴上部的较大。

【生境分布】多生于向阳山坡、林缘及低矮灌丛中。分布于河北、四川、江苏等地，浙江有栽培。

【采收加工】春、秋季采挖，去除须根和外部糙皮，纵向剖开，抽去木心，切片，晒干。

【性味归经】苦，寒。归肺、小肠、脾、胃经。

【用量用法】5～15 g，水煎服。

【应用】清热燥湿，祛风解毒。用于湿疹，疥癣，皮肤瘙痒，肌肤溃烂，黄水淋漓。

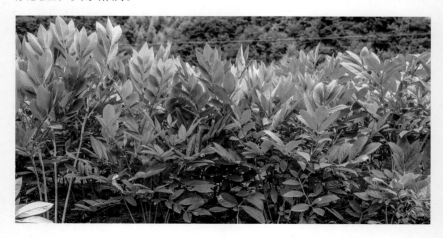

山沙参

【通用名】轮叶沙参。

【拉丁学名】*Adenophora tetraphylla*（Thunb.）Fisch.。

【科】桔梗科。

【药用部位】根。

【植物特征】多年生草本，有白色乳汁。茎生叶互生，狭卵形或矩圆状狭卵形。花序狭长；萼钟状，裂片披针形，有毛；花冠紫蓝色，宽钟形；花丝基部扩大，有密柔毛；子房下位。蒴果球形。

【生境分布】生于草地和灌丛中。分布于黑龙江、吉林、辽宁、内蒙古东部、河北、山西、山东、广东、广西、云南、四川、贵州等地和华东地区。

【采收加工】秋季采挖，切横片，刮去表皮，用冷水清洗，晒干或烘干。

【性味归经】甘、微苦，凉。归肺、胃经。

【用量用法】9～15 g，水煎服；或入丸、散。

【应用】清热养阴，润肺止咳。用于肺热咳嗽，咳痰黄稠。

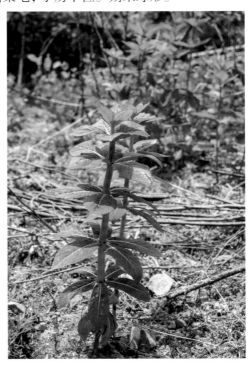

山枸杞

【通用名】枸杞。

【拉丁学名】*Lycium chinense* Miller。

【科】茄科。

【药用部位】成熟果实。

【植物特征】多分枝灌木。枝条细长，幼枝有棱角，外皮灰色，无毛，通常具短棘，生于叶腋。叶互生或数枚丛生，卵状菱形至卵状披针形，先端尖或钝，基部狭楔形，全缘，两面均无毛。

【生境分布】生于山坡、田埂或丘陵地带。全国大部分地区均有分布。

【采收加工】夏、秋季果实成熟时采摘，除去果柄，置阴凉处晾至果皮起皱后，再暴晒至外皮干硬、果肉柔软（遇阴雨可用微火烘干）。

【性味归经】甘，平。归肝、肾经。

【用量用法】10～15 g，水煎服；或熬膏、浸酒；或入丸、散。

【应用】滋肾，润肺，补肝，益精明目。用于肝肾阴亏，腰膝酸软，头晕，虚劳咳嗽，消渴，遗精。

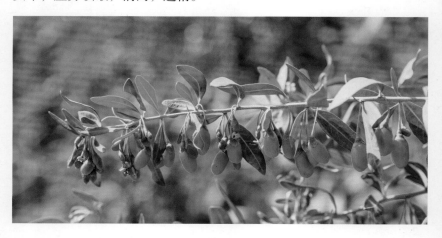

山姜

【通用名】黄精。

【拉丁学名】*Polygonatum sibiricum* Delar. ex Redoute。

【科】百合科。

【药用部位】根茎。

【植物特征】多年生草本。根茎横走，圆柱状，结节膨大。叶轮生，无柄。叶片条状披针形，先端卷曲。花腋生，2～4朵成伞形花丛，总花梗长1～2 cm；花被筒状，白色至淡黄色。

【生境分布】生于山地林下、灌丛中或山坡的半阴处。分布于东北、华北地区，以及陕西、宁夏、浙江等地。

【采收加工】秋、冬季采挖，先置沸水中略烫，后经九蒸九晒。

【性味归经】甘，平。归肺、脾、肾经。

【用量用法】9～15 g，水煎服。外用适量，水煎洗；或熬膏涂；或浸酒搽。

【应用】补气养阴，健脾，润肺，益肾。用于脾胃虚弱，体倦乏力，口干食少，肺虚燥咳，精血不足，内热消渴。

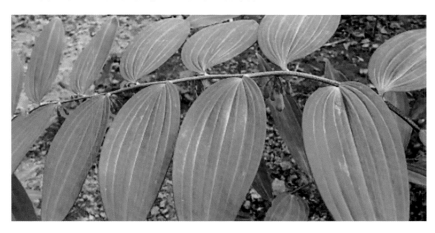

山葡萄秧

【通用名】白蔹。

【拉丁学名】*Ampelopsis japonica*（Thunb.）Makion。

【科】葡萄科。

【药用部位】块根。

【植物特征】木质藤本。小枝圆柱形，无毛。叶为掌状3～5枚小叶，小叶片羽状深裂或边缘深锯齿，先端渐尖或急尖；叶柄无毛。聚伞花序通常集生于花序梗顶端，常与叶对生；花序梗常呈卷须状卷曲，无毛；花萼碟形，边缘波状浅裂。果球形，成熟后带白色。

【生境分布】生于田园、墙坎、山沟坡旁。分布于浙江、福建、广西等地。

【采收加工】春、秋季采挖，除去泥沙及细根，切成纵瓣或斜片，晒干。

【性味归经】苦，微寒。归心、胃经。

【用量用法】5～10 g，水煎服。外用适量，水煎洗；或研成极细调敷。

【应用】清热解毒，消痈散结，敛疮生肌。用于痈疽发背，疔疮，瘰疬，烧烫伤。

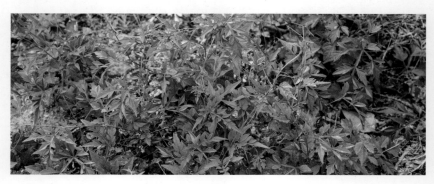

千斤拔

【通用名】牛筋草。

【拉丁学名】*Eleusine indica*（L.）Gaertn.。

【科】禾本科。

【药用部位】根或全草。

【植物特征】一年生草本。根系极发达。秆丛生，基部倾斜。叶片平展，线形，无毛或上面常具有疣基的柔毛。穗状花序 2 ～ 7 个，指状着生于秆顶。小穗有 3 ～ 6 朵小花。

【生境分布】生于荒芜之地及道路旁。全国各地几乎均有分布。

【采收加工】8—9 月挖根或采收全草，洗净，鲜用或晒干。

【性味归经】甘、淡，凉。归肝经。

【用量用法】9 ～ 15 g（鲜品 30 ～ 90 g），水煎服。

【应用】清热利湿，凉血解毒。用于伤暑发热，小儿惊风，乙脑，流脑，黄疸，淋证，小便不利，痢疾，便血，疮疡肿痛，跌打损伤。

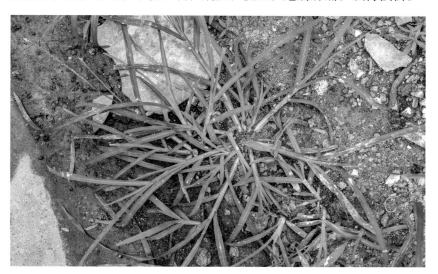

千层纸

【通用名】木蝴蝶。

【拉丁学名】*Oroxylum indicum*（L.）Bentham ex Kurz。

【科】紫葳科。

【药用部位】成熟种子。

【植物特征】直立小乔木，树皮厚。叶对生，很大，二至三回羽状复叶；小叶片卵形或椭圆形，先端短尖或渐尖，基部圆形或斜形，全缘，上面绿色，下面淡绿色。蒴果木质，40～120 cm。种子多数，圆形，周翅薄如纸。

【生境分布】生于山坡、溪边、山谷及灌木丛中。分布于福建、广西、云南、贵州、四川、广东等地，浙江有栽培。

【采收加工】秋、冬季采收成熟果实，暴晒至果实开裂，取出种子，晒干。

【性味归经】苦、甘，凉。归肺、肝、胃经。

【用量用法】10～15 g，水煎服；或研末。

【应用】清肺利咽，疏肝和胃。用于扁桃体发炎，肺热咳嗽，喉痹，音哑，肝胃气痛。

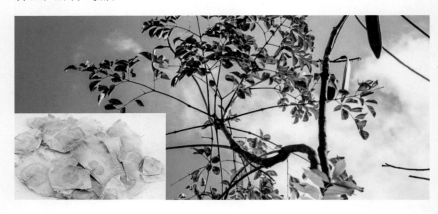

千根癀

【通用名】一枝黄花。

【拉丁学名】*Solidago decurrens* Lour.。

【科】菊科。

【药用部位】全草。

【植物特征】多年生草本。茎单生或少数簇生。中部茎叶椭圆形、长椭圆形、卵形或宽披针形，下部楔形渐窄，叶柄具翅，仅中部以上边缘具齿或全缘，向上叶渐小。下部茎叶与中部茎叶同形，叶柄具长翅。头状花序，稀成复头状花序；花黄色。

【生境分布】生于山坡草地、林下、灌丛中。分布于浙江、福建等地。

【采收加工】秋季花果期采挖，除去泥沙，鲜用或晒干。

【性味归经】苦，凉。归肺、心经。

【用量用法】9 ～ 15 g（鲜品 20 ～ 30 g），水煎服。外用适量，捣敷；或煎汁搽。

【应用】疏风泄热，解毒消肿。用于风热感冒，头痛，咽喉肿痛，肺热咳嗽，黄疸，泄泻，热淋，痈肿疮疖。

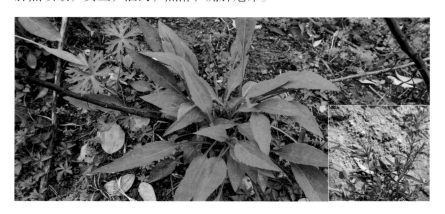

女娘宾

【通用名】血水草。

【拉丁学名】*Eomecon chionantha* Hance。

【科】罂粟科。

【药用部位】全草。

【植物特征】多年生草本，全株无毛，具红黄色汁液。根橙黄色，根茎匍匐。叶全部基生，叶片心形或心状肾形，稀心状箭形，先端渐尖或急尖，基部耳垂状，边缘呈波状，上面绿色，下面灰绿色，掌状脉5～7条，网脉细，明显。

【生境分布】生于山谷、溪边、林下阴湿肥沃地，常成片生长。分布于安徽、浙江、江西、福建、河南、湖北、湖南、广东、广西、四川、贵州、云南等地。

【采收加工】秋季采收，鲜用或晒干。

【性味归经】苦，寒；有小毒。归肝、肾经。

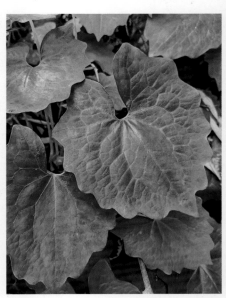

【用量用法】6～30 g，水煎服；或浸酒。外用适量，捣敷；或研末调敷；或水煎洗。

【应用】清热解毒，活血止痛，止血。用于目赤肿痛，咽喉疼痛，口腔溃疡，疔疮肿毒，毒蛇咬伤，癣疮，湿疹，跌打损伤，腰痛，咯血。

马蹄香

【通用名】细辛。

【拉丁学名】*Asarum heterotropoides* F. Schmidt。

【科】马兜铃科。

【药用部位】全草。

【植物特征】多年生草本。根茎细长，节间密。叶 1 ～ 2 枚，肾状心形，先端渐尖，上面散生短毛，下面仅叶脉散生较长的毛。花单生于叶腋，花被钟形或壶形，污紫色，花被质厚，筒部扁球形，先端3 裂，裂片平展，雄蕊 12 枚，花丝较花药长 1.5 倍，花柱 6 枚。蒴果肉质，近球形。

【生境分布】生于林下阴湿处、山沟腐殖质厚的湿润土壤中。分布于浙江、福建等地。

【采收加工】夏季果熟期或初秋采挖，除去泥土，阴干。

【性味归经】辛，温；有小毒。归心、肺、肾经。

【用量用法】1 ～ 3 g，水煎服。

【应用】祛风，散寒，行水，宣通鼻窍，开窍。用于风冷头痛，鼻渊，齿痛，痰饮咳逆，风湿痹痛。

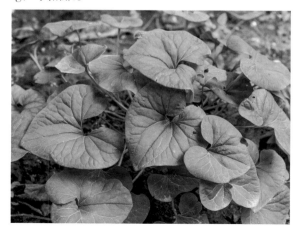

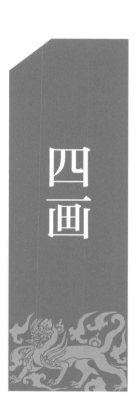

四画

天虫

【通用名】桑蚕。

【拉丁学名】*Bombyx mori* L.。

【科】蚕蛾科。

【药用部位】虫体。

【动物特征】雌雄成虫全身皆密布白色鳞片。体长 1.6 ～ 2.3 cm。翅展 3.9 ～ 4.3 cm。头部较小。复眼 1 对。口器退化，下唇须细小。触角呈羽毛状。翅 2 对，前翅位于中胸部，呈三角形，较大。

【生境分布】人工饲养。全国各地均有分布，以长江以南地区为主。

【采收加工】收集自然感染白僵菌病死或人工接种培养的僵蚕，以石灰吸收水分后，晒干或微火焙干。

【性味归经】咸、辛，平。归肝、肺、胃经。

【用量用法】5 ～ 9 g，水煎服；或入丸、散。

【应用】祛风定惊，化痰散结，平肝息风。用于风疹瘙痒，止痒，惊风抽搐，咽喉肿痛，皮肤瘙痒，颌下淋巴结炎，面神经麻痹。

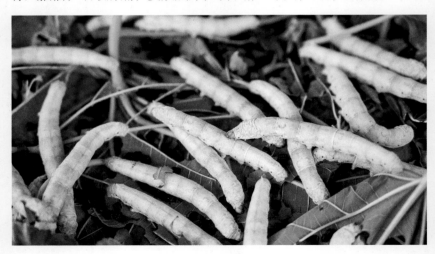

天竹香

【通用名】隔山香。

【拉丁学名】*Ostericum citriodorum*（Hance）Yuan et Shan。

【科】伞形科。

【药用部位】根或全草。

【植物特征】多年生草本，全体光滑无毛。主根圆柱形或近纺锤形。茎直立，圆柱形，有纵纹和浅沟纹，上部分枝。叶有柄，基部具宽鞘，叶片长圆状卵形至广三角形，三出式二回羽状分裂；小裂片椭圆形至长披针形，先端渐尖，基部渐狭。

【生境分布】生于山坡向阳的灌林或林缘。分布于广东、广西、福建、浙江、江西等地。

【采收加工】夏、秋季采挖根或采收全草，去泥杂，鲜用或晒干。

【性味归经】苦、辛，平。归心、肺、肝、膀胱、胃经。

【用量用法】6～15 g，水煎服；或研末、泡酒。外用适量，捣敷；或水煎洗。

【应用】疏风清热，活血散瘀，行气止痛。用于风热咳嗽，心绞痛，胃痛，疟疾，痢疾，闭经，带下，跌打损伤。

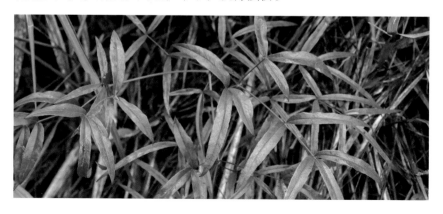

天茄子

【通用名】龙葵。

【拉丁学名】*Solanum nigrum* L. 。

【科】茄科。

【药用部位】全草。

【植物特征】一年生直立草本。茎直立或下部偃卧，有棱角，沿棱角稀被细毛。叶互生，卵形，基部宽楔形或近截形，渐狭小至叶柄，先端尖或长尖；叶大小相差很大。

【生境分布】喜生于田边、荒地及村庄附近。全国各地几乎均有分布。

【采收加工】夏、秋季采收，鲜用或晒干。

【性味归经】苦，寒；有小毒。归肝、膀胱、肺、肾、胃经。

【用量用法】10 ～ 25 g，水煎服。外用适量，捣敷。

【应用】清热解毒，活血消肿。用于疔疮，痈肿，丹毒，跌打扭伤，慢性咳嗽痰喘，水肿。

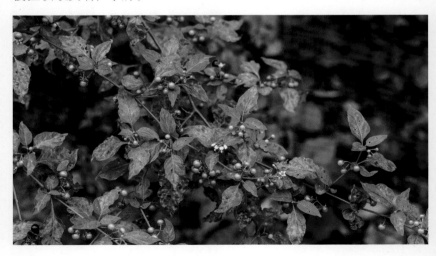

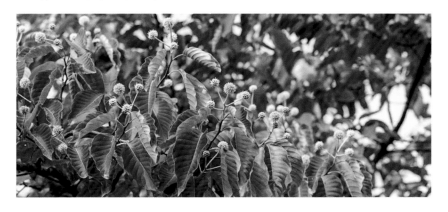

天梓树

【通用名】喜树。

【拉丁学名】*Camptotheca acuminata* Decne.。

【科】蓝果树科。

【药用部位】果实。

【植物特征】落叶乔木。树皮灰色或浅灰色，纵裂成浅沟状。小枝圆柱形，平展，当年生枝紫绿色，有灰色微柔毛；多年生枝淡褐色或浅灰色，无毛，有很稀疏的圆形或卵形皮孔；冬芽腋生，锥状，有4对卵形的鳞片，外面有短柔毛。叶互生，纸质，矩圆状卵形或矩圆状椭圆形。

【生境分布】生于林边、溪边。分布于江苏、浙江、福建、湖南、湖北、江西等地。

【采收加工】10—11月果实成熟时采收，晒干。

【性味归经】苦、辛，寒。归脾、胃、肝经。

【用量用法】3～9g，水煎服；或研末吞服；或制成针剂、片剂。

【应用】清热解毒，散结消症。用于食管癌，贲门癌，胃癌，肠癌，肝癌，白血病，牛皮癣，疮肿。

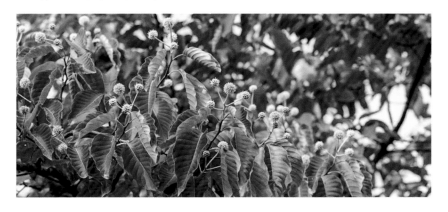

元胡

【通用名】延胡索。

【拉丁学名】*Corydalis yanhusuo* W. T. Wang。

【科】罂粟科。

【药用部位】块茎。

【植物特征】多年生草本，全株无毛。块茎扁球形，上部略凹陷，下部生须根，有时纵裂成数瓣，断面深黄色。茎直立或倾斜，常单一，近基部具鳞片1枚，茎节处常膨大成小块茎，小块茎生新茎，新茎节处又成小块茎。

【生境分布】生于丘陵、草地。分布于河北、山东、江苏、浙江等地。

【采收加工】夏初茎叶枯萎时采挖，除去须根，洗净，置沸水中煮至恰无白心时取出，晒干。

【性味归经】辛、苦，温。归肝、脾经。

【用量用法】6～12g，水煎服；1.5～3.0g，研末吞服。

【应用】活血，行气，止痛。用于胸胁、脘腹疼痛，胸痹心痛，闭经，痛经，产后瘀阻，跌扑肿痛。

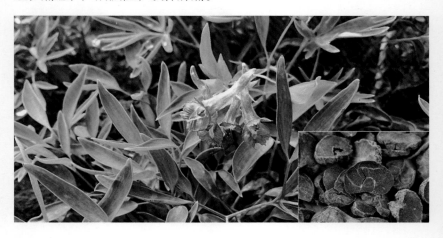

无头藤

【通用名】南方菟丝子。

【拉丁学名】*Cuscuta australis* R. Br.。

【科】旋花科。

【药用部位】成熟种子。

【植物特征】一年生寄生草本。茎缠绕，金黄色，纤细，无叶。花序侧生，少花或多花簇生成小伞形或小团伞花序，总花序梗近无；苞片及小苞片均小，鳞片状；花梗稍粗壮；花萼杯状，基部连合，长圆形或近圆形，通常不等大，顶端圆；花冠乳白色或淡黄色，杯状。

【生境分布】寄生于田边、路旁的豆科、菊科蒿子、马鞭草科牡荆属等草本或小灌木上。分布于安徽、江苏、浙江、福建、江西等地。

【采收加工】秋季果实成熟时采收植株，晒干，打下种子，除去杂质。

【性味归经】辛、甘，平。归肝、肾、脾经。

【用量用法】15～25 g，水煎服；或入丸剂。

【应用】补益肝肾，固精缩尿，养肝明目，温脾止泻。用于肝肾不足，腰膝酸软，阳痿遗精，肾虚胎漏，胎动不安，目昏耳鸣。

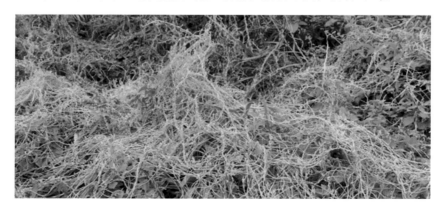

木蟹

【通用名】木鳖子。

【拉丁学名】*Momordica cochinchinensis*（Lour.）Spreng.。

【科】葫芦科。

【药用部位】成熟种子。

【植物特征】粗壮大藤本。具膨大的块状根。茎有纵棱；卷须粗壮，与叶对生，单一，不分枝。叶互生，圆形至阔卵形，全缘或具微齿，基部近心形，先端急尖，上面光滑，下面密生小乳突。

【生境分布】野生于山坡、林缘的土层深厚处。分布于长江流域及其以南地区。

【采收加工】冬季采收成熟果实，剖开，晒至半干，除去果肉，干燥。

【性味归经】苦、微甘，凉；有毒。归肝、脾、胃经。

【用量用法】0.9～1.2 g，研末服。外用适量，研末，用油或醋调涂患处。

【应用】散结消肿，攻毒疗疮。用于疮疡肿毒，乳痈，瘰疬，痔漏，干癣，秃疮。

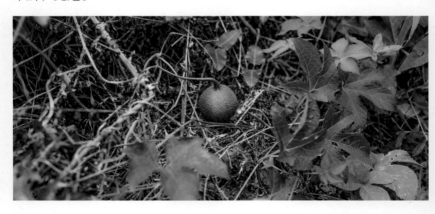

五爪金龙

【通用名】乌蔹莓。

【拉丁学名】*Causonis japonica*（Thunb.）Raf.。

【科】葡萄科。

【药用部位】藤茎、根。

【植物特征】多年生草质藤本。茎带紫红色，有纵棱；卷须二歧分叉，与叶对生。鸟趾状复叶互生；小叶 5 枚，膜质，椭圆形、椭圆状卵形至狭卵形，先端急尖至短渐尖，有小尖头，基部楔形至宽楔形，边缘具疏锯齿，两面脉上有短柔毛或近无毛，中间小叶较大且具较长的小叶柄，侧生小叶较小。

【生境分布】生于山坡、路旁灌木林中，常攀缘于他物上。全国各地均有分布。

【采收加工】夏、秋季割取藤茎，挖出根部，除去杂质，洗净，切段，鲜用或晒干。

【性味归经】苦、酸，寒。归心、肝、胃经。

【用量用法】15 ～ 30 g，水煎服。外用适量，捣敷。

【应用】清热利湿，解毒消肿。用于热毒痈肿，疔疮，丹毒，咽喉肿痛，水火烫伤，风湿痹痛，黄疸，泻痢，白浊，尿血。

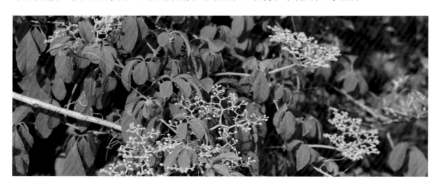

五叶莲

【通用名】蛇含委陵菜。

【拉丁学名】*Potentilla kleiniana* Wight et Arn.

【科】蔷薇科。

【药用部位】全草。

【植物特征】一年生、二年生或多年生宿根草本。多须根。花茎上升或匍匐，常于节处生根并发育出新植株，长 10 ~ 50 cm，被疏柔毛或开展长柔毛。聚伞花序密集枝顶如假伞形，花梗长 1 ~ 1.5 cm，密被开展长柔毛，下有茎生叶如苞片状。

【生境分布】生于田边、水旁、草甸及山坡草地。分布于江苏、浙江、湖北、湖南、江西、福建等地。

【采收加工】5 月与 9 — 10 月采收，抖净泥沙，拣去杂质，鲜用或晒干。

【性味归经】苦，寒。归肝、肺经。

【用量用法】9 ~ 15 g，水煎服。外用适量，水煎洗；或捣敷。

【应用】清热解毒，止咳化痰。用于疮毒，痈肿，咽喉肿痛，白喉。

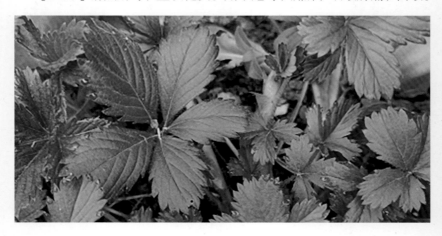

五指毛桃

【通用名】粗叶榕。

【拉丁学名】*Ficus hirta* Vahl。

【科】桑科。

【药用部位】根。

【植物特征】灌木或小乔木。嫩枝中空，小枝、叶和榕果均被金黄色开展的长硬毛。叶互生，纸质，多型，长椭圆状披针形或广卵形，边缘具细锯齿，有时全缘或 3 ～ 5 深裂，先端急尖或渐尖。榕果成对腋生或生于已落叶枝上，球形或椭圆球形，无梗或近无梗。

【生境分布】生于村寨附近旷地或山坡林边，或附生于其他树干。分布于云南、贵州、广西、广东、海南、湖南、福建、江西、浙江等地。

【采收加工】全年均可采收，洗净，切片，晒干。

【性味归经】甘，平。归脾、肺、肝经。

【用量用法】10 ～ 30 g，水煎服。

【应用】健脾补肺，行气利湿，舒筋活络。用于脾虚浮肿，肺结核咳嗽，盗汗，带下，水肿，肝硬化腹水，肝炎，跌打损伤。

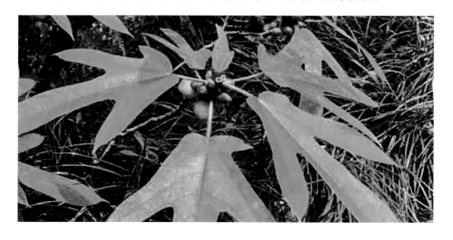

五咪子

【通用名】五味子。

【拉丁学名】*Schisandra chinensis*（Turcz.）Baill.。

【科】木兰科。

【药用部位】成熟果实。

【植物特征】落叶木质藤本，除幼叶下面被柔毛及芽鳞具缘毛外其余无毛。幼枝红褐色，老枝灰褐色，常起皱纹，片状剥落。叶膜质，宽椭圆形，卵形、倒卵形、宽倒卵形或近圆形，先端急尖，基部楔形，上部边缘具胼胝质的疏浅锯齿，近基部全缘。

【生境分布】生于沟谷、溪旁、山坡。分布于黑龙江、吉林、辽宁、内蒙古、河北、山西、宁夏、甘肃、山东等地，浙江有栽培。

【采收加工】秋季果实成熟时采摘，晒干或蒸后晒干，除去果梗和杂质，用时捣碎。

【性味归经】酸、甘，温。归肺、心、肾经。

【用量用法】15 ～ 25 g，水煎服。

【应用】收敛固涩，益气生津，补肾宁心。用于久咳虚喘，梦遗滑精，遗尿尿频，津伤口渴，内热消渴，心悸失眠。

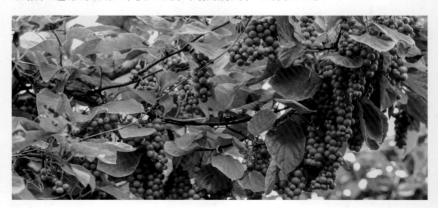

不哩锋

【通用名】六棱菊。

【拉丁学名】*Laggera alata*（D. Don）Sch. -Bip. ex Oliv.。

【科】菊科。

【药用部位】地上部分。

【植物特征】多年生草本，高 40 ～ 100 cm。根状茎粗短。茎直立，多分枝，4 ～ 6 棱，棱上具有绿色的类似耳朵状的翅，全株密被淡黄色短腺毛。叶互生，质较硬，椭圆状倒披针形或椭圆形。

【生境分布】生于山坡草地、灌丛或河沟边、山野路旁、田埂，亦有人工栽培。分布于浙江、福建等地。

【采收加工】夏、秋季采收，洗净，拣除杂质，切段，晒干。

【性味归经】辛、苦，微温。归膀胱、脾、肺经。

【用量用法】10 ～ 15 g，水煎服。外用适量，水煎洗。

【应用】祛风除湿，活血解毒。用于风湿性关节炎，湿疹，肾炎水肿，闭经。

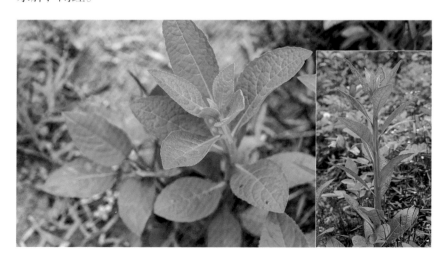

水竹消

【通用名】柳叶白前。

【拉丁学名】*Vincetoxicum stauntonii*（Decne.）C. Y. Wu et D. Z. Li。

【科】夹竹桃科。

【药用部位】根茎和根。

【植物特征】多年生草本。叶对生，线形至线状披针形，先端渐尖。聚伞花序总状；花冠紫色，稀黄绿色，辐状，裂片线状长圆形。蓇葖果窄披针状圆柱形，无毛。种子长圆形。

【生境分布】生于溪滩、江边砂碛处，以至半浸于水中。分布于浙江、福建、江西、广西等地。

【采收加工】秋季采挖，洗净，晒干。

【性味归经】辛、苦，微温。归肺经。

【用量用法】3 ～ 10 g，水煎服。

【应用】清热解毒，润肺止咳，健脾和胃。用于肺气壅实，咳嗽痰多，胸满喘急。

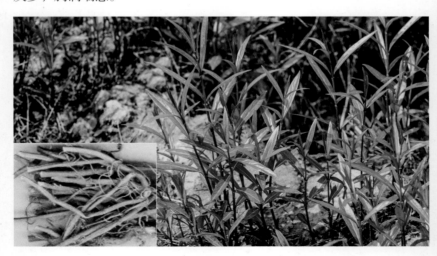

水灯芯草

【通用名】灯芯草。

【拉丁学名】*Juncus effusus* L.。

【科】灯心草科。

【药用部位】茎髓。

【植物特征】多年生草本。根状茎粗壮横走。茎丛生，直立。叶鞘状或鳞片状，包围在茎的基部。聚伞花序假侧生，含多花；花被片线状披针形。蒴果长圆形或卵形，黄褐色。种子卵状长圆形，黄褐色。

【生境分布】生于河边、池旁、水沟、稻田旁、草地及沼泽湿处。分布于浙江、江西、江苏、福建、四川、贵州、云南等地。

【采收加工】夏末至秋季割取茎，晒干，取出茎髓，理直，扎成小把。

【性味归经】甘、淡，微寒。归心、肺、小肠经。

【用量用法】8 ～ 15 g，水煎服。

【应用】清心火，利小便，安神。用于心烦失眠，尿少涩痛，口舌生疮，小儿夜啼、惊风。

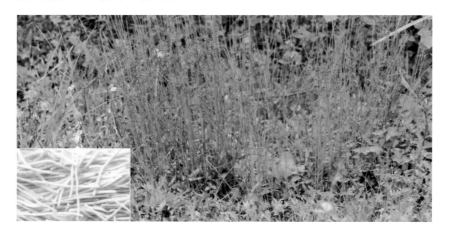

水泽

【通用名】泽泻。

【拉丁学名】*Alisma plantago-aquatica* L.。

【科】泽泻科。

【药用部位】块茎。

【植物特征】多年生水生或沼生草本。块茎直径 1 ～ 3.5 cm，或更大。叶通常多数。花葶高 78 ～ 100 cm，或更高；花两性。瘦果椭圆形，或近矩圆形。种子紫褐色，具突起。花果期 5 — 10 月。

【生境分布】生于湖泊、河湾、溪流、水塘的浅水带，沼泽、沟渠及低洼湿地亦有生长。全国各地均有分布。

【采收加工】冬季茎叶开始枯萎时采挖，洗净，除去须根和粗皮，干燥。

【性味归经】甘、淡，寒。归肾、膀胱经。

【用量用法】10 ～ 15 g，水煎服。

【应用】利水渗湿，泄热，化浊降脂。用于小便不利，水肿胀满，泄泻尿少，痰饮眩晕，热淋涩痛，下焦湿热，高脂血症。

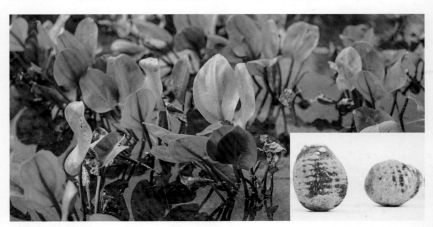

水桶京

【通用名】水团花。

【拉丁学名】*Adina pilulifera*(Lam.) Franch. ex Drake。

【科】茜草科。

【药用部位】枝叶或花果。

【植物特征】常绿灌木至小乔木。枝柔弱，有皮孔。叶对生，纸质，倒披针形或长圆状椭圆形，基部阔楔形，先端长尖而钝，叶柄很短。头状花序小，单生于叶腋，花序轴单生，不分枝。

【生境分布】喜生于河边、溪边和密林下。分布于福建、江西、湖南、浙江、广西、广东等地。

【采收加工】枝叶随时可采，花7—8月采收，果8—9月采收，鲜用或晒干。

【性味归经】苦、涩，凉。归肝、脾经。

【用量用法】枝叶 20 ～ 30 g、花果 15 ～ 30 g，水煎服。外用枝叶适量，水煎洗；或捣敷。

【应用】清热利湿，消瘀定痛，止血生肌。用于痢疾、肠炎、湿热浮肿、痈肿疮毒、湿疹、烂脚、溃疡不敛、创伤出血。

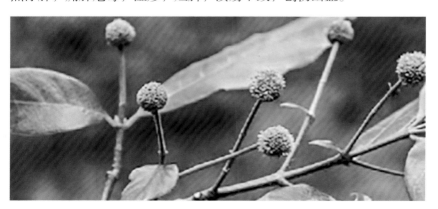

牛奶子树

【通用名】琴叶榕。

【拉丁学名】*Ficus pandurata* Hance。

【科】桑科。

【药用部位】根、叶。

【植物特征】小灌木。小枝、嫩叶幼时被白色柔毛。叶纸质，提琴形或倒卵形，先端急尖有短尖，基部圆形至宽楔形，中部缢缩，上面无毛，下面叶脉有疏毛和小瘤点。隐头花序（榕果）单生于叶腋或已落叶的叶腋，卵圆形，成熟时紫红色。

【生境分布】生于山地、旷野、灌丛林下。分布于安徽、福建、四川、浙江等地。

【采收加工】根，全年均可采挖，以秋季为佳；叶，夏、秋季采收。二者鲜用或晒干。

【性味归经】辛、微涩，平。归肾、脾经。

【用量用法】10～20 g，水煎服。外用适量，捣敷。

【应用】行气活血，舒筋活络。用于月经不调，乳汁不通，乳腺炎，跌打损伤，腰腿疼痛。

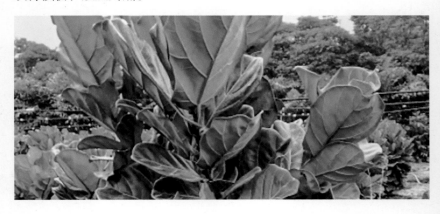

牛角花

【通用名】水牛。

【拉丁学名】*Bubalus arnee*。

【科】牛科。

【药用部位】角。

【动物特征】大型哺乳动物。雄性略大。体格粗壮，被毛稀疏，多为灰黑色。皮厚、汗腺极不发达。耳郭较短小，头额部狭长，背中线毛被前向，背部向后下方倾斜。雌雄头上均有 1 对角，角长、大而稍扁，呈弧形弯曲，上部有许多节纹。蹄大，质地坚实，耐浸泡。

【生境分布】全国各地均有饲养，主要分布于华南、华东地区。

【采收加工】全年均可收集，洗净，用温水浸泡，镑片或蒸后趁热刨成薄片。

【性味归经】苦、咸，寒。归心、肝经。

【用量用法】15 ～ 30，水煎服（大剂量 60 ～ 120 g，煎 3 h 以上）；每次 3 ～ 9 g，研末服；每次 2 ～ 6 g，水牛角浓缩粉冲服。外用适量，研末搽或调敷。

【应用】清热凉血，解毒，定惊。用于温病高热，神昏谵语，发斑发疹，吐血，衄血，惊风，癫狂。

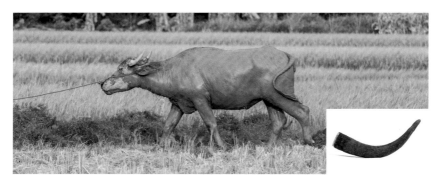

牛蓖

【通用名】蓖麻。

【拉丁学名】*Ricinus communis* L.。

【科】大戟科。

【药用部位】种子。

【植物特征】高大一年生草本，在热带或南方地区常为多年生灌木或小乔木。幼嫩部分被白粉，绿色或稍呈紫色，无毛。单叶互生，具长柄；叶片盾状圆形，直径 15 ～ 60 cm，有时大至 90 cm，掌状分裂至叶片的一半以下，裂片 5 ～ 11 枚，卵状披针形至长圆形，先端渐尖，边缘有锯齿，主脉掌状。

【生境分布】生于村旁疏林、河岸、荒地。分布于浙江、福建、广西等地。

【采收加工】秋季采摘成熟果实，晒干，除去果壳，收集种子，种子可鲜用或晒干用。

【性味归经】辛，平；有毒。归大肠、肺经。

【用量用法】1 ～ 5 g，入丸剂；生研或炒食。外用适量，捣敷；或调敷。

【应用】消肿拔毒，泻下导滞，通络利窍。用于痈疽肿毒，瘰疬，乳痈，喉痹，疥癞癣疮，烫伤，水肿胀满，大便燥结，口眼㖞斜，跌打损伤。

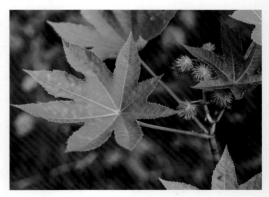

毛茎根

【通用名】白茅。

【拉丁学名】*Imperata cylindrica*（L.）Beauv.。

【科】禾本科。

【药用部位】根茎。

【植物特征】多年生草本。秆直立，节无毛。叶鞘聚集于秆基部；叶舌膜质；秆生叶片窄线形，通常内卷，先端渐尖呈刺状，下部渐窄，质硬，基部上面具柔毛。

【生境分布】生于低山带平原的河岸草地、沙质草甸、荒漠与海滨。分布于辽宁、河北、山西、山东、陕西、新疆、浙江等地。

【采收加工】春、秋季苗未出土或苗枯萎时采收，洗净，切段，晒干。

【性味归经】甘，寒。归肺、胃、小肠经。

【用量用法】15～25 g，水煎服。

【应用】凉血止血，清热通淋，利湿退黄，疏风利尿，清肺止咳。用于热病烦渴，吐血，鼻衄，肺热喘急，胃热哕逆，淋病，小便不利，水肿，黄疸。

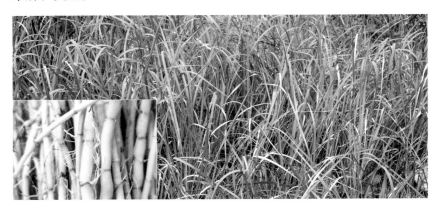

毛果赤芍

【通用名】川赤芍。

【拉丁学名】*Paeonia veitchii* Lynch。

【科】毛茛科。

【药用部位】根。

【植物特征】多年生草本。根圆柱形。茎无毛。二回三出复叶；小叶羽状分裂，裂片窄披针形至披针形，先端渐尖，全缘，无毛。花2～4朵生茎顶端及叶腋，有时仅顶端一朵开放；花瓣倒卵形，紫红或粉红色；花盘肉质，仅包裹心皮基部。蓇葖果，密生黄色茸毛。

【生境分布】生于山坡疏林或林下草丛中、路旁。分布于四川、西藏、青海、甘肃、陕西等地，浙江有栽培。

【采收加工】春、秋季采挖，除去根茎、须根及泥沙，晒干。

【性味归经】苦，微寒。归肝经。

【用量用法】5～10 g，水煎服。

【应用】清热凉血，散瘀止痛。用于热入营血，温毒发斑，目赤肿痛，肝郁胁痛，闭经，痛经，跌打损伤。

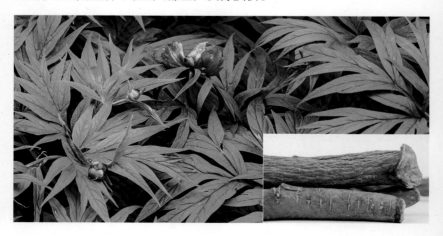

毛姜黄

【通用名】郁金。

【拉丁学名】*Curcuma aromatica* Salisb.。

【科】姜科。

【药用部位】块根。

【植物特征】多年生宿根草本。根茎肉质，肥大，黄色；根末端膨大成长卵形块根。叶基生，叶片长圆形，先端尾尖，基部渐狭，背被短柔毛；叶柄约与叶片等长。花葶单独由根茎抽出，穗状花序圆柱形，有花的苞片淡绿色，卵形，无花的苞片白色而带淡红色，长圆形，先端具小尖头，被毛。

【生境分布】生于林下，亦有栽培。分布于浙江、四川、广东、广西、云南、福建、江西等地。

【采收加工】冬季或早春挖取块根，洗净，煮熟，晒干。

【性味归经】辛、苦，凉。归肝、心、肺经。

【用量用法】10～15 g，水煎服；5～10 g，研末冲服。

【应用】行气解郁，凉血破瘀。用于胸腹胁肋疼痛，月经不调，癫痫发狂，热病神昏，吐血，尿血，黄疸。

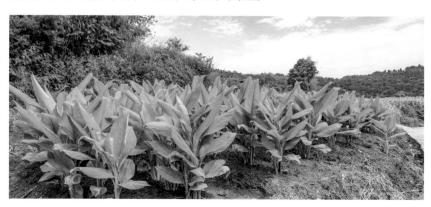

乌饭籽

【通用名】南烛。

【拉丁学名】*Vaccinium bracteatum* Thunb.。

【科】杜鹃花科。

【药用部位】果实。

【植物特征】常绿灌木或小乔木。幼枝被短柔毛或无毛，老枝紫褐色，无毛。叶薄革质，椭圆形、菱状椭圆形、披针状椭圆形至披针形，先端尖、渐尖、长渐尖，基部楔形、宽楔形，稀钝圆，边缘有细锯齿，两面无毛。总状花序顶生和腋生，多花。浆果熟时紫黑色。

【生境分布】生于山坡、丘陵、林下。分布于浙江、福建、广东、广西等地。

【采收加工】10—12 月采摘，鲜用或烘干。

【性味归经】甘、酸，平。归脾、肾经。

【用量用法】15 ～ 25 g，水煎服。

【应用】助阳补阴，明目壮肾。用于脾胃虚弱，腹泻四肢无力，头发早白。

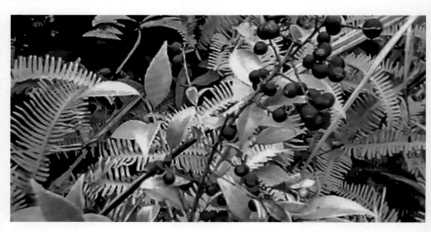

乌鸡脚

【通用名】井栏边草。

【拉丁学名】*Pteris multifida* Poir.。

【科】凤尾蕨科。

【药用部位】全草。

【植物特征】多年生草本。地下茎粗壮，密被线状披针形的黑褐色鳞片。叶丛生，灰棕色或禾秆色，无毛；生孢子囊的孢子叶二回羽状分裂，上面绿色，下面淡绿色。

【生境分布】生于半阴湿的岩石及墙角石隙中。分布于云南、广东、广西、江西、浙江、安徽、江苏、福建等地。

【采收加工】全年均可采收，切段，鲜用或晒干。

【性味归经】辛、苦，凉。归肝、膀胱经。

【用量用法】10～30 g，水煎服。外用适量，研末撒；或水煎洗；或捣敷。

【应用】清热利湿，解毒止痢，凉血止血。用于痢疾，胃肠炎，肝炎，泌尿系统感染，感冒发烧，咽喉肿痛，带下，崩漏，外伤出血，烧烫伤。

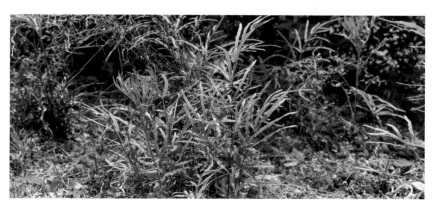

乌贼草

【通用名】木贼。

【拉丁学名】*Equisetum hyemale* L.。

【科】木贼科。

【药用部位】全草。

【植物特征】大型草本。根茎横走或直立，黑棕色，节和根有黄棕色长毛。地上枝多年生，绿色，不分枝或直基部有少数直立的侧枝。地上枝有脊 16 ～ 22 条，脊的背部弧形或近方形，无明显小瘤或有小瘤 2 行。

【生境分布】喜生于山坡林下阴湿处，易生于河岸湿地、溪边或杂草地。分布于东北、华北地区和长江流域。

【采收加工】夏季采收，除去杂质，晒干或阴干贮藏。

【性味归经】甘、苦，平。归肺、胆、肝经。

【用量用法】5 ～ 15 g，水煎服；或入丸、散。

【应用】疏散风热，明目退翳。用于迎风流泪，目赤肿痛，目生云翳，翳膜胬肉。

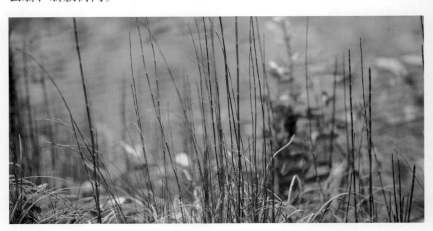

勾尔

【通用名】鼠曲草。

【拉丁学名】*Pseudognaphalium affine*（D. Don）Anderberg。

【科】菊科。

【药用部位】全草。

【植物特征】一年生草本。茎上部不分枝，有沟纹。叶无柄，叶片匙状倒披针形或倒卵状匙形，上面常较薄，叶脉下面不明显。头状花序较多或较少数，花黄色至淡黄色；总苞钟形，总苞片金黄色或柠檬黄色，膜质，有光泽，外层倒卵形或匙状倒卵形，花托中央稍凹入，无毛。

【生境分布】生于低海拔干地或湿润草地上，尤以稻田最常见。分布于浙江、福建等地。

【采收加工】春季开花时采收，去尽杂质，晒干；鲜品随采随用。

【性味归经】甘、微酸，平。归肺经。

【用量用法】6～15 g，水煎服；可做药食；或浸酒。外用适量，水煎洗；或捣敷。

【应用】化痰止咳，祛风除湿，解毒。用于咳喘痰多，风湿痹痛，泄泻，水肿，蚕豆病，赤白带下，痈肿疔疮，荨麻疹。

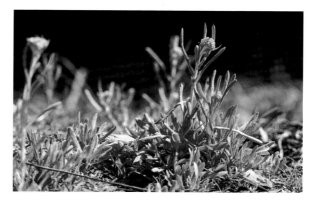

六月雪

【通用名】奇蒿。

【拉丁学名】*Artemisia anomala* S. Moore。

【科】菊科。

【药用部位】带花全草。

【植物特征】多年生草本。主根稍明显或不明显，侧根多数；根状茎稍粗，弯曲，斜向上。茎单生，稀2至少数，具纵棱，黄褐色或紫褐色，初时被微柔毛，后渐脱落；上半部有分枝，枝弯曲，斜向上或略开展。叶厚纸质或纸质，上面绿色或淡绿色。

【生境分布】生于林缘、路旁等地。分布于江苏、浙江、安徽、江西、福建等地。

【采收加工】8—9月花期采收，连根拔起晒干，打成捆，防止夜露、雨淋变黑，洗去杂质泥土，晾过夜，切段，鲜用或晒干生用。

【性味归经】辛、苦，平。归肾、脾经。

【用量用法】15～25 g，水煎服。外用适量，捣敷；或研末调敷。

【应用】清暑利湿，活血行瘀。用于中暑腹闷，头痛，肠炎，痢疾，创伤出血，乳腺炎。

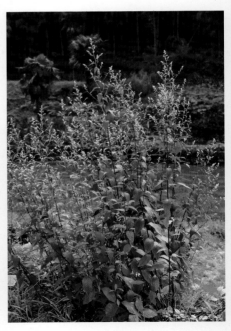

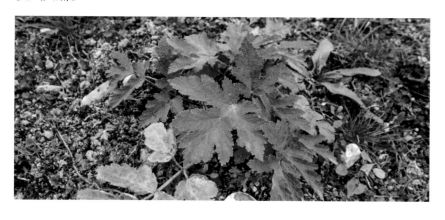

巴东独活

【通用名】独活。

【拉丁学名】*Heracleum hemsleyanum* Diels。

【科】伞形科。

【药用部位】根。

【植物特征】多年生草本。根分枝，圆锥形，淡黄色。茎圆筒形，单一，中空。叶膜质，茎下部叶一至二回羽状分裂，两侧小叶较小，近卵圆形，茎上部叶卵形，边缘有不整齐的锯齿。复伞形花序顶生和侧生。

【生境分布】生于山坡阴湿的灌丛林下。分布于四川、湖北等地，浙江有栽培。

【采收加工】春初苗刚发芽或秋末茎叶枯萎时采挖，除去须根和泥沙，烘至半干，堆置 2～3 天，发软后再烘至全干。

【性味归经】辛、苦，微温。归肾、膀胱经。

【用量用法】6～12 g，水煎服。

【应用】祛风除湿，通痹止痛。用于风寒湿痹，腰膝疼痛，少阴伏风头痛。

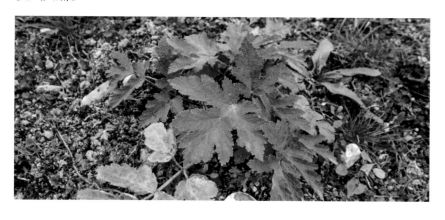

双头搁公

【通用名】山莓。

【拉丁学名】*Rubus corchorifolius* L. f.。

【科】蔷薇科。

【药用部位】根、叶。

【植物特征】直立灌木。枝具皮刺，幼时被柔毛。单叶，卵形至卵状披针形，顶端渐尖，基部微心形，有时近截形或近圆形，上面色较浅，沿叶脉有细柔毛，下面色稍深，幼时密被细柔毛，逐渐脱落至老时近无毛。

【生境分布】多生于向阳山坡、溪边、山谷、荒地和灌丛中潮湿处。全国各地均有分布。

【采收加工】秋季挖根，洗净，切片晒干。春季至秋季可采叶，洗净，切碎，鲜用。

【性味归经】根苦、涩，平；叶苦，凉。归肝、肾、肺经。

【用量用法】根 5 ～ 15 g，水煎服。外用叶适量，捣敷。

【应用】根活血，止血，祛风利湿；用于吐血，便血，肠炎、痢疾，风湿关节痛，跌打损伤，月经不调，带下。叶消肿解毒；用于痈疖肿毒。

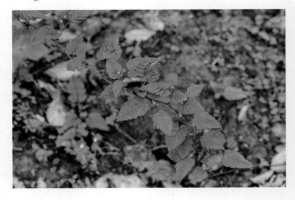

双头搁公莓

【通用名】茅莓。

【拉丁学名】*Rubus parvifolius* L.。

【科】蔷薇科。

【药用部位】根茎。

【植物特征】灌木。枝呈弓形弯曲，被柔毛和稀疏钩状皮刺。小叶3枚，在新枝上偶有5枚，菱状圆形或倒卵形。伞房花序顶生或腋生，具花数朵至多朵，被柔毛和细刺。果实卵球形，红色，无毛或具稀疏柔毛；核有浅皱纹。

【生境分布】生长于山坡杂木林下。分布于安徽、山东、江苏、浙江、福建等地。

【采收加工】夏季采收根茎，鲜用或晒干。

【性味归经】苦、涩，凉。归肝、胃、肺、膀胱经。

【用量用法】20～30 g，水煎服。外用适量，捣敷；或煎水熏洗。

【应用】散瘀，止痛，解毒，杀虫。用于吐血，跌打损伤，产后瘀滞腹痛，痢疾，痔疮，疥疮。

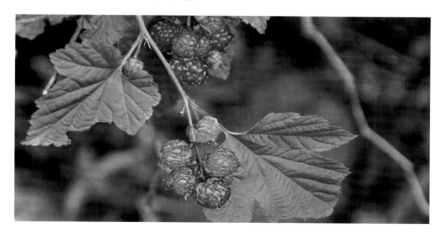

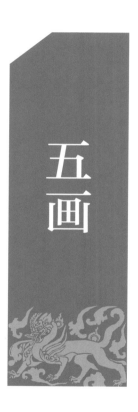

五画

玉丝皮

【通用名】杜仲。

【拉丁学名】*Eucommia ulmoides* Oliv.。

【科】杜仲科。

【药用部位】树皮。

【植物特征】落叶乔木。皮、枝及叶均含胶质。小枝光滑，黄褐色或较淡，具片状髓。单叶互生，椭圆形或卵形，长 7 ～ 15 cm，宽 3.5 ～ 6.5 cm，先端渐尖，基部广楔形，边缘有锯齿，幼叶上面疏被柔毛，下面毛较密，老叶上面光滑，下面叶脉处疏被毛。

【生境分布】生于山地林中或栽培。分布于广西、云南等地，浙江有栽培。

【采收加工】清明至夏至期间采收，剥下树皮，刨去粗皮，晒干。

【性味归经】甘、微辛，温。归肝、肾经。

【用量用法】10 ～ 25 g，水煎服；或浸酒；或入丸、散。

【应用】补肝肾，强筋骨，安胎。用于腰脊酸疼，足膝痿弱，小便余沥，阴下湿痒，胎漏欲堕，胎动不安，高血压。

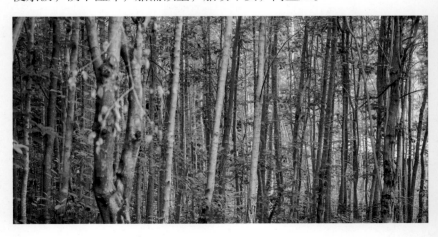

玉竹参

【通用名】玉竹。

【拉丁学名】*Polygonatum odoratum*（Mill.）Druce。

【科】百合科。

【药用部位】根茎。

【植物特征】多年生草本。地下根茎横走，黄白色，密生多数细小的须根。茎单一，自一边倾斜，光滑无毛，具棱。叶互生于茎的中部以上，无柄，叶片略带革质，椭圆形或狭椭圆形，罕为长圆形，先端钝尖或急尖，基部楔形，全缘，上面绿色，下面淡粉白色，叶脉隆起。

【生境分布】生于山野林下或石隙间，喜阴湿处。分布于浙江、安徽、江西、广西等地。

【采收加工】春、秋季均可采挖，揉搓、晾晒。

【性味归经】甘，微寒。归肺、胃经。

【用量用法】10～20g，水煎服；熬膏；或入丸、散。

【应用】养阴润燥，生津止渴。用于肺胃阴伤，燥热咳嗽，咽干口渴，内热消渴。

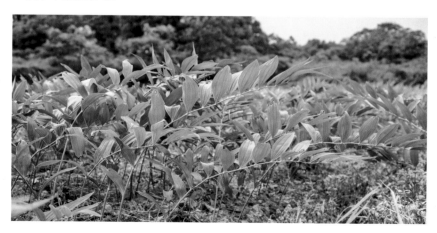

石干

【通用名】射干。

【拉丁学名】*Belamcanda chinensis*（L.）Redouté。

【科】鸢尾科。

【药用部位】根茎。

【植物特征】多年生草本。根状茎不规则块状，斜伸，黄色或黄褐色；须根多数。叶互生，剑形，基部鞘状抱茎，先端渐尖，无中脉，花序顶生，叉状分枝；花橙红色，散生紫褐色斑点。蒴果倒卵圆形，室背开裂果瓣外翻，中央有直立果轴。种子球形，黑紫色，有光泽。

【生境分布】生于山坡、草原、田野旷地、杂木林缘。分布于江苏、浙江、福建等地。

【采收加工】秋季地上部分枯萎后采挖，去掉泥土，晒干。

【性味归经】苦，寒。归肺经。

【用量用法】10～15 g，水煎服。

【应用】清热解毒，消痰，利咽。用于热毒痰火郁结，咽喉肿痛，痰涎壅盛，咳嗽气喘。

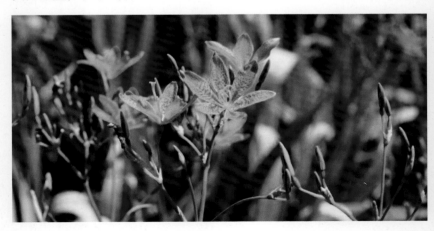

石枣

【通用名】齿瓣石豆兰。

【拉丁学名】*Bulbophyllum levinei* Schltr.。

【科】兰科。

【药用部位】全草。

【植物特征】附生草本。假鳞茎近圆柱形或瓶状,紧密聚生于根茎上,基部生多数须根。顶生 1 叶;叶片薄革质,倒卵状披针形或椭圆状披针形,先端近锐尖,基部渐狭成柄,全缘。花葶从假鳞茎基部长出,纤细,光滑无毛,通常高出叶。总状花序缩短呈伞形,常具 2 ～ 6 朵花。

【生境分布】附生于林内树上或石壁上。分布于浙江、广东、云南等地。

【采收加工】全年均可采收,洗净,鲜用,或蒸后晒干。

【性味归经】甘、淡,寒。归肝、肾经。

【用量用法】6 ～ 15 g(鲜品 30 ～ 60 g),水煎服。外用适量,捣敷。

【应用】滋阴清热,解毒消肿。用于阴虚内热,热病口渴,肺热咳喘,咽喉肿痛,口腔炎,风湿痹痛,跌打损伤,乳痈,疔肿。

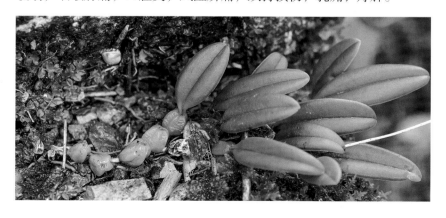

龙骨刺

【通用名】印度藤儿茶。

【拉丁学名】*Senegalia pennata*（L.）Maslin。

【科】豆科。

【药用部位】全株。

【植物特征】攀缘、多刺藤本。小枝和叶轴均被锈色短柔毛。总叶柄基部及叶轴上部羽片着生处稍下均有凸起的腺体1枚；羽片8～22对；小叶30～54对，线形，先端稍钝，基部截平。头状花序圆球形。果带状。

【生境分布】多生于低海拔的疏林中，常攀附于灌木或小乔木的顶部。分布于浙江、云南、广东、福建等地。

【采收加工】全年均可采收，晒干。

【性味归经】苦、辛、微甘、涩，微温。归肾经。

【用量用法】10 ～ 25 g，水煎服。

【应用】祛风湿，强筋骨，活血止痛。用于风湿痹痛，劳伤，跌打损伤。

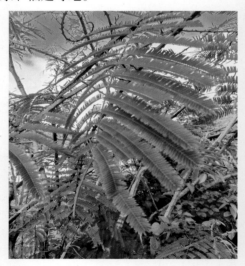

北清香藤

【通用名】清香藤。

【拉丁学名】*Jasminum lanceolaria* Roxb.。

【科】木樨科。

【药用部位】藤茎及根。

【植物特征】大型攀缘灌木。叶对生或近对生，三出复叶，叶片上面绿色，光亮，无毛或被短柔毛，下面色较淡，光滑或疏被至密被柔毛，具凹陷的小斑点。复聚伞花序常排列呈圆锥状，顶生或腋生。果球形或椭圆形，黑色。

【生境分布】生于山坡、灌丛、山谷密林中。分布于长江流域以南地区。

【采收加工】秋、冬季采收，除去细枝及叶，切段，鲜用或晒干。

【性味归经】苦、辛，平。归肝、肺、肾经。

【用量用法】9～15 g，水煎服；或泡酒。外用适量，捣敷；或研末敷；或水煎洗。

【应用】祛风除湿，凉血解毒。用于风湿痹痛，跌打损伤，无名毒疮，妇科炎症。

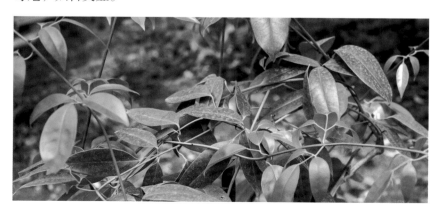

目鱼骨

【**通用名**】金乌贼。

【**拉丁学名**】*Sepia esculenta* Hoyle。

【**科**】乌贼科。

【**药用部位**】内壳。

【**动物特征**】背腹略扁平，侧缘绕以狭鳍，不愈合。内壳发达，长椭圆形，壳背面有坚硬的石灰质粒状突出，自后端开始略呈同心环状排列，腹面石灰质松软，中央有 1 条纵沟，横纹面略呈菱形，后端骨针粗壮。

【**生境分布**】生于海洋。分布于浙江、福建、山东等沿海一带。

【**采收加工**】全年均可采收，收集的骨状内壳，洗净，干燥。

【**性味归经**】咸、涩，温。归脾、肾经。

【**用量用法**】15 ～ 25 g，水煎服。外用适量，研末。

【**应用**】收敛止血，涩精止带，制酸止痛，收湿敛疮。用于吐血，衄血，崩漏便血，遗精滑精，赤白带下，胃痛吞酸，外伤出血，湿疹湿疮，溃疡不敛。

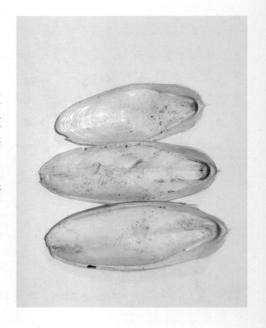

叶对对藤

【通用名】络石。

【拉丁学名】*Trachelospermum jasminoides*（Lindl.）Lem.。

【科】夹竹桃科。

【药用部位】带叶茎藤。

【植物特征】常绿木质藤本。有白色乳汁。茎红褐色，有气根，幼枝密被短柔毛。叶对生，椭圆形或卵状披针形，先端尖、钝圆或微凹，下面疏生短柔毛；叶柄短，有毛。聚伞花序腋生和顶生；花萼 5 裂；花冠白色，高脚碟状，裂片 5 枚，向右覆盖。花冠喉部有毛；雄蕊 5 枚，着生于花冠筒中部；花盘环状，5 裂；心皮 2 枚，离生。

【生境分布】生于山野、荒地，常攀缘于石上、墙上或其他植物上，亦有栽培。分布于浙江、江苏、安徽、湖北、山东等地。

【采收加工】冬季至次年春季采割，晒干。

【性味归经】苦，微寒。归心、肝、肾经。

【用量用法】15 ~ 25 g，水煎服。

【应用】祛风通络，凉血消肿。用于风湿热痹，筋脉拘挛，腰膝酸痛，喉痹，痈肿，跌打损伤。

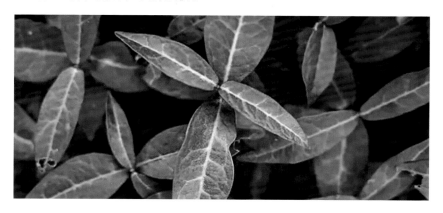

叶珠子

【通用名】叶下珠。

【拉丁学名】*Phyllanthus urinaria* L.。

【科】大戟科。

【药用部位】全草。

【植物特征】一年生草本。茎通常直立，基部多分枝，枝倾卧而后上升；枝具翅状纵棱，上部被纵列疏短柔毛。叶片纸质，因叶柄扭转而呈羽状排列，长圆形或倒卵形，顶端圆、钝或急尖而有小尖头，下面灰绿色，近边缘或边缘有 1～3 列短粗毛，侧脉每边 4～5 条，明显。

【生境分布】生于路边、山园、杂地。分布于江苏南部、安徽、浙江、江西、福建、广东、广西等地。

【采收加工】夏、秋季采收，去除杂质，鲜用或晒干。

【性味归经】微苦，凉。归肝、脾、肾经。

【用量用法】15～30 g，水煎服。外用适量，捣敷。

【应用】清热解毒，利水消肿，明目，消积。用于痢疾、泄泻、黄疸、水肿、热淋、石淋、目赤、夜盲、疳积、痈肿、毒蛇咬伤。

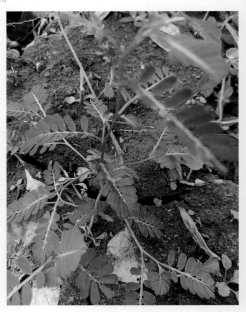

甲鱼

【通用名】鳖。

【拉丁学名】*Trionyx sinensis* Wiegmann。

【科】鳖科。

【药用部位】背甲。

【动物特征】四肢较扁，通体被柔软的革质皮肤，无角质盾片。颈基两侧和背甲前缘均无明显的瘰粒或大疣。腹部有 7 块胼胝体。雌鳖尾比雄性短。体色为橄榄绿色。

【生境分布】生于河、湖。分布于湖北、安徽、江苏、河南、湖南、浙江、江西等地。

【采收加工】3 — 9 月捕捉，捕得后，砍去鳖头，将鳖身置沸水内煮 1 ~ 2 h，至甲上硬皮能脱落时取出，剥下背甲，刮净残肉后晒干。

【性味归经】咸，平。归肝、肾经。

【用量用法】15 ~ 40 g，水煎服；熬膏或入丸、散。外用研末撒或调敷。

【应用】养阴补阳，平肝息风，软坚散结。用于劳热骨蒸，阴虚风动，劳疟，癥瘕疟癖，闭经，经漏，小儿惊痫。

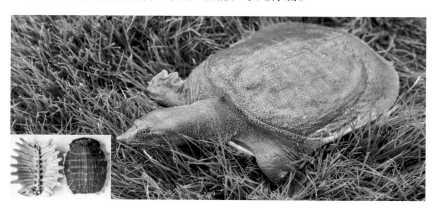

田七

【通用名】三七。

【拉丁学名】*Panax notoginseng*（Burkill）F. H. Chen ex C. Y. Wu & K. M. Feng。

【科】五加科。

【药用部位】根和根茎。

【植物特征】多年生草本。主根肉质，纺锤形。茎部暗绿色，茎上部光滑无毛，具纵向粗条纹。指状复叶3～6枚轮生茎顶，托叶有多数，叶片膜质，长椭圆形至倒卵状长椭圆形。伞形花序单生茎顶。

【生境分布】生于山坡、丘陵。分布于云南、广西，福建、浙江、广东等地有栽培。

【采收加工】秋季花开前采挖。摘除地上茎，洗净泥土，剪去芦头（羊肠头）、支根和须根，剩下部分称"头子"。将"头子"暴晒1天后进行第一次揉搓，使其紧实，直到全干、烘干。

【性味归经】甘、微苦，温。归肝、胃经。

【用量用法】3～9g，水煎服；每次1～3g，研粉吞服。外用适量，研末调敷。

【应用】散瘀止血，活血止痛，消肿定痛。用于咯血，吐血，衄血，便血，崩漏，外伤出血，胸腹刺痛，跌打损伤。

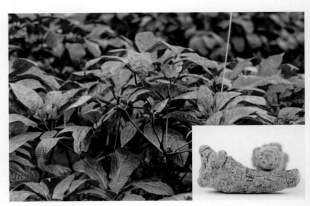

田基黄

【通用名】地耳草。

【拉丁学名】*Hypericum japonicum* Thunb. ex Murray。

【科】藤黄科。

【药用部位】全草。

【植物特征】一年生或多年生草本，无毛。根多须状。茎直立或倾斜，细瘦，有4棱，节明显，基部近节处生细根。单叶，对生，多少抱茎，叶片卵形，长4～15 mm，全缘，先端钝，叶面有微细的透明点。聚伞花序顶生，呈叉状而疏；花小，黄色。

【生境分布】生于山野及较潮湿的地方。分布于江苏、浙江、福建、湖南、江西、四川、云南、贵州、广东、广西等地。

【采收加工】夏、秋季采收，洗净，鲜用或晒干。

【性味归经】甘、微苦，凉。归肝、胆、脾、胃、大肠经。

【用量用法】10～25 g，水煎服。外用适量，捣敷；或水煎洗。

【应用】清热利湿，解毒消肿，散瘀止痛。用于肝炎，早期肝硬化，阑尾炎，眼结膜炎，扁桃体炎，疮疖肿毒，带状疱疹，小儿惊风，疳积。

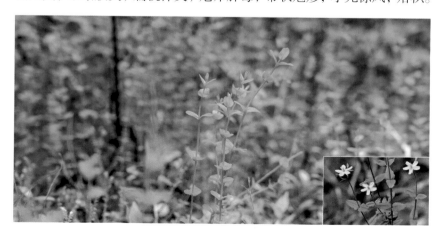

田螺丕

【通用名】马蹄金。

【拉丁学名】*Dichondra micrantha* Urban。

【科】旋花科。

【药用部位】全草。

【植物特征】多年生匍匐小草本。茎细长，被灰色短柔毛，节上生根。单叶互生，先端宽圆形或微缺，基部阔心形，上面微被毛，下面被贴生短柔毛，全缘。花单生于叶腋，花柄短于叶柄，丝状；萼片5枚，倒卵状长圆形至匙形，背面及边缘被毛；花冠钟状，黄色，深5裂，裂片长圆状披针形，无毛。

【生境分布】生于路边、沟边草丛中或墙下、花坛等半阴湿处。分布于长江以南地区。

【采收加工】全年均可采收，鲜用，或洗净，晒干。

【性味归经】苦、辛，凉。归肺、肝经。

【用量用法】6 ～ 15 g（鲜品 30 ～ 60 g），水煎服。外用适量，捣敷。

【应用】清热，利湿，解毒。用于黄疸，痢疾，石淋，白浊，水肿。

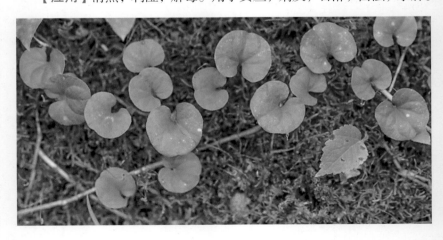

白毛桃

【通用名】中华猕猴桃。

【拉丁学名】*Actinidia chinensis* Planch.。

【科】猕猴桃科。

【药用部位】果实、根皮。

【植物特征】大型落叶藤本。幼枝或厚或薄地被灰白色茸毛、褐色长硬毛或铁锈色硬毛状刺毛，老时秃净或留有断损残毛。叶纸质，倒阔卵形至倒卵形或阔卵形至近圆形。

【生境分布】生于低山区的山林、高草灌丛、灌木林或次生疏林中。分布于安徽、江苏、浙江、江西、福建、广东、广西等地。

【采收加工】9—10月果实成熟时采收，鲜用；根皮全年均可采收，切片，鲜用或晒干。

【性味归经】苦、涩、寒。归肾、脾经。

【用量用法】果实适量，鲜食、泡酒；根皮 20～35 g，水煎服。外用根皮适量，捣敷。

【应用】果实利湿祛风；用于类风湿关节炎。根皮活血化瘀、清热解毒；用于乳腺癌，胃癌，痢疾，跌打损伤，瘰疬，水肿。

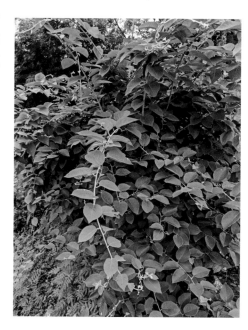

白凤尾草

【通用名】剑叶凤尾蕨。

【拉丁学名】*Pteris ensiformis* Burm.。

【科】凤尾蕨科。

【药用部位】全草。

【植物特征】多年生草本。根状茎细长，被黑褐色鳞片。叶密生，二型；叶片长圆状卵形，羽片对生，稍斜向上，上部的无柄，下部的有短柄；不育叶的下部羽片三角形，尖头，小羽片对生，无柄，斜展，长圆状倒卵形至阔披针形，先端钝圆。

【生境分布】生于林下或溪边潮湿的酸性土壤上。分布于浙江南部、江西南部、福建、广西、贵州西南部、四川、云南南部等地。

【采收加工】全年均可采收，洗净，鲜用或干燥。

【性味归经】苦、微涩，微凉。归肝、大肠、膀胱经。

【用量用法】15～30 g，水煎服。外用适量，水煎洗；或捣敷。

【应用】清热利湿，凉血止血，解毒消肿。用于痢疾，泄泻，黄疸，淋病，带下，咽喉肿痛，痄腮，痈疽，疟疾，崩漏，痔疮出血，外伤出血，跌打肿痛，疥疮，湿疹。

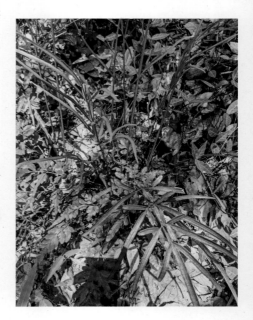

白过路翘

【通用名】铜锤玉带草。

【拉丁学名】*Lobelia nummularia* Lam.。

【科】桔梗科。

【药用部位】全草。

【植物特征】多年生草本，有白色乳汁。茎平卧，被开展的柔毛，不分枝或在基部有长或短的分枝，节上生根。叶互生，圆卵形、心形或卵形，先端钝圆或急尖，基部斜心形，边缘有锯齿，两面疏生短柔毛，叶脉掌状至掌状羽脉。

【生境分布】生于田边、路旁，以及丘陵、低山草坡或疏林中的潮湿地。分布于浙江、福建、广西等地。

【采收加工】夏季采收，洗净，鲜用或晒干。

【性味归经】辛、苦，平。归心、肺、肝经。

【用量用法】9～15g，水煎服；或研末吞服；或浸酒。外用适量，捣敷。

【应用】祛风除湿，活血，解毒。用于风湿疼痛，月经不调，目赤肿痛，乳痈，无名肿痛。

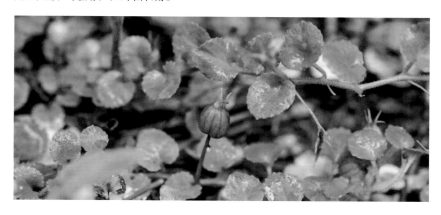

白豆蔻

【通用名】草豆蔻。

【拉丁学名】*Alpinia katsumadai* Hayata。

【科】姜科。

【药用部位】成熟果实。

【植物特征】多年生常绿草本。根茎粗壮,红棕色。茎粗壮,绿色。叶大,狭椭圆形或披针形,先端渐尖。总状花序顶生;花淡黄色。果实圆球形,有粗毛,熟时黄色。

【生境分布】生于山沟阴湿处,多栽培于树荫下。云南、浙江、广西等地有栽培。

【采收加工】秋季果实由绿色转成黄绿色时采收,晒干。

【性味归经】辛,温。归肺、脾、胃经。

【用量用法】3～6g,水煎服(宜后下)。

【应用】化湿消痞,行气温中,开胃消食。用于湿浊中阻,不思饮食,湿温初起,胸闷不饥,寒湿呕逆,胸腹胀痛,食积不消。

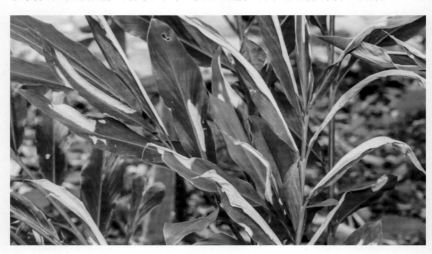

白鸡儿头

【通用名】白及。

【拉丁学名】*Bletilla striata*（Thunb. ex Murray）Rchb. f.。

【科】兰科。

【药用部位】块茎。

【植物特征】地生草本。假鳞茎扁球形，富黏性。茎粗壮，劲直。叶片狭长圆形或披针形，基部收狭成鞘并抱茎。花序具花，花苞片长圆状披针形，开花时常凋落；花大，紫红色或粉红色；萼片和花瓣近等长，狭长圆形，花瓣较萼片稍宽。

【生境分布】生于林下、路边草丛、岩石缝中。分布于华东、华中、华南、西南地区，以及甘肃、陕西等地，其中贵州是主要分布地。

【采收加工】冬季采挖，除去须根，洗净，蒸至无白心，晒至半干后除去外皮，晒干。

【性味归经】苦、甘、涩，微寒。归肺、肝、胃经。

【用量用法】6 ～ 15 g，水煎服；3 ～ 6 g，研末吞服。外用适量，研末调敷。

【应用】收敛止血，消肿生肌。用于咯血，吐血，外伤出血，疮疡肿毒，皮肤皲裂。

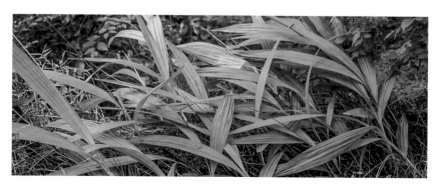

白青草芯

【通用名】白花苦灯笼。

【拉丁学名】*Tarenna mollissima*（Hook. et Arn.）Robins.。

【科】茜草科。

【药用部位】全株。

【植物特征】灌木或小乔木，全株密被灰色或褐色柔毛或短茸毛，但老枝的毛渐脱落。叶纸质，披针形、长圆状披针形或卵状椭圆形，尖端渐尖或长渐尖，基部楔尖、短尖或钝圆，干后变黑褐色。

【生境分布】生于林下、山坡、丘陵。分布于浙江、江西、福建、湖南、贵州、云南等地。

【采收加工】全年均可采收，切片，晒干或烘干。

【性味归经】甘、苦，凉。归心、肺经。

【用量用法】15 ～ 30 g，水煎服。

【应用】清热解毒，滋阴降火，降血压，降血糖。用于高血压，肺结核咯血，潮热，急性扁桃体炎，感冒发热，咳嗽，糖尿病，热性胃痛，疝气痛。

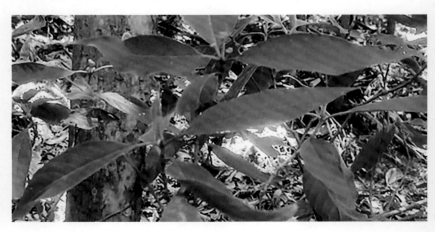

白虎阳刺

【通用名】黄毛楤木。

【拉丁学名】*Aralia chinensis* L.。

【科】五加科。

【药用部位】根皮和茎皮。

【植物特征】灌木或乔木。树皮灰色，疏生粗壮直刺。小枝通常淡灰棕色。叶为二回或三回状复叶，叶柄粗壮，长可达 50 cm，托叶与叶柄基部合生。小叶片纸质至薄纸质，卵形、阔卵形或长卵形，先端渐尖或短渐尖，基部圆形。

【生境分布】生于森林、灌丛或林缘路边。分布于浙江、福建、江西等地。

【采收加工】全年均可采收，鲜用或晒干。

【性味归经】甘、微苦，平。归胃、肾、肝经。

【用量用法】15 ～ 30 g，水煎服；或泡酒。外用适量，捣敷；或浸酒涂。

【应用】祛风除湿，利尿消肿，活血止痛。用于肝炎，淋巴结肿大，肾炎水肿，糖尿病，带下，胃痛，风湿关节痛，腰腿痛，跌打损伤。

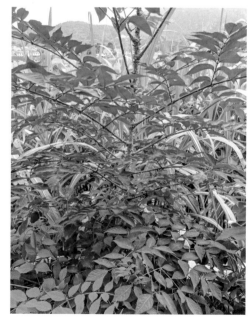

白果叶

【通用名】银杏。

【拉丁学名】*Ginkgo biloba* L.。

【科】银杏科。

【药用部位】叶。

【植物特征】落叶乔木。树干直立，树皮淡灰色，老时黄褐色，纵裂。枝分长枝与短枝。叶簇生于短枝或螺旋状散生于长枝上，叶片扇形，上缘浅波状，有时中央浅裂或深裂，脉叉状分枝，叶柄长。花单生异株，稀同株，球花生于短枝叶腋或苞腋，与叶同时开放。

【生境分布】生于山谷、平原。分布于广西、四川、河南、山东、湖北、浙江、辽宁等地，全国各地均有栽培。

【采收加工】6—9 月采收，除去杂质，及时干燥。

【性味归经】甘、苦、涩，平。归心、肺经。

【用量用法】5 ～ 9 g，水煎服。

【应用】通络止痛，敛肺平喘，化浊降脂。用于瘀血阻络，胸痹心痛，中风偏瘫，肺虚咳喘，高脂血症。

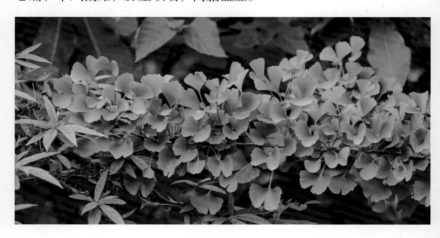

白和尚菜

【通用名】白子菜。

【拉丁学名】*Gynura divaricata*（L.）DC.。

【科】菊科。

【药用部位】茎叶。

【植物特征】多年生草本，高可达 60 cm。茎木质，干时具条棱。叶质厚，叶片卵形、椭圆形或倒披针形，上面绿色，下面带紫色；叶柄有短柔毛。上部叶渐小，苞叶状，狭披针形或线形，羽状浅裂。头状花序，花序梗被密短柔毛，具 1～3 枚线形苞片。

【生境分布】常生于山坡草地、荒坡和田边潮湿处。全国各地均有分布。

【采收加工】夏、秋季采收，闷润，鲜用，或切段、片，晒干或烘干。

【性味归经】咸、微辛，凉。归肾、脾经。

【用量用法】15～25 g，水煎服；或泡酒服。外用适量，捣烂加少许盐敷患处。

【应用】清热解毒，舒筋接骨，凉血止血。用于支气管肺炎，小儿高热，百日咳，目赤肿痛，风湿关节痛，崩漏，跌打损伤，骨折，外伤出血，乳腺炎，疮疡疔肿，烧烫伤，人中疔，痔疮。

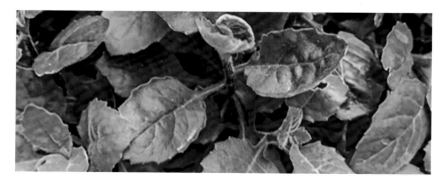

白墙络

【通用名】扶芳藤。

【拉丁学名】*Euonymus fortunei*（Turcz.）Hand. -Mazz.。

【科】卫矛科。

【药用部位】带叶茎枝。

【植物特征】常绿或半常绿藤本灌木，匍匐或攀缘。枝上通常生长细根并具小瘤状突起。叶对生，广椭圆形或椭圆状卵形至长椭圆状倒卵形，先端尖或短锐尖，基部阔楔形，边缘具细锯齿，质厚或稍带革质，上面叶脉稍突起，下面叶脉甚明显，叶柄短。

【生境分布】攀缘于墙壁或树上。分布于华北、华东、华中、华南、西南地区。

【采收加工】全年均可采收，鲜用，或切段，晒干或烘干。

【性味归经】苦，小温。归肝、脾、肾经。

【用量用法】15 ～ 30 g，水煎服；或浸酒服。外用适量，水煎洗；或捣敷。

【应用】舒筋活络，止血消瘀。用于腰肌劳损，风湿痹痛，咯血，血崩，月经不调，跌打骨折，创伤出血，腰骨扭伤。

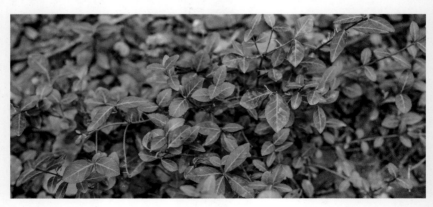

瓜子草

【通用名】半边莲。

【拉丁学名】*Lobelia chinensis* Lour.。

【科】桔梗科。

【药用部位】全草。

【植物特征】多年生草本，具白色乳汁。茎细弱，匍匐，节上生根，分枝直立，无毛。叶互生，无柄或近无柄，椭圆状披针形至条形，先端急尖，基部圆形至阔楔形，全缘或顶部有明显的锯齿，无毛。

【生境分布】生于田埂、草地、沟边、溪边潮湿处。分布于江苏、安徽、浙江、江西、福建、广东、广西、四川、贵州、云南等地。

【采收加工】夏、秋季茎叶茂盛时采收，除去杂质，洗净，鲜用或晒干。

【性味归经】辛，平。归心、小肠、肺经。

【用量用法】10 ～ 15 g（鲜品 30 ～ 60 g），水煎服。外用适量，捣敷。

【应用】清热解毒，利水消肿。用于疮痈肿毒，蛇虫咬伤，腹胀水肿，面足浮肿，湿疮湿疹。

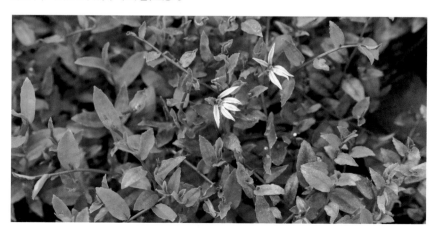

冬术

【通用名】白术。

【拉丁学名】*Atractylodes macrocephala* Koidz.。

【科】菊科。

【药用部位】根茎。

【植物特征】多年生草本。根茎粗大，略呈拳状。茎直立，上部分枝，基部木质化，具不明显纵槽。单叶互生，叶片 3 深裂，偶为 5 深裂，椭圆形至卵状披针形，先端渐尖，基部渐狭下延呈柄状，叶缘均有刺状齿，上面绿色，下面淡绿色，叶脉凸起显著。头状花序顶生。

【生境分布】生于山坡、林边及灌木林中。分布于安徽、浙江、江西等地。

【采收加工】霜降至立冬期间采挖，除去茎叶和泥土，晒干或烘干，再除去须根。

【性味归经】甘、苦，温。归脾、胃经。

【用量用法】10 ～ 20 g，水煎服。

【应用】益气，燥湿利水。用于脾气虚弱，食少倦怠，腹胀泄泻，水肿，带下。

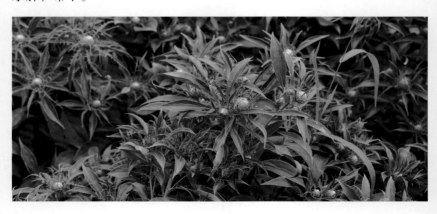

鸟不泊

【通用名】簕欓花椒。

【拉丁学名】*ZanthoxyLum avicennae*（Lam.）DC.。

【科】芸香科。

【药用部位】根、茎、叶。

【植物特征】落叶乔木。幼枝、叶密被刺。奇数羽状复叶，叶轴上面浅沟状，常具绿色窄翅；小叶常对生，斜卵形、斜长方形或镰刀状，稀倒卵形，幼苗小叶多为阔卵形，先端短尖或钝，基部楔形偏斜。花序顶生；花瓣黄白色；分果瓣淡紫红色，顶端无芒尖，油腺点多明显，微凸起。

【生境分布】生于山地、丘陵、平地疏林、灌丛中。分布于广东、广西、浙江、福建、湖南等地。

【采收加工】全年均可采收，洗净，切片或段，晒干。

【性味归经】苦、辛，平。归肝、胃经。

【用量用法】5～10 g，水煎服。外用适量，研末调敷；或水煎洗。

【应用】祛风利湿，活血止痛。用于跌打损伤，胃痛，牙痛，风湿痹痛，烧烫伤。

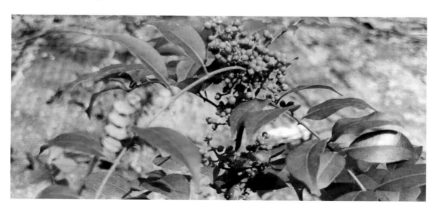

鸟麦

【通用名】雀麦。

【拉丁学名】*Bromus japonicus* Thunb. ex Murr.。

【科】禾本科。

【药用部位】全草。

【植物特征】一年生草本。茎秆直立。叶鞘紧密贴生于秆，外被柔毛，先端有不规则的裂齿。叶片两面被毛或下面无毛。圆锥花序开展，下垂，每节有 3 ～ 7 分枝；小穗幼时圆筒状，成熟后压扁。

【生境分布】生于山野、荒坡、道旁。分布于华东及华中地区，以及陕西、四川等地。

【采收加工】4 — 6 月采收，晒干。

【性味归经】甘，平。归肺经。

【用量用法】15 ～ 30 g，水煎服。

【应用】养心阴，益心气，止汗。用于盗汗，冷汗，虚汗，骨蒸劳热。

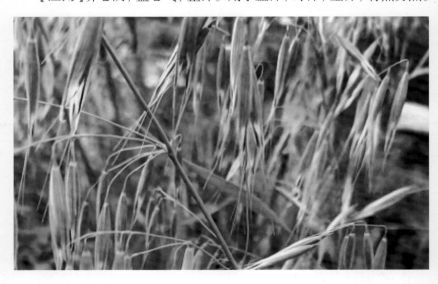

包公藤

【通用名】丁公藤。

【拉丁学名】*Erycibe obtusifolia* Benth.。

【科】旋花科。

【药用部位】藤茎。

【植物特征】高大木质藤本。幼枝被密柔毛，老枝无毛。单叶互生；叶片革质，椭圆形、长圆形或倒卵形，先端钝尖、急尖或短渐尖，基部楔形，全缘，两面均无毛。

【生境分布】生于山谷密林、路旁灌丛。分布于浙江、福建等地。

【采收加工】全年均可采收，切段或片，晒干。

【性味归经】辛，温。归肝、脾、胃经。

【用量用法】3～6g，配制酒剂，内服或外搽。

【应用】祛风除湿，舒筋活络，消肿止痛。用于风湿痹痛，半身不遂，跌扑肿痛。

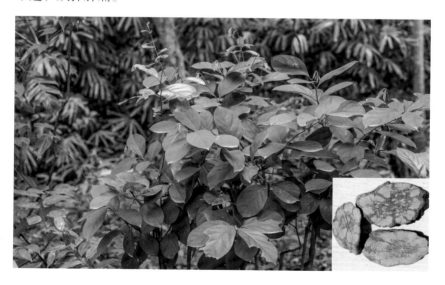

玄参

【通用名】玄参。

【拉丁学名】*Scrophularia ningpoensis* Hemsl.。

【科】玄参科。

【药用部位】根。

【植物特征】高大草本。支根数条，纺锤形或胡萝卜状膨大。茎四棱形，有浅槽，无翅或有极狭的翅，无毛或多少有白色卷毛，常分枝。叶片多变化，多为卵形，边缘具细锯齿。花序为疏散的大圆锥花序。

【生境分布】生于竹林、溪旁、丛林及高草丛中。分布于浙江、四川、湖北等地。

【采收加工】11 月中旬茎叶枯萎时采挖，鲜用，或切片，蒸制，晒干或烘干。

【性味归经】甘、苦、咸，微寒。归脾、胃、肾经。

【用量用法】9 ～ 15 g，水煎服；或入丸、散。外用适量，捣敷；或研末调敷。

【应用】清热凉血，滋阴降火，解毒散结。用于温热病热入营血，身热，烦渴，舌绛，发斑，骨蒸劳嗽，虚烦不寐，津伤便秘，目涩昏花，咽喉肿痛，瘰疬痰核，痈疽疮毒。

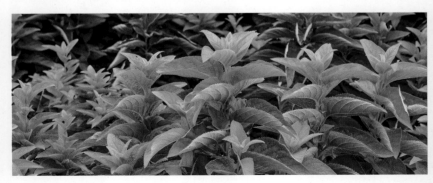

头晕柴

【通用名】紫金牛。

【拉丁学名】*Ardisia japonica*（Thunberg）Blume。

【科】紫金牛科。

【药用部位】全株。

【植物特征】小灌木或亚灌木。近蔓生，具匍匐生的根茎；直立茎，不分枝，幼时被细微柔毛，以后无毛。叶对生或近轮生；叶片坚纸质或近革质，椭圆形至椭圆状倒卵形，先端急尖，基部楔形，边缘具细锯齿，多少具腺点，两面无毛或有时背面仅中脉被细微柔毛，侧脉 5～8 对，细脉网状；叶柄长 6～10 mm，被微柔毛。

【生境分布】生于山间林下或竹林下阴湿的地方。分布于福建、江西、湖南、四川、江苏、浙江、贵州、广西、云南等地。

【采收加工】10—11 月采收，鲜用，或切片、段，晒干或烘干。

【性味归经】苦、平，寒。归脾、胃、肺经。

【用量用法】10～25 g，水煎服；或捣汁冲酒服半碗。

【应用】止咳化痰，祛风解毒，活血止痛。用于支气管炎，大叶性肺炎，小儿肺炎，肺结核，肝炎，痢疾，急性肾炎，尿路感染，痛经，跌打损伤，风湿筋骨痛，皮肤瘙痒，漆疮。

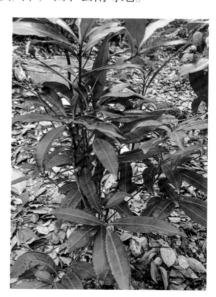

奶米

【通用名】麦蓝菜。

【拉丁学名】*Gypsophila vaccaria*（L.）Sm.。

【科】石竹科。

【药用部位】成熟种子。

【植物特征】一年生或二年生草本。茎单生，直立，上部分枝。叶片卵状披针形或披针形，基部圆形或近心形，先端急尖，具三出基出脉。伞房花序稀疏；花瓣淡红色，瓣片狭倒卵形。蒴果宽卵形或近圆球形。种子近圆球形，红褐色至黑色。

【生境分布】生于草坡、撂荒地、麦田。分布于浙江、福建等地。

【采收加工】夏季果实成熟且果皮尚未开裂时采割植株，晒干，打下种子，除去杂质，再晒干。

【性味归经】苦，平。归肝、胃经。

【用量用法】10～15g，水煎服。

【应用】活血通经，下乳消肿，利尿通淋。用于闭经，痛经，乳汁不下，乳痈肿痛，淋证涩痛。

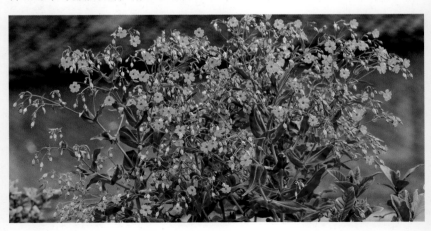

丝瓜壳

【通用名】丝瓜。

【拉丁学名】*Luffa aegyptiaca* Miller。

【科】葫芦科。

【药用部位】成熟果实的维管束。

【植物特征】一年生攀缘藤本。茎、枝粗糙，有棱沟，被微柔毛。卷须稍粗壮，被短柔毛，通常二至四歧。叶三角形或近圆形，常掌状5～7裂，裂片三角形，先端急尖或渐尖，边缘有锯齿，基部深心形。雌雄同株。雄花通常15～20朵生于总状花序上部；雌花单生。果实圆柱状，直或稍弯。

【生境分布】生于房前屋后、园地。全国各地均有分布，以浙江、江苏产的质量为佳。

【采收加工】夏、秋季果实成熟、果皮变黄、内部干枯时采摘，除去外皮及果肉，洗净，晒干，除去种子。

【性味归经】甘，寒。归胃、肺、肝经。

【用量用法】5～15 g，水煎服；或每次 3 g，烧存性研末。外用适量，煅存性研末调敷。

【应用】清热解毒，利尿消肿。用于风湿痹痛，筋脉拘挛，痰热咳嗽，热毒痈肿，水肿，小便不利。

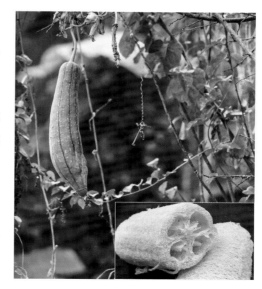

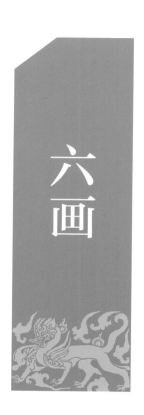

六画

吉吉麻

【通用名】罗布麻。

【拉丁学名】*Apocynum venetum* L.。

【科】夹竹桃科。

【药用部位】叶。

【植物特征】直立半灌木，一般高约2 m，最高可达4 m，具乳汁。枝条对生或互生，圆筒形，光滑无毛，紫红色或淡红色。叶对生，仅在分枝处为近对生；叶片椭圆状披针形至卵圆状长圆形，先端急尖至钝，具短尖头，基部急尖至钝，边缘具细锯齿，两面无毛。

【生境分布】生长于河岸、山沟、山坡的砂质地。分布于浙江、福建、陕西、山西、山东、河南、河北、江苏、安徽等地。

【采收加工】夏、秋季采收，晒干。

【性味归经】甘、苦，凉。归肝经。

【用量用法】5 ～ 10 g，水煎服；或泡茶。

【应用】平肝安神，清热利水。用于肝阳眩晕，心悸失眠，浮肿尿少，高血压病，神经衰弱，肾炎浮肿。

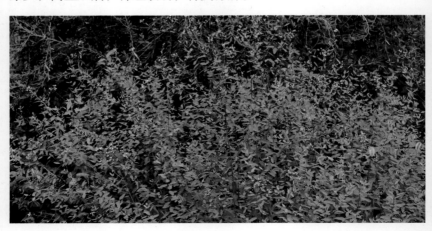

吉草

【通用名】缬草。

【拉丁学名】*Valeriana officinalis* L.。

【科】败酱科。

【药用部位】根及根茎。

【植物特征】多年生高大草本。须根簇生。茎中空。茎生叶片卵形至宽卵形，羽状深裂，裂片披针形或条形，顶端渐窄，基部下延。花序顶生，成伞房状；小苞片中央纸质，两侧膜质；花冠淡紫红色或白色。

【生境分布】生于山坡草地、林下、沟边。全国大部分地区均有分布。

【采收加工】9—10月采挖，去掉茎叶及泥土，晒干。

【性味归经】辛、苦，温。归心、肝经。

【用量用法】3～9 g，水煎服；或研末；或浸酒。外用适量，研末调敷。

【应用】安心神，活血调经，祛风利湿。用于心神不安，心悸失眠，癫狂，风湿痹痛，痛经，闭经，跌打损伤。

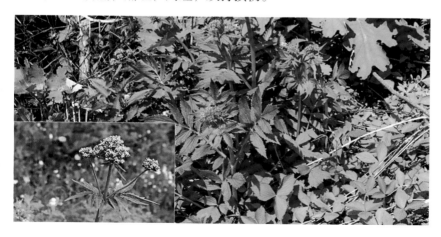

老式寄生

【通用名】川桑寄生。

【拉丁学名】*Taxillus sutchuenensis*（Lecomte）Danser.。

【科】桑寄生科。

【药用部位】带叶茎枝。

【植物特征】灌木。嫩枝、叶密被褐色或红褐色星状毛，有时具散生叠生星状毛。小枝黑色，无毛，具散生皮孔。叶近对生或互生，革质，卵形、长卵形或椭圆形，先端圆钝，基部近圆形，上面无毛，下面被茸毛，侧脉 4～5 对，在上面明显；叶柄长 6～12 mm，无毛。

【生境分布】生于平原或低山常绿阔叶林中。分布于贵州、湖北、湖南、广西、广东、江西、浙江、福建等地。

【采收加工】冬季至次年春季采割，除去粗茎，切段，干燥或蒸后干燥。

【性味归经】苦、甘，平。归肝、肾经。

【用量用法】9～15 g，水煎服。

【应用】祛风湿，补肝肾，强筋骨，安胎元。用于风湿痹痛，腰膝酸软，筋骨无力，崩漏经多，妊娠漏血，胎动不安，头晕目眩。

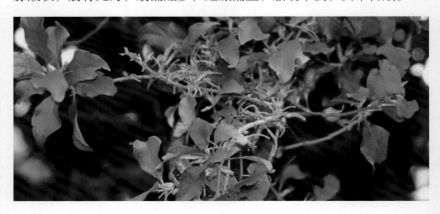

老鸦蒜

【通用名】石蒜。

【拉丁学名】*Lycoris radiata*（L'Her.）Herb.。

【科】石蒜科。

【药用部位】鳞茎。

【植物特征】多年生草本。鳞茎呈广椭圆形或类球形，顶端残留叶基，基部生多数白色须根，表面有 2～3 层暗棕色干枯膜质鳞片包被，内有 10～20 层白色富黏性的肉质鳞片，生于短缩的鳞茎盘上，中央有黄白色的芽。

【生境分布】生于林地、林下、田园、墙坎。分布于浙江、福建等地。

【采收加工】秋季将鳞茎挖出，选大者洗净，晒干；野生者四季均可采挖，鲜用，或洗净，晒干。

【性味归经】辛、甘，温。归肺、胃、肝经。

【用量用法】1.5～3.0 g，水煎服；或捣汁饮。外用适量，捣敷；或绞汁涂；或煎水熏洗。

【应用】祛痰催吐，解毒散结。用于喉风，单双乳蛾，咽喉肿痛，痰涎壅塞，食物中毒，胸腹积水，恶疮肿毒，痰核瘰疬，痔漏，跌打损伤，风湿关节痛，顽癣，烫火伤，蛇咬伤。

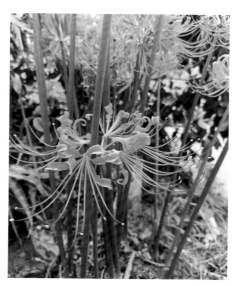

老鸦碗

【通用名】积雪草。

【拉丁学名】*Centella asiatica*（L.）Urban。

【科】伞形科。

【药用部位】全草。

【植物特征】多年生草本。茎匍匐，细长，节上生根。叶片膜质至草质，圆形、肾形或马蹄形。

【生境分布】生于阴湿的草地或水沟边。分布于浙江、福建、广东、广西等地。

【采收加工】秋季采收，鲜用，或切段，晒干或烘干。

【性味归经】苦、辛，寒。归肝、脾、肾经。

【用量用法】9～15 g（鲜品 15～30 g），水煎服；或捣汁饮。外用适量，捣敷；或绞汁涂。

【应用】清热利湿，解毒消肿。用于湿热黄疸，中暑腹泻，石淋，血淋，痈肿疮毒，跌打损伤。

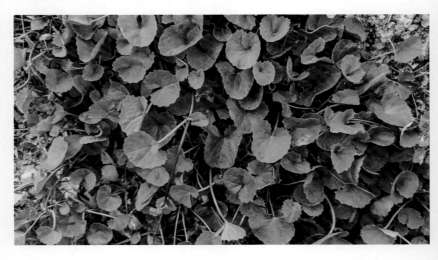

老鼠瓜

【通用名】栝楼。

【拉丁学名】*Trichosanthes kirilowii* Maxim.。

【科】葫芦科。

【药用部位】果实。

【植物特征】攀缘藤本。块根圆柱状，粗大肥厚，富含淀粉，淡黄褐色。茎较粗，多分枝，具纵棱及槽，被白色伸展柔毛。叶片纸质，轮廓近圆形，稀深裂或不分裂而仅有不等大的粗齿，裂片菱状倒卵形、长圆形，先端钝、急尖，边缘常再浅裂，基部心形。

【生境分布】生于山坡林下、灌丛中、草地和村旁田边。分布于浙江、福建等地。

【采收加工】秋季采摘，晒干或晾干。

【性味归经】甘，寒。归肺、胃经。

【用量用法】10 ～ 15 g，水煎服。

【应用】清热涤痰，宽胸散结，润燥滑肠。用于肺热咳嗽，痰浊黄稠，胸痹心痛，结胸痞满，乳痈，肺痈，肠痈肿痛，大便秘结。

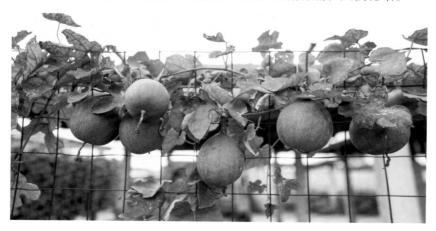

老鼠尾

【通用名】杯盖阴石蕨。

【拉丁学名】*Davallia griffithiana* Hook.。

【科】骨碎补科。

【药用部位】根状茎。

【植物特征】附生蕨类。根状茎长而横走，密被蓬松的鳞片；鳞片线状披针形，先端长渐尖，以红棕色的圆形基部盾状着生。叶远生，叶片三角状卵形，先端渐尖，基部为四回羽裂，中部为三回羽裂，向顶部为二回羽裂。孢子囊群生于裂片上侧小脉顶端；囊群盖宽杯形，棕色，有光泽。

【生境分布】生于林中树干上或石上。分布于湖南、贵州、重庆、云南、浙江等地。

【采收加工】10月可采收，洗净，鲜用或晒干。

【性味归经】酸、微辛，凉。归肺、肝、脾、肾经。

【用量用法】9～15 g，水煎服。外用适量，捣敷。

【应用】利尿解热，凉血除烦，镇痉止痛，祛风除湿，清热解毒。用于风湿性关节炎，中风口眼㖞斜，牙龈肿痛，淋浊，便血，哮喘，肺痈。

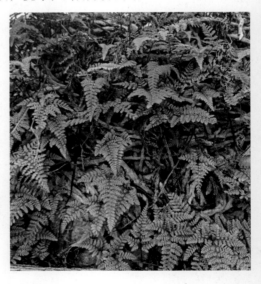

老虎刺

【通用名】虎刺。

【拉丁学名】*Damnacanthus indicus*（L.）Gaertn. F.。

【科】茜草科。

【药用部位】全草或根。

【植物特征】具刺灌木。根粗大分枝，或缢缩呈念珠状，根皮淡黄色。枝条细，灰白色，分枝多，有直刺，常对生于叶柄间，黄绿色，枝有灰黑色细毛。叶卵形、心形或圆形，先端锐尖，全缘，基部常歪斜。

【生境分布】生于阴山坡竹林下和溪谷两旁灌丛中。分布于浙江、江西、广东等地。

【采收加工】全年均可采收，洗净，切碎，晒干。

【性味归经】苦、甘，平。归肺、肾经。

【用量用法】15 ～ 25 g，水煎服。

【应用】祛风利湿，活血消肿。用于痛风，风湿痹痛，痰饮咳嗽，肺痈，水肿，痞块，黄疸，闭经，小儿疳积，荨麻疹，跌打损伤。

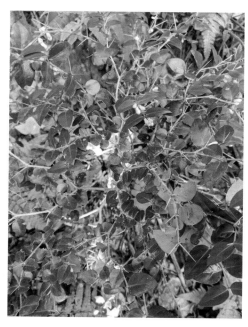

老鼠刺

【通用名】巴戟天。

【拉丁学名】*Morinda officinalis* How。

【科】茜草科。

【药用部位】根。

【植物特征】藤本。肉质根不定位肠状缢缩，根肉略紫红色，干后紫蓝色。嫩枝被长短不一的粗毛，后脱落变粗糙；老枝无毛，具棱，棕色或蓝黑色。叶薄或稍厚，纸质，干后棕色，长圆形、卵状长圆形或倒卵状长圆形。

【生境分布】生于山地疏、密林下和灌丛中，常攀于灌木或树干上，亦有引作家种。分布于福建、广东、海南、广西等地，浙江有栽培。

【采收加工】立秋后采收，摘下肉质根，晒至五六成干，用木棒轻轻打扁，再晒至全干即成。

【性味归经】甘、辛，微温。归肾、肝经。

【用量用法】3 ～ 10 g，酒煮；或制糊、丸。

【应用】补肾助阳，强筋骨，祛风湿。用于肾阳不足导致的宫冷不孕、月经不调、少腹冷痛，风湿痹痛，筋骨痿软。

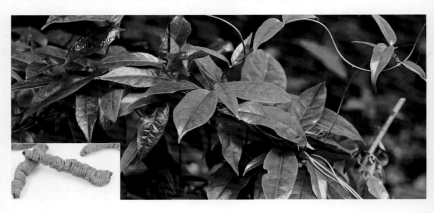

扫帚草籽

【通用名】地肤。

【拉丁学名】*Bassia scoparia*（L.）A. J. Scott。

【科】藜科。

【药用部位】成熟果实。

【植物特征】一年生草本。茎直立，基部分枝。叶扁平，线状披针形或披针形，先端短渐尖，基部渐窄成短柄，常具3主脉。花两性兼有雌性，常1～3朵簇生上部叶腋。胞果扁，果皮膜质，与种子贴伏。种子卵形或近圆形，稍有光泽。

【生境分布】生于山野荒地、田野、路旁，栽培于庭园。全国各地多有栽培。

【采收加工】秋季果实成熟时采收植株，晒干，打下果实，除净枝、叶等杂质。

【性味归经】甘、苦、寒。归肾、膀胱经。

【用量用法】10～25 g，水煎服；或入丸、散。外用15 g，水煎洗。

【应用】清热祛风，利尿止痒。用于湿疹，风疹，皮肤瘙痒，阴痒，小便不利。

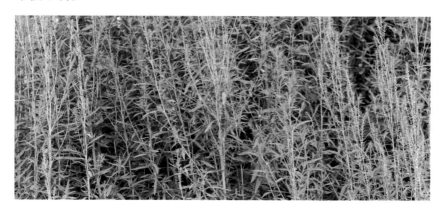

地下麦冬

【通用名】麦冬。

【拉丁学名】*Ophiopogon japonicus*（Linn. f.）Ker-Gawl.。

【科】百合科。

【药用部位】块根。

【植物特征】多年生草本。根较粗，中间或近末端常膨大成椭圆形或纺锤形的小块根；小块根淡褐黄色；地下走茎细长，节上具膜质的鞘。叶基生成丛，禾叶状，边缘具细锯齿。花葶通常比叶短得多，总状花序长 2 ～ 5 cm。

【生境分布】生于山坡草丛阴湿处、林下或溪旁。分布于浙江、福建、江西、广西等地。

【采收加工】9—10 月采收，选晴天翻出麦冬，抖去泥土，切下块根。

【性味归经】甘、微苦，微寒。归心、肺、胃经。

【用量用法】15 ～ 25 g，水煎服。

【应用】养阴生津，润肺止咳。用于肺燥干咳，阴虚唠嗽，喉痹咽痛，津伤口渴，内热消渴，心烦失眠，肠燥便秘。

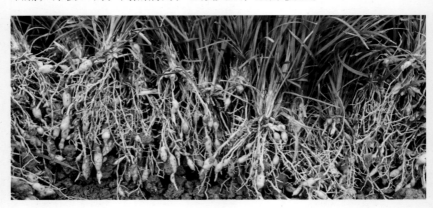

地龙

【通用名】参环毛蚓。

【拉丁学名】*Pheretima aspergillum*（E.Perrier）。

【科】钜蚓科。

【药用部位】去内脏全体。

【动物特征】体圆柱形，体长 11 ～ 38 cm，宽 0.5 ～ 1.2 cm，前端尖，后端钝圆，全体由 100 余个环节组成。背孔自 11 ～ 12 节开始，背部灰紫色，后部稍淡，刚毛圈稍白，生殖环带位于第 14 ～ 16 节，其上无背孔和刚毛，环带前各节刚毛粗而硬。

【生境分布】生于潮湿、疏松而有机质多的泥土中。分布于福建、广东、广西等地，浙江有养殖。

【采收加工】春季至秋季捕捉，及时剖开腹部，洗去内脏及泥沙，晒干或低温干燥。

【性味归经】咸，寒。归肝、脾、膀胱经。

【用量用法】4.5 ～ 9.0 g，水煎服。

【应用】清热定惊，通络，平喘，利尿。用于高热神昏，惊痫抽搐，关节痹痛，肢体麻木，半身不遂，肺热喘咳，水肿尿少。

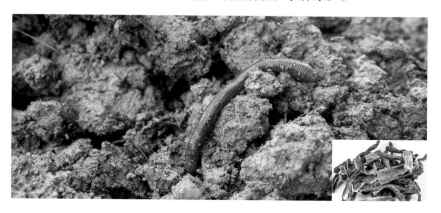

地蚕子

【通用名】地笋。

【拉丁学名】*Lycopus lucidus* Turcz.。

【科】唇形科。

【药用部位】根茎。

【植物特征】多年生草本。具多节的圆柱状地下横走根茎，其节上有鳞片和须根。茎直立，不分枝，四棱形，节上多呈紫红色，无毛或在节上有毛丛。叶交互对生，具极短柄或无柄；茎下部叶多脱落，上部叶椭圆形。

【生境分布】生于沼泽地、山野低洼地、水边等潮湿处。分布于浙江、江苏、福建、湖北、湖南等地。

【采收加工】秋季采挖，除去地上部分，洗净，鲜用或晒干。

【性味归经】甘、辛，平。归心、肝、脾、胃经。

【用量用法】4～9 g，水煎服；或浸酒。外用适量，捣敷；或浸酒涂。

【应用】化瘀止血，益气利水。用于衄血，吐血，产后腹痛，黄疸，水肿，带下，气虚乏力。

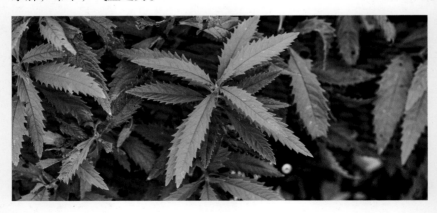

耳疔草

【通用名】虎耳草。

【拉丁学名】*Saxifraga stolonifera* Curt.。

【科】虎耳草科。

【药用部位】全草。

【植物特征】多年生草本，冬不枯萎。根纤细。匍匐茎细长，紫红色，有时生出叶与不定根。花期5—8月，果期7—11月。

【生境分布】多生于茂密多湿的林下和阴凉潮湿的坎壁。分布于华东、华中、华南、西南地区，以及河北、陕西、甘肃等地。

【采收加工】立秋后采收，除去杂质，鲜用，或切段，晒干。

【性味归经】辛、微苦，寒。归肺、脾经。

【用量用法】9～15g，水煎服。外用适量，捣敷；或绞汁滴耳。

【应用】清热解毒。用于小儿发热，咳嗽气喘，中耳炎，耳郭溃烂，疔疮，疖肿，湿疹。

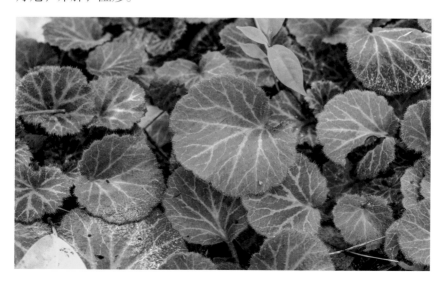

耳念坠

【通用名】荠。

【拉丁学名】*Capsella bursa-pastoris*（Linn.）Medic.。

【科】十字花科。

【药用部位】全草。

【植物特征】一年生或二年生草本。主根瘦长，白色，直下，分枝。茎直立。根生叶丛生；茎生叶长圆形或线状披针形，顶部几成线形，基部成耳状抱茎，边缘有缺刻或锯齿，或近于全缘，叶两面生有单一或分枝的细柔毛，边缘疏生白色长睫毛。

【生境分布】生于田野、路边及庭园。全国各地均有分布。

【采收加工】3 — 5 月采收，洗净，鲜用或晒干。

【性味归经】甘，平。归脾经。

【用量用法】15 ～ 25 g，水煎服；或凉拌。外用适量，调敷；或捣敷；或捣汁点眼。

【应用】清热凉血，利水消肿，降血压，降血脂。用于血热证，吐血，便血，高血压，高脂血症。

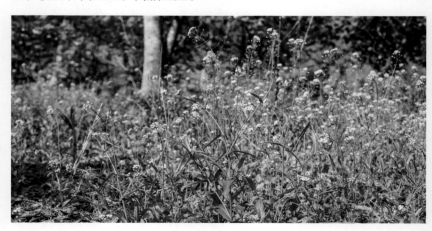

朴紫柴

【通用名】朴树。

【拉丁学名】*Celtis sinensis* Pers.。

【科】榆科。

【药用部位】根皮、树皮、叶。

【植物特征】落叶乔木。树皮平滑，灰色。一年生枝被密毛。叶互生，革质，宽卵形至狭卵形，长 3 ～ 10 cm，宽 1.5 ～ 4 cm。花杂性，1 ～ 3 朵生于当年枝的叶腋。核果单生或 2 个并生，近球形，熟时红褐色，果核有穴和凸肋。

【生境分布】多生于路旁、山坡、林缘处。分布于江苏、浙江、福建、江西、湖南、湖北、四川、贵州、广西、广东、台湾等地。

【采收加工】根皮 7 — 10 月采收，刮去粗皮，鲜用或晒干；树皮 5 — 9 月采剥，切片，晒干；叶 5 — 7 月采收，鲜用或晒干。

【性味归经】微苦，凉。归肝经。

【用量用法】鲜根皮、树皮 10 ～ 20 g，水煎冲黄酒服。外用鲜叶适量，捣汁涂；或捣敷。

【应用】根皮、树皮祛风透疹，健脾活血；用于麻疹，消化不良，腰痛。叶清热，凉血，解毒；用于漆疮，荨麻疹。

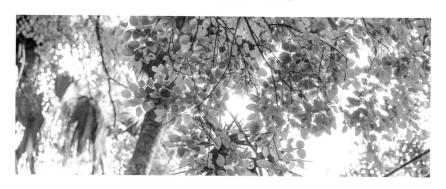

过路翘

【通用名】金毛耳草。

【拉丁学名】*Hedyotis chrysotricha*（Palib.）Merr.。

【科】茜草科。

【药用部位】全草。

【植物特征】多年生草本，常呈铺散匍匐状。全株均被有黄绿色细长柔毛，以茎、叶柄、托叶、叶背、脉间等处为多。茎具角棱，纤弱，节上有须根。叶对生，具短柄，叶片卵形至长圆状披针形或椭圆形，先端尖，全缘，基部稍圆。

【生境分布】生于山地林下、岩石上、路旁、旷地、溪边及田野草丛中。分布于长江以南的江西、安徽南部、江苏南部、浙江、福建、广东、广西等地。

【采收加工】夏、秋采收，鲜用或晒干。

【性味归经】微苦，平。归肝、胆、膀胱经。

【用量用法】10～25 g，水煎服。外用适量，捣敷。

【应用】除湿，活血舒筋。用于黄疸，水肿，乳糜尿，痢疾，腹泻，跌打损伤，无名肿毒，乳腺炎。

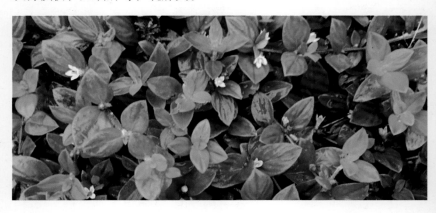

西湖柳

【通用名】柽柳。

【拉丁学名】*Tamarix chinensis* Lour.。

【科】柽柳科。

【药用部位】细嫩枝叶。

【植物特征】乔木或灌木。枝密生，绿色或带红色，细长，常下垂。叶互生，极小，鳞片状，卵状三角形，先端渐尖，基部鞘状抱茎，无柄。总状花序集为疏散的圆锥花序；花小，白色至粉红色，苞片三角状；萼片 5 枚；花瓣 5 枚，花丝较花冠长，花盘 10 或 5 裂；子房上位，1 室，花柱 3 枚。蒴果小。种子先端有丛毛。

【生境分布】生于山野湿润砂碱地及河岸冲积地。全国大部分地区均有分布。

【采收加工】5—6 月割剪嫩枝叶，阴干。

【性味归经】甘、辛，平。归心、肺、胃经。

【用量用法】1.3～9.0 g，水煎服。外用 60～90 g，水煎乘热熏洗。

【应用】散风，解毒，发表透疹。用于麻疹不透，风湿痹痛。

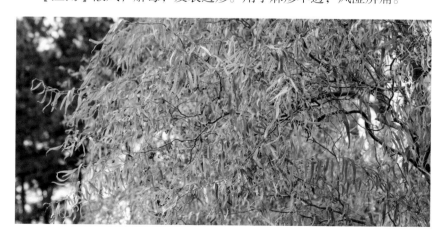

西潞

【通用名】党参。

【拉丁学名】*Codonopsis pilosula*（Franch.）Nannf.。

【科】桔梗科。

【药用部位】根。

【植物特征】多年生草本，有乳汁。茎基具多数瘤状茎痕，根常肥大呈纺锤状或纺锤状圆柱形，较少分枝或中部以下略有分枝，叶在主茎及侧枝上的互生，在小枝上的近对生，卵形或狭卵形，先端钝或微尖，基部近心形，边缘具波状钝锯齿。花单生于枝端。

【生境分布】生于山地、林边、灌丛。分布于甘肃、云南、四川、浙江等地。

【采收加工】秋季采挖，洗净，晒干。

【性味归经】甘，平。归脾、肺经。

【用量用法】15～25 g，水煎服；或熬膏；或入丸、散。

【应用】补中益气，止渴，健脾益肺，养血生津。用于脾肺气虚，食少倦怠，咳嗽虚喘，气血不足，面色萎黄，心悸气短，津伤口渴，内热消渴。

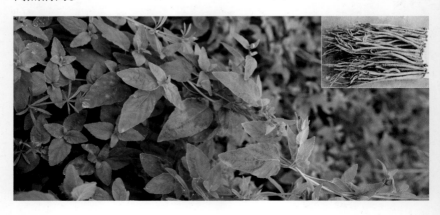

百条根

【通用名】威灵仙。

【拉丁学名】*Clematis chinensis* Osbeck。

【科】毛茛科。

【药用部位】根和根茎。

【植物特征】木质藤本。根丛生于块状根茎上，细长圆柱形。茎具明显条纹，近无毛。小叶略带革质，狭卵形或三角状卵形，先端钝或渐尖，基部圆形或宽楔形，全缘，主脉3条，上面沿叶脉有细毛，下面无毛。圆锥花序顶生及腋生。

【生境分布】主要生于山谷、山坡林边或灌木丛中。分布于江苏、安徽、浙江等地。

【采收加工】秋季采挖，除去泥沙，晒干。

【性味归经】辛、咸，温。归膀胱、肠、胃、肺、肾经。

【用量用法】10 ～ 25 g，水煎服。

【应用】祛风湿，通经络。用于风湿痹痛，肢体麻木，筋脉拘挛，屈伸不利。

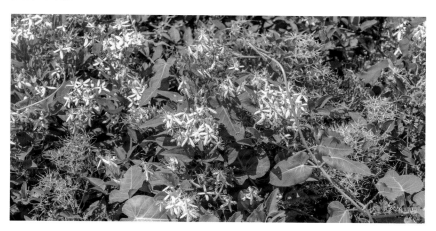

百部草

【通用名】直立百部。

【拉丁学名】*Stemona sessilifolia*（Miq.）Miq.。

【科】百部科。

【药用部位】块根。

【植物特征】半灌木。块根纺锤状，茎直立，不分枝，具细纵棱。叶薄草质，通常每3～4枚轮生，很少为5或2枚的，卵状椭圆形或卵状披针形，顶端短尖或锐尖，基部楔形，具短柄或近无柄。

【生境分布】常生于林下，也栽培于药圃。分布于浙江、江苏、安徽、江西、山东、河南等地。

【采收加工】春、秋季采挖，除去须根，洗净，置沸水中略烫或蒸至无白心，晒干。

【性味归经】甘、苦，微温；有小毒。归肺经。

【用量用法】3～9 g，水煎洗。外用适量，水煎洗；或浸酒搽。

【应用】润肺，下气止咳，杀虫灭虱。用于新久咳嗽，肺结核咳嗽，顿咳，体虱，蛲虫病，阴痒。

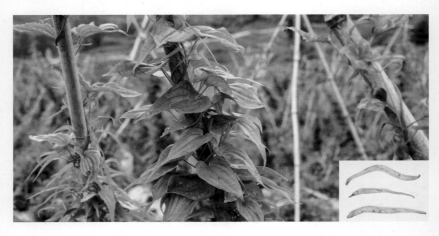

灰包

【通用名】脱皮马勃。

【拉丁学名】*Lasiosphaera fenzii* Reich.。

【科】灰包科。

【药用部位】子实体。

【真菌特征】近球形或近长圆形，幼时白色，成熟时渐变深，外包被薄，成熟时成块状剥落；内包被纸状，浅烟色，成熟时完全破碎消失。内部孢体成紧密团块，灰褐色，渐变浅；孢丝长，有分枝，多数结合成紧密团块；孢子球形，直径约 5 μm，褐色，有小刺。

【生境分布】生于山地腐殖质丰富之处。分布于安徽、江苏、浙江、湖北、湖南、贵州等地。

【采收加工】夏、秋季子实体成熟时采收，除去泥沙，干燥。

【性味归经】辛，平。归肺经。

【用量用法】2 ～ 6 g，水煎服（包煎）。外用适量，捣碎敷患处。

【应用】清肺利咽，止血。用于风热犯肺，咽痛，音哑，鼻衄，创伤出血。

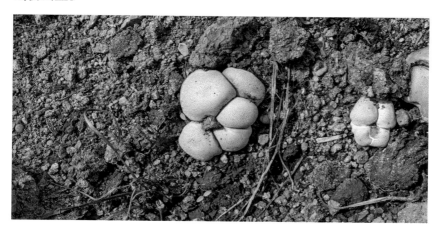

光板石韦

【通用名】石韦。

【拉丁学名】*Pyrrosia Lingua*（Thunb.）Farw.。

【科】水龙骨科。

【药用部位】叶。

【植物特征】附生蕨类。根茎细长如铁丝横走，密被披针形鳞片，边缘有睫毛。叶近二型，疏生，叶片披针形至卵圆状椭圆形，全缘，上面绿色有细点，疏被星状毛或无毛，下面密被淡褐色或灰色星芒状毛；孢子叶较营养叶长，通常内卷呈筒状。孢子囊群椭圆形，着生于孢子叶背面，无囊群盖。

【生境分布】常附生于岩石或树干上。分布于长江以南地区。

【采收加工】全年均可采收，除去根茎和根，晒干或阴干。

【性味归经】甘、苦，微寒。归肺、膀胱经。

【用量用法】10 ～ 25 g，水煎服。

【应用】利尿通淋，清肺止咳，凉血止血。用于热淋，血淋，石淋，小便不通，淋沥涩痛，肺热喘咳，吐血，衄血，尿血，崩漏。

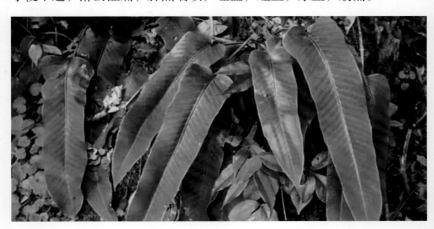

吊兰

【通用名】石斛。

【拉丁学名】*Dendrobium* nobile Lindl.。

【科】兰科。

【药用部位】茎。

【植物特征】草本。茎直立，稍扁圆柱形，具多节。叶革质，长圆形，先端不等 2 裂，基部具抱茎鞘。花序生于具叶或已落叶的老茎中部以上茎节；花瓣稍斜宽卵形，具短爪，唇瓣具紫红色大斑块。

【生境分布】生于岩壁、石缝、大树权上。主要分布于四川、贵州、广西、广东、云南、湖北、安徽、湖南、江西、福建、浙江、陕西、河南等地也有分布。

【采收加工】全年均可采收，鲜用者除去根及泥沙；干用者采收后，除去杂质，用开水略烫或烘软，再边搓边烘晒，至叶鞘搓净，干燥。

【性味归经】甘，微寒。归肝、胃、肾经。

【用量用法】10 ～ 20 g（鲜品 30 ～ 50 g），水煎服；或熬膏；或入丸、散。

【应用】益胃生津，滋阴清热。用于胃阴虚，口干烦渴，骨蒸劳热。

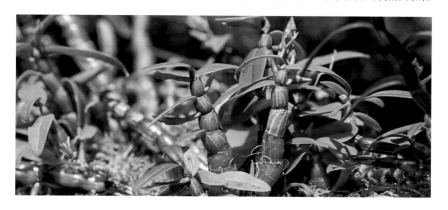

回荠菜

【通用名】稻槎菜。

【拉丁学名】*Lapsana apogonoides* Maxim.。

【科】菊科。

【药用部位】全草。

【植物特征】一年生矮小草本。茎细，自基部发出多数或少数的簇生分枝及莲座状叶丛；全部茎枝柔软，被细柔毛或无毛。基生叶全形椭圆形、长椭圆状匙形或长匙形。头状花序小，果期下垂或歪斜，在茎枝顶端排列成疏松的伞房状圆锥花序，花序梗纤细。

【生境分布】生于园林、路旁、丘地。分布于湖南、江苏、广西、安徽、陕西、福建、江西、广东、浙江、云南等地。

【采收加工】春、夏季采收，洗净，鲜用或晒干。

【性味归经】苦，平。归肺经。

【用量用法】15～30 g，水煎服；或捣汁饮。外用适量，捣敷。

【应用】清热解毒，透疹。用于咽喉肿痛，痢疾，疮疡肿毒，蛇咬伤，麻疹透发不畅。

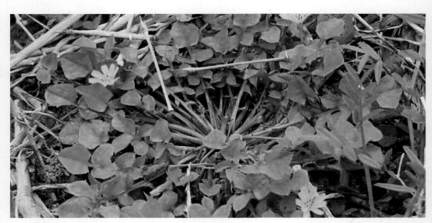

朱竹

【通用名】朱蕉。

【拉丁学名】*Cordyline fruticosa*（L.）A. Cheval.。

【科】百合科。

【药用部位】叶或根。

【植物特征】灌木状，直立，有时稍分枝。叶聚生于茎或枝的上端，矩圆形至矩圆状披针形，绿色或带紫红色，叶柄有槽，基部变宽，抱茎。圆锥花序，侧枝基部有大的苞片，每朵花有 3 枚苞片；花淡红色、青紫色至黄色。

【生境分布】多于庭园栽培。广东、广西、台湾、福建、浙江等地有栽培。

【采收加工】随时可采，鲜用或晒干。

【性味归经】甘、淡，微寒。归心、肺、胃经。

【用量用法】15 ～ 30 g（鲜品 30 ～ 60 g），水煎服；或绞汁饮。

【应用】凉血止血，散瘀定痛。用于咯血，吐血，衄血，尿血，便血，崩漏，胃痛，筋骨痛，跌打肿痛。

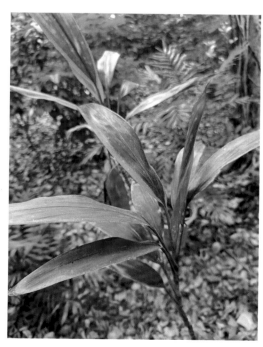

竹叶细辛

【通用名】徐长卿。

【拉丁学名】*Vincetoxicum pycnostelma* kitag.。

【科】萝藦科。

【药用部位】根及根茎。

【植物特征】多年生草本。根茎短，须状根多数。茎细，刚直，节间长。叶对生，披针形至线形，先端尖，全缘，边缘稍外反，有缘毛，基部渐狭，下面中脉隆起。圆锥花序顶生于叶腋，总花柄多分枝，花梗细柔，花多数。

【生境分布】野生于山坡或路旁。分布于浙江、福建等地。

【采收加工】秋季采挖，除去杂质，阴干。

【性味归经】辛，温。归肝、胃经。

【用量用法】15～25 g，水煎服；或入丸剂；或浸酒。外用适量，水煎洗。

【应用】祛风化湿，止痛止痒。用于风湿痹痛，胃痛胀满，牙痛，腰痛，跌打损伤，荨麻疹，湿疹。

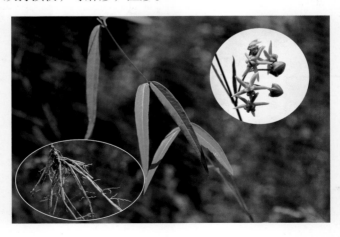

竹丝

【通用名】水竹。

【拉丁学名】*Phyllostachys heteroclada* Oliver。

【科】禾本科。

【药用部位】竹丝。

【植物特征】多年生草本。幼竿具白粉并疏生短柔毛。箨鞘背面深绿色带紫色，无毛或疏生短毛；箨耳小，淡紫色；箨舌低，微凹乃至微呈拱形；箨片直立，三角形至狭长三角形。末级小枝具 2 枚叶，叶片线状披针形或披针形。

【生境分布】多生于河流两岸及山谷中。分布于黄河流域及其以南地区。

【采收加工】全年均可采收，刮去绿皮削出竹丝，晒干或烘干。

【性味归经】甘、苦，寒。归心、肝、肺经。

【用量用法】15 ～ 30 g，冲服。

【应用】清热利尿，清心除烦，止咳，明目，止血。用于热病烦渴，小便不利，口舌生疮，牙龈肿痛，目赤肿痛。

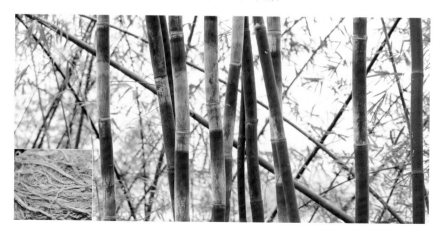

竹黄

【通用名】青皮竹。

【拉丁学名】*Bambusa textilis* McClure。

【科】禾本科。

【药用部位】叶片梗上自然形成的菌果。

【植物特征】多年生草本。竿尾梢弯垂，下部挺直；绿色，幼时被白蜡粉，并贴生淡棕色刺毛，后变无毛；分枝常自竿中下部第 7 ～ 11 节开始，以数枝或多枝簇生，中央 1 枝略较粗长。箨鞘早落；箨耳较小，不相等，大耳狭长圆形至披针形；箨舌边缘齿裂；箨片直立，易脱落。

【生境分布】常栽培于低海拔地区的河边、村落附近。分布于广东、浙江、福建、广西等地，华东、华中、西南地区广为栽培。

【采收加工】冬季采收，砍取竹竿，剖取竹黄，晾干。

【性味归经】甘，寒。归心、肝、胆经。

【用量用法】3 ～ 9 g，水煎服；或入丸、散；每次 0.6 ～ 1.0 g，研末。

【应用】清热豁痰，凉心定惊。用于热病神昏，中风痰迷，小儿痰热惊痫、抽搐、夜啼。

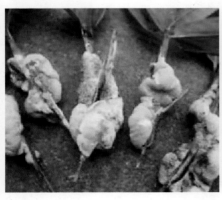 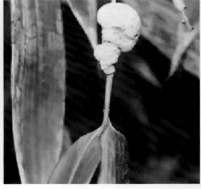

乒乓藤

【通用名】薜荔。

【拉丁学名】*Ficus pumila* L.。

【科】桑科。

【药用部位】茎、叶。

【植物特征】攀缘或匍匐灌木。叶两型，不结果枝节上生不定根，叶卵状心形，薄革质，基部稍不对称，先端渐尖，叶柄很短；结果枝上无不定根，革质，卵状椭圆形，先端急尖至钝形，基部圆形至浅心形，全缘，上面无毛，下面被黄褐色柔毛。

【生境分布】多生于村庄前后、山脚、山窝等。分布于福建、江西、浙江等地，北方偶有栽培。

【采收加工】4—6月采收带叶的茎枝，晒干，除去气根。

【性味归经】甘，平。归肾、脾经。

【用量用法】15～25 g，水煎服。

【应用】祛风，利湿，活血，解毒。用于风湿痹痛，泻痢，淋病，跌打损伤。

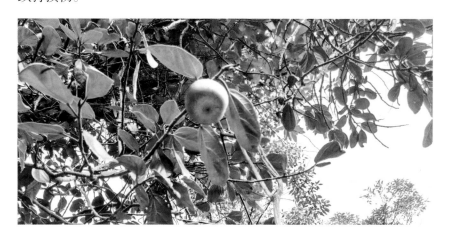

血母草

【通用名】益母草。

【拉丁学名】*Leonurus japonicus* Houtt.。

【科】唇形科。

【药用部位】地上部分。

【植物特征】一年生或二年生草本。茎直立，单一或有分枝，四棱形，被微毛。叶对生；叶形多种。茎下部叶略呈圆形，先端渐尖，边缘疏生锯齿或近全缘；最上部叶不分裂，线形，近无柄，上面绿色，被糙伏毛，下面淡绿色，被疏柔毛及腺点。

【生境分布】生于山野、河滩草丛中及溪边湿润处。全国各地均有分布。

【采收加工】初夏花期前采收，切段，晒干或烘干。

【性味归经】苦、辛，微寒。归肝、心包、膀胱经。

【用量用法】15～30 g，水煎服。外用适量，水煎洗。

【应用】活血调经，利尿消肿，清热解毒。用于月经不调，痛经，闭经，恶露不尽，水肿尿少，疮疡肿痛。

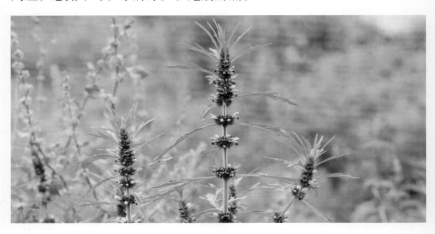

血参根

【通用名】丹参。

【拉丁学名】*Salvia miltiorrhiza* Bunge。

【科】唇形科。

【药用部位】根和根茎。

【植物特征】多年生草本。根细长，圆柱形，外皮朱红色。茎四棱形，上部分枝。叶对生，单数羽状复叶，小叶 3 ～ 5 枚；顶端小叶片较侧生叶片大，小叶片卵圆形。轮伞花序项生兼腋生；花唇形，蓝紫色，上唇直立，下唇较上唇短。小坚果长圆形，熟时暗棕色或黑色。

【生境分布】生于向阳山坡草丛、沟边、路旁或林边等地。全国大部分地区均有分布。

【采收加工】春、秋季采挖，除去泥沙，干燥。

【性味归经】苦，微寒。归心、肝经。

【用量用法】10 ～ 15g，水煎服。

【应用】活血祛瘀，通经止痛，清心除烦，凉血消痈。用于胸痹心痛，脘腹胁痛，癥瘕积聚，热痹疼痛，心烦不眠，月经不调，痛经，闭经，疮疡肿痛。

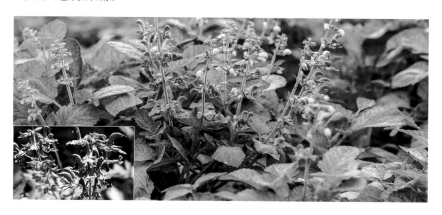

血藤

【通用名】翼核果。

【拉丁学名】*Ventilago leiocarpa* Benth.。

【科】鼠李科。

【药用部位】根、茎。

【植物特征】木质藤本。根粗壮，外皮暗紫红色。茎多分枝，有细纵纹，幼枝绿色。单叶互生，革质，具柄，卵形或矩圆形，先端渐尖，基部阔楔形或近圆形，全缘或稍呈波浪形，两面绿色无毛，下面侧脉极明显。腋生聚伞花序或有时成顶生圆锥花序。

【生境分布】生于山野、沟边的疏林下或灌木丛中。分布于浙江、福建、江西、广东、广西等地。

【采收加工】全年均可采收，洗净，切片，晒干。

【性味归经】甘，温。归肺、脾经。

【用量用法】15～30 g，水煎服。

【应用】补益气血，祛风活络。用于气血亏损，风湿疼痛，跌打损伤。

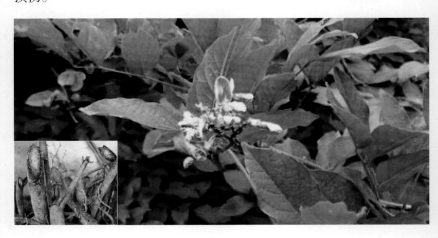

合夜柴

【通用名】合欢。

【拉丁学名】*Albizia julibrissin* Durazz.。

【科】豆科。

【药用部位】树皮。

【植物特征】落叶乔木。树干灰黑色；小枝无毛，有棱角。小叶片镰状长方形，先端短尖，基部截形，不对称，全缘，有缘毛，下面中脉具短柔毛，小叶夜间闭合；托叶线状披针形。头状花序生于枝端，总花梗被柔毛。

【生境分布】生于山坡、路旁，常栽培于庭园。分布于华南、西南、华东、东北地区，以及河南、湖北等地。

【采收加工】夏、秋季剥取，晒干。

【性味归经】甘，平。归心、肝经。

【用量用法】8～25 g，水煎服；或入散剂。外用适量，研末调敷。

【应用】解郁安神，活血消肿。用于心神不安，忧郁失眠，肺痈，疮肿，跌扑伤痛。

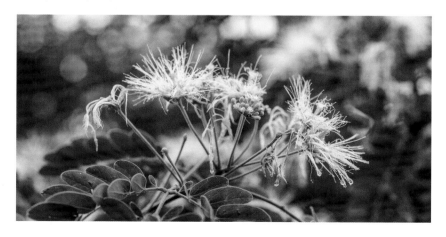

灯笼泡

【通用名】苦蘵。

【拉丁学名】*Physalis angulata* L.。

【科】茄科。

【药用部位】全草。

【植物特征】一年生草本。茎斜开或直立，多分枝，有毛或近无毛。叶互生，卵圆形或长圆形，先端短尖，基部斜圆形，全缘或具不规则的浅锯齿。花冠钟状，淡黄色；花药矩圆形，纵裂；子房二室，花柱线形，柱头具不明显的两裂片。

【生境分布】生于山坡、山谷林下，或村庄附近。全国各地均有分布。

【采收加工】夏季采收，切段，晒干或烘干。

【性味归经】苦、酸，寒。归胃、肺、肝经。

【用量用法】15 ～ 25 g，水煎服。外用适量，煎水含漱或熏洗。

【应用】清热，利尿，解毒，消肿。用于感冒，肺热咳嗽，咽喉肿痛，湿热黄疸，水肿，牙痛，疔疮。

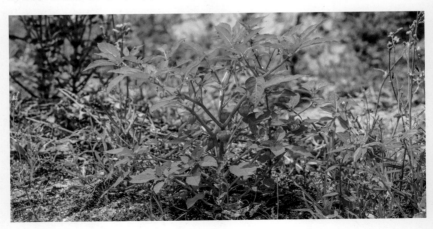

红凤尾草

【通用名】凤尾蕨。

【拉丁学名】*Pteris cretica* L. var. *nervosa*（Thunb.）Ching et S. H. Wu。

【科】凤尾蕨科。

【药用部位】全草。

【植物特征】多年生草本。根状茎短而直立或斜升，先端被黑褐色鳞片。叶边仅有矮小锯齿，顶生三叉羽片的基部常下延于叶轴，其下一对也多少下延。叶簇生，二型或近二型，叶片卵圆形，一回羽状；叶柄禾秆色，表面平滑。

【生境分布】生于石灰岩地区的岩隙间或林下灌丛中。分布于长江流域以南地区。

【采收加工】夏、秋季采收，除去表面的泥土，洗净，晒干。

【性味归经】淡，凉。归脾、胃、肠经。

【用量用法】15～30 g，水煎服。

【应用】清热利湿，凉血解毒，止泻。用于痢疾，胃肠炎，肝炎，泌尿系统感染，感冒发热，咽喉肿痛，带下，崩漏，农药中毒，外伤出血，烧烫伤。

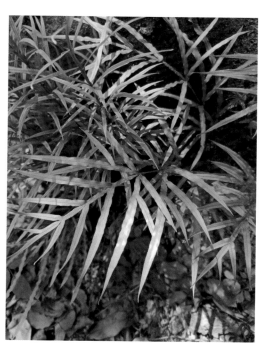

红对叶肾

【通用名】络石。

【拉丁学名】*Trachelospermum jasminoides*（Lindl.）Lem.。

【科】夹竹桃科。

【药用部位】带叶藤茎。

【植物特征】常绿木质藤本。茎赤褐色，多分枝，无毛，表面有点状皮孔，幼枝有细柔毛。叶对生；叶柄幼时被灰褐色柔毛，后脱落；叶片椭圆形或卵状披针形，先端短尖或钝圆，基部阔楔形或圆形，全缘，上面深绿色，无毛，下面淡绿色，被细柔毛。

【生境分布】生于山野、荒地，常攀缘附生于石上、墙上或其他植物上。主要分布于江苏、安徽、浙江、湖北、山东。

【采收加工】冬季至次年春季采割，除去杂质，鲜用或晒干。

【性味归经】苦，微寒。归心、肝、肾经。

【用量用法】6 ～ 12 g，水煎服。外用适量，捣敷。

【应用】祛风通络，凉血消肿。用于风湿热痹，筋脉拘挛，腰膝酸痛，喉痹，痈肿，跌打损伤。

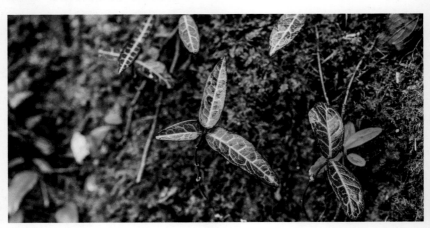

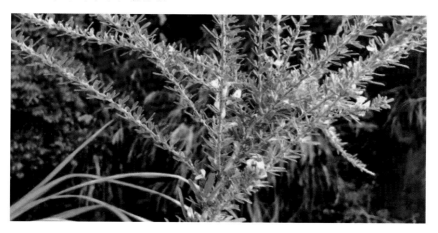

红关门盒

【通用名】截叶铁扫帚。

【拉丁学名】*Lespedeza cuneata*（Dum. -Cours.）G. Don。

【科】豆科。

【药用部位】全草。

【植物特征】小灌木，高达 1 m。茎直立或斜升，被毛，上部分枝；分枝斜上举。叶密集，柄短；小叶楔形或线状楔形，先端截形或近截形，具小刺尖，基部楔形，上面近无毛，下面密被伏毛。

【生境分布】生于山坡、路旁。分布于陕西、甘肃、山东、河南、湖北、湖南、广东、四川、云南、西藏等地。

【采收加工】秋季采收，切段，晒干。

【性味归经】甘、微苦，平。归肺、肝、肾经。

【用量用法】15 ～ 30 g，水煎服。

【应用】清热利湿，消食除积，祛痰止咳。用于小儿疳积，消化不良，肠胃炎，细菌性痢疾，胃痛，黄疸型肝炎，肾炎水肿，带下，口腔炎，咳嗽，支气管炎。

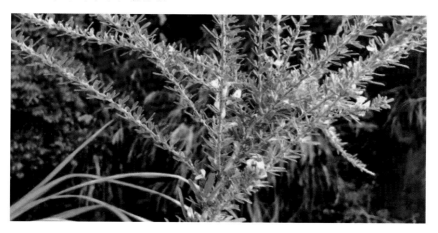

红花倒血莲

【通用名】赪桐。

【拉丁学名】*Clerodendron japonicum*（Thunb.）Sweet。

【科】马鞭草科。

【药用部位】根、叶。

【植物特征】灌木。叶片圆心形，先端尖或渐尖，基部心形，边缘有疏短尖齿，表面疏生伏毛。二歧聚伞花序组成顶生、大而开展的圆锥花序，花序的最后侧枝呈总状花序；花萼红色，外面疏被短柔毛，散生盾形腺体；花冠红色，稀白色。果实椭圆状球形。

【生境分布】生于房前屋后、杂地、林下。分布于江苏、浙江、江西等地。

【采收加工】全年均可采收，洗净切碎，鲜用或晒干。

【性味归经】微甘、淡，凉。归肾经。

【用量用法】5～15g，水煎服。外用适量，捣敷。

【应用】根祛风利湿，散瘀消肿；用于风湿骨痛，腰肌劳损，跌打损伤，肺结核咳嗽，咯血。叶解毒排脓；用于疔疮疖肿。

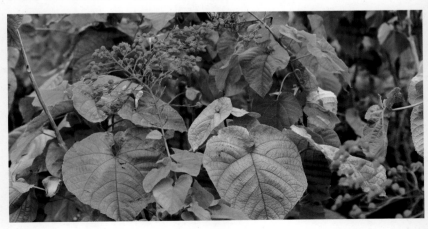

红鸡骨草

【通用名】红柳叶牛膝。

【拉丁学名】*Achyranthes longifolia* f. *rubra* Ho。

【科】苋科。

【药用部位】幼苗和嫩茎叶。

【植物特征】多年生草本，高达 1 ～ 1.5 m。根粗大，圆柱形，红色或紫红色。茎直立，绿色略带有紫色，四方形或有棱角，节膨大。叶对生，叶片披针形、宽披针形或狭披针形。

【生境分布】多生于山坡、灌丛、路旁、沟边及疏林下。全国各地广泛分布。

【采收加工】春、夏季采摘，去除杂质，洗净，鲜用。

【性味归经】苦、辛，微寒。归肾经。

【用量用法】15 g，用沸水浸烫一下，换冷水浸泡漂洗，炒食、凉拌、煲汤。

【应用】活血散瘀，祛湿利尿，清热解毒。用于淋病，水肿，腰肌劳损，跌打损伤，脚气，风湿关节痛，腰痛，闭经。

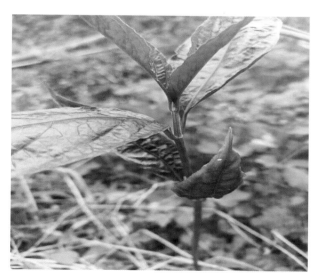

红刺楤

【通用名】棘茎楤木。

【拉丁学名】*Aralia echinocaulis* Hand.- Mazz.。

【科】五加科。

【药用部位】根皮。

【植物特征】小乔木。小枝密生细长直刺。二回羽状复叶，疏生短刺；托叶和叶柄基部合生，栗色。圆锥花序大，顶生；主轴和分枝有糠屑状毛，后脱落。果实球形。

【生境分布】生于山坡灌木丛、稀疏的次生林中及林缘。分布于福建、江西、湖北、湖南、安徽和浙江。

【采收加工】全年均可采挖，剥取根皮，切片，晒干。

【性味归经】辛、苦，温。归肝、脾经。

【用量用法】15 ～ 25 g，水煎服；可炖猪蹄、鸭、兔。

【应用】祛风除湿，活血行气，解毒消肿。用于风湿性关节炎，跌打损伤，风湿痹痛，痈疽。

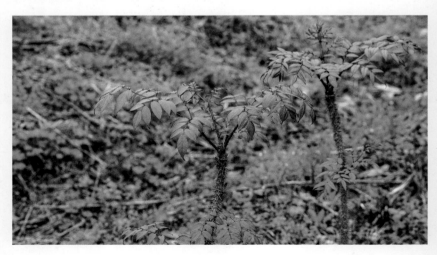

红和尚菜

【通用名】红凤菜。

【拉丁学名】*Gynura bicolor*（Willd.）DC.。

【科】菊科。

【药用部位】全草。

【植物特征】多年生直立草本。宿根肉质肥大。茎带肉质，嫩时紫红色，成长后多分枝，表面光滑，具细线棱。基生叶多数，丛生；有锯齿或作羽状分裂，上面深绿色，下面紫绿色，两面脉上有短毛；茎生叶互生，形大，羽状分裂，裂片卵形至披针形，边缘浅裂或具疏锯齿，先端短尖或渐尖，两面均平滑无毛。

【生境分布】生于山野或荒地草丛中。分布于江苏、浙江、河北、安徽、江西、湖北、湖南、四川、陕西、云南、贵州、广东、广西等地。

【采收加工】7—8月生长茂盛时采收，切段，晒干或烘干，或鲜品随用随采。

【性味归经】甘，平。归肝、心、脾、胃经。

【用量用法】10～25 g，水煎服。外用适量，研末撒；或捣敷。

【应用】活血，止血，解毒。用于跌打损伤，衄血，咯血，乳痈，无名肿毒。

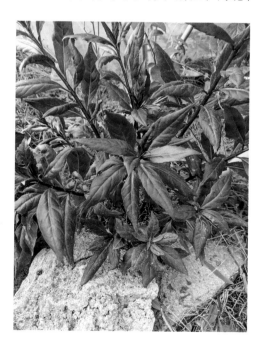

红根仔

【通用名】星宿菜。

【拉丁学名】*Lysimachia fortunei* Maxim.。

【科】报春花科。

【药用部位】全草。

【植物特征】多年生草本，全株无毛。根状茎横走，紫红色。茎直立，圆柱形，有黑色腺点，基部紫红色，通常不分枝，嫩梢和花序轴具褐色腺体。叶互生，近于无柄，叶片长圆状披针形至狭椭圆形。

【生境分布】生于田埂及溪边草丛中。分布于长江中下游以南地区。

【采收加工】4—8月采收，鲜用或晒干。

【性味归经】苦、涩，平。归心、肾经。

【用量用法】9～15 g，水煎服。外用适量，捣敷；或煎水熏洗。

【应用】活血散瘀，利水化湿。用于跌打损伤，类风湿关节痛，闭经，乳痈，瘰疬，目赤肿痛，水肿，黄疸，疟疾，小儿疳积，痢疾。

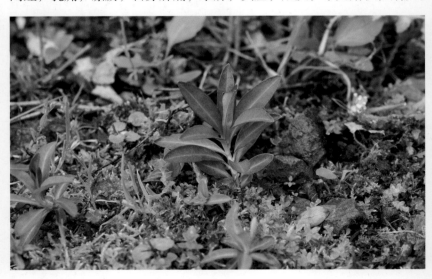

红椒

【通用名】花椒。

【拉丁学名】*Zanthoxylum bungeanum* Maxim.。

【科】芸香科。

【药用部位】成熟果实。

【植物特征】落叶小乔木。茎干疏生增大的皮刺，枝上有细小的皮孔及略斜向上的皮刺。奇数羽状复叶，互生；小叶 3 ～ 11 枚，叶片卵状长圆形，下面中脉基部两侧有簇生锈褐色长柔毛。

【生境分布】多生于山坡、林缘、灌木丛中，或栽培于庭园。全国各地均有分布。

【采收加工】秋季采收成熟果实，除去杂质，晒干。

【性味归经】辛，温；有小毒。归脾、肺、肝、肾、心经。

【用量用法】3 ～ 6 g，水煎服。外用适量，水煎洗或含漱；研末调敷。

【应用】温中止痛，除湿止泻，杀虫止痒。用于脾胃虚寒引起的脘腹冷痛，蛔虫腹痛，呕吐泄泻，肺寒咳喘，龋齿牙痛，阴痒带下，湿疹，皮肤瘙痒。

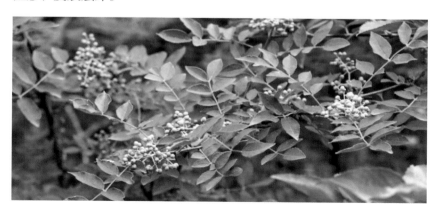

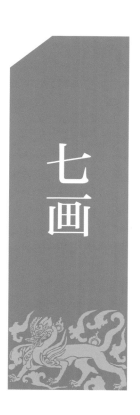

七画

贡菊

【通用名】菊花。

【拉丁学名】*Chrysanthemum morifolium* Ramat.。

【科】菊科。

【药用部位】花。

【植物特征】多年生草本。茎直立，分枝或不分枝，被柔毛。叶互生；有短柄；叶片卵形至披针形，羽状浅裂或半裂，基部楔形，下面被白色短柔毛。头状花序直径 2.5 ～ 20 cm，大小不一，单个或数个集生于茎枝顶端；总苞片多层，外层绿色，条形，边缘膜质，外面被柔毛；舌状花白色、红色、紫色或黄色。瘦果不发育。

【生境分布】生于田园角落、杂地、林下等。全国各地均有分布，主要集中分布在南北方的过渡区域。

【采收加工】11 月初开花时，选晴天露水干后或午后分批采收，及时干燥。

【性味归经】甘、苦，微寒。归肝、肺经。

【用量用法】10 ～ 15 g，水煎服；或入丸、散；或泡茶。

【应用】疏散风热，平肝明目，清热解毒，降血压。用于风热感冒，目赤肿痛，高血压。

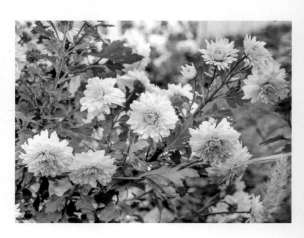

赤术

【通用名】苍术。

【拉丁学名】*Atractylodes lancea*（Thunb.）DC.。

【科】菊科。

【药用部位】根茎。

【植物特征】多年生草本。根状茎平卧或斜升，生多数不定根。茎直立，单生或少数茎成簇生，基部叶花期脱落。中下部茎叶几无柄，圆形、倒卵形、偏斜卵形、卵形或椭圆形，中部以上或仅上部茎叶不分裂，倒长卵形、倒卵状长椭圆形或长椭圆形，全部叶硬纸质，两面绿色，无毛。

【生境分布】野生于山坡草地、林下、灌丛及岩缝隙中。分布于江苏、浙江、江西等地。

【采收加工】春、秋季采挖，除去泥沙，晒干，摘去须根。

【性味归经】辛、苦，温。归脾、胃、肝经。

【用量用法】3～9 g，水煎服。

【应用】燥湿健脾，祛风散寒，明目。用于湿阻中焦，脘腹胀满，泄泻，水肿，脚气，痿躄，风湿痹痛，风寒感冒，夜盲，眼目昏涩。

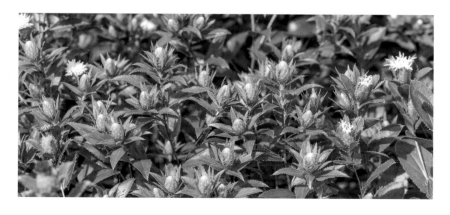

坑兰

【通用名】赤车。

【拉丁学名】*Pellionia radicans*（Sieb. et Zucc.）Wedd.。

【科】荨麻科。

【药用部位】全草或根。

【植物特征】多年生草本。茎下部卧地，偶尔木质，在节处生根，上部渐升，通常分枝。叶具极短柄或无柄；叶片草质，斜狭菱状卵形或披针形，先端短渐尖至长渐尖，基部在狭侧钝，在宽侧耳形，边缘自基部之上有小牙齿，两面无毛或近无毛。

【生境分布】生于山地山谷林下、灌丛中阴湿处或溪边。分布于浙江、福建、江西等地。

【采收加工】春、夏、秋季采收，鲜用或晒干。

【性味归经】辛、苦，温。归肝、脾、胃、膀胱经。

【用量用法】5～15 g，水煎服。外用适量，捣敷。

【应用】祛瘀消肿，解毒止痛。用于挫伤肿痛，牙痛，疬子，毒蛇咬伤。

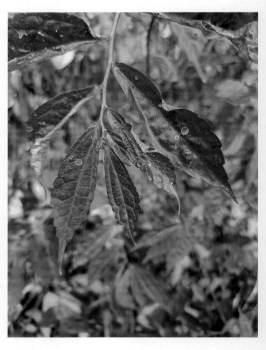

杜庆

【通用名】粉防己。

【拉丁学名】*Stephania tetrandra* S. Moore。

【科】防己科。

【药用部位】根。

【植物特征】草质藤本。块根通常圆柱状，肉质，深入地下；外皮淡棕色或棕褐色，具横纹。茎枝纤细，有直条纹。叶互生；叶柄盾状着生；叶片三角状宽卵形或阔三角形，先端钝，具小突尖，基部平截或略呈心形，全缘，上面绿色，下面灰绿色或粉白色。

【生境分布】生于村边、旷野、路边等处的灌丛中。分布于浙江、福建、广西等地。

【采收加工】秋季采挖，洗净，除去粗皮，晒至半干，切段，个大者再纵切，干燥。

【性味归经】辛、苦，寒。归膀胱、肺经。

【用量用法】5～10 g，水煎服。

【应用】祛风止痛，利水消肿，排毒。用于风湿痹痛，水肿，脚气，小便不利，湿疹疮毒。

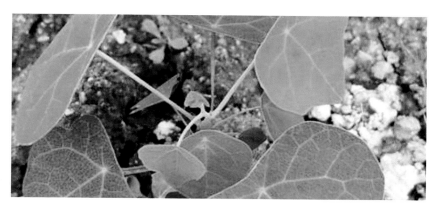

豆丬草

【通用名】抱石莲。

【拉丁学名】*Lepidogrammitis drymoglossoides*（Baker）Ching。

【科】水龙骨科。

【药用部位】全草。

【植物特征】匍匐附生小草本。根状茎细长横走，被钻状有齿棕色披针形鳞片。叶远生，二型；不育叶长圆形至卵形，先端圆或圆钝，基部楔形，几无柄，全缘。

【生境分布】生于山谷林下石上或树干上。分布于长江流域以南地区。

【采收加工】全年均可采收，洗净，鲜用或晒干。

【性味归经】甘、苦，寒。归心、肺经。

【用量用法】15～30 g，水煎服。外用鲜叶适量，捣敷。

【应用】清热解毒，祛风化痰，凉血去瘀。用于小儿高热，肺结核，内、外伤出血，风湿性关节痛，跌打损伤，疔疮肿毒。

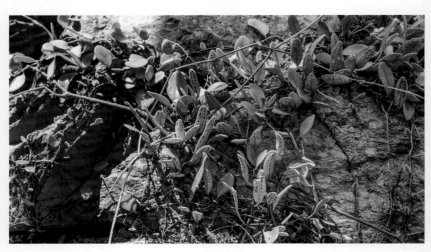

连籽草

【通用名】通奶草。

【拉丁学名】*Euphorbia hypericifolia* L.。

【科】大戟科。

【药用部位】全草。

【植物特征】一年生草本，无毛或被疏短柔毛。叶对生，叶片狭长圆形或倒卵形，先端钝或圆，基部圆形，常偏斜，不对称，边缘具细锯齿，叶下面有时带紫红色，两面被稀疏柔毛，或上面的早落。

【生境分布】生于灌丛、旷野荒地、路旁或田间，已由人工引种栽培。分布于浙江、海南、江西、四川、贵州、湖南、广西、广东、云南等地。

【采收加工】夏、秋季采收，去掉杂质，晒干。

【性味归经】微酸、涩，微凉。归肝经。

【用量用法】3～10 g，水煎服。

【应用】清热利湿，收敛止痒。用于细菌性痢疾，肠炎腹泻，痔疮出血，湿疹，过敏性皮炎，皮肤瘙痒。

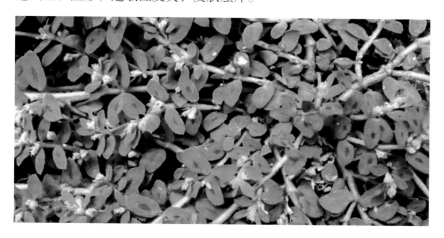

旱墨莲

【通用名】鳢肠。

【拉丁学名】*Eclipta prostrata*（L.）L.。

【科】菊科。

【药用部位】全草。

【植物特征】一年生草本。茎直立。叶片长圆状披针形或披针形，无柄或有极短的柄，两面被密硬糙毛。头状花序，有细花序梗；总苞球状钟形，总苞片绿色，草质，长圆形或长圆状披针形；外围的雌花，舌状，舌片短，花冠管状，白色，花柱分枝钝，花托凸，托片中部以上有微毛。

【生境分布】生于河边、田边或路旁。全国各地均有分布。

【采收加工】夏、秋季采收，阴干或晒干，或鲜品随采随用。

【性味归经】甘、酸，凉。归肝、肾经。

【用量用法】9 ～ 30 g，水煎服。外用适量，捣敷；或捣绒塞鼻；或研末敷。

【应用】滋补肝肾，凉血止血。用于肝肾阴虚，牙齿松动，须发早白，眩晕耳鸣，腰膝酸软，阴虚血热，崩漏下血，鼻衄，吐血，尿血，血痢，外伤出血。

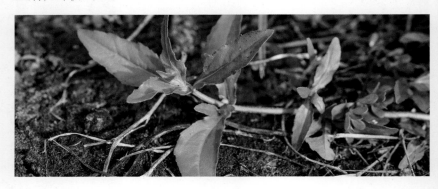

牡丹皮

【通用名】牡丹。

【拉丁学名】*Paeonia suffruticosa* Andrews。

【科】毛茛科。

【药用部位】根皮。

【植物特征】落叶灌木。二回三出复叶，3裂近中部，裂片上部3浅裂或不裂，侧生小叶较小，斜卵形，不等2浅裂或不裂，上面绿色，下面有白粉，中脉有疏毛或近无毛。花单生枝顶，萼片5枚；花瓣5枚，或重瓣，白色、红紫色或黄色，倒卵形，先端常2浅裂；雄蕊多数；花盘杯状，红紫色，包住心皮，在心皮成熟时裂开。

【生境分布】生于园林，全国广为栽培。分布于安徽、浙江、四川、湖北、湖南、山东、贵州等地。

【采收加工】秋季挖根，剥取根皮，晒干。

【性味归经】苦、辛，微寒。归心、肝、肾、肺经。

【用量用法】6～9 g，水煎服；或入丸、散。

【应用】清热凉血，活血散瘀。用于发斑，吐血，阴虚骨蒸潮热，血滞闭经，痛经。

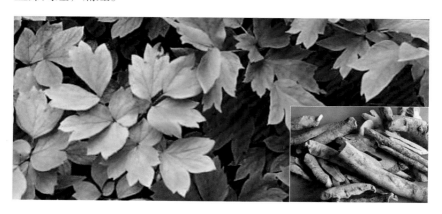

伸筋草

【通用名】石松。

【拉丁学名】*Lycopodium japonicum* Thunb. ex Murray。

【科】石松科。

【药用部位】全草。

【植物特征】多年生草本。匍匐茎地上生，细长横走，二至三回分叉。侧枝直立，多回二叉分枝，稀疏，压扁状。叶螺旋状排列，密集，上斜，披针形或线状披针形，基部楔形，下延，无柄，先端渐尖，具透明发丝，全缘，草质，中脉不明显。孢子囊群集生总柄；孢子囊穗不等位着生，直立，圆柱形。

【生境分布】生于疏林下荫蔽处。除东北、华北地区外，全国各地均有分布。

【采收加工】夏、秋季茎叶茂盛时采收，除去杂质，晒干。

【性味归经】苦、微辛，温。归肝、脾、肾经。

【用量用法】15～25 g，水煎服；或浸酒。

【应用】祛风除湿，舒筋活络。用于关节酸痛，屈伸不利。

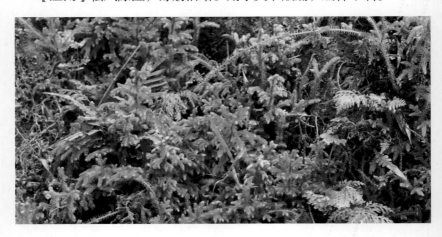

皂刺

【通用名】皂荚。

【拉丁学名】*Gleditsia sinensis* Lam.。

【科】豆科。

【药用部位】棘刺。

【植物特征】落叶乔木或小乔木。枝灰色至深褐色；刺粗壮，圆柱形，常分枝，多呈圆锥状。一回羽状复叶，纸质，卵状披针形至长圆形，先端急尖或渐尖，基部圆形或楔形，有时稍歪斜，边缘具细锯齿，上面被短柔毛。

【生境分布】生于山坡林中或谷地、路旁。分布于江苏、安徽、浙江、江西、湖南、湖北、福建、广东、广西、四川、贵州、云南等地。

【采收加工】全年均可采收，干燥，或趁鲜切片，干燥。

【性味归经】辛，温。归肝、胃经。

【用量用法】3～10 g，水煎服。外用适量，醋蒸取汁涂患处。

【应用】消肿托毒，排脓，杀虫。用于痈疽初起或脓成不溃，疥癣麻风。

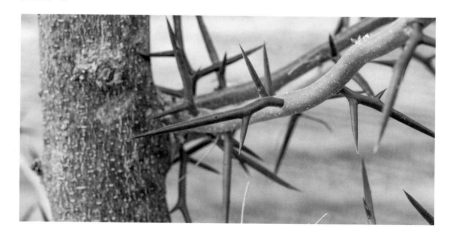

饭箸菜

【通用名】车前。

【拉丁学名】*Plantago asiatica* L.。

【科】车前科。

【药用部位】全草。

【植物特征】二年生或多年生草本。根茎短缩肥厚，密生须状根。叶全部根生，叶片平滑，广卵形，边缘波状，间有不明显钝齿，主脉5条，向叶背凸起，呈肋状伸入叶柄，叶片常与叶柄等长。

【生境分布】生于山野、路旁、花圃、河边等地。全国大部分地区均有分布。

【采收加工】5—7月采收，除去杂质，洗净，鲜用，或切段，晒干。

【性味归经】甘，寒。归肝、肾、膀胱经。

【用量用法】9～30 g（鲜品30～60 g），水煎服；或捣汁服。外用适量，捣敷。

【应用】清热，利尿，祛痰，凉血，解毒。用于水肿尿少，热淋涩痛，暑湿泻痢，痰热咳嗽，吐血，衄血，痈疮肿毒。

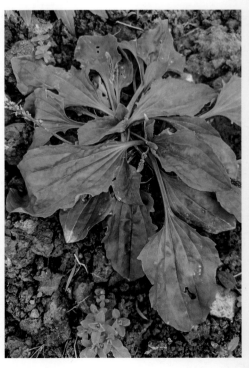

冷水草

【通用名】如意草。

【拉丁学名】*Viola arcuata* Blume。

【科】堇菜科。

【药用部位】全草。

【植物特征】多年生草本。根状茎横走，褐色，密生多数纤维状根，向上发出多条地上茎或匍匐枝，地上茎通常数条丛生，淡绿色，节间较长；匍匐枝蔓生，节上生不定根。基生叶三角状心形或卵状心形，先端急尖，稀渐尖，基部通常心形，边缘有疏锯齿，具长柄。

【生境分布】生于溪谷潮湿地、沼泽地、灌丛林缘。分布于吉林、辽宁、甘肃、江苏、安徽、浙江、江西、福建、台湾、广东、云南等地。

【采收加工】秋季采挖，鲜用或晒干。

【性味归经】辛、微酸，寒。归心、肝经。

【用量用法】10～25 g，水煎服；或泡饮。外用适量，捣敷；或焙干研末撒敷。

【应用】清热解毒，消肿止痛。用于疮疡肿毒，乳痈，外伤出血，蛇咬伤。

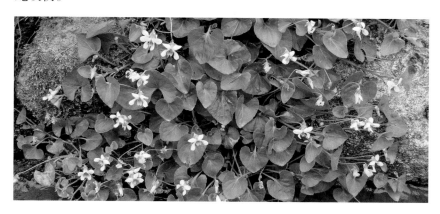

闷头籽柴

【通用名】算盘子。

【拉丁学名】*Glochidion puberum*（L.）Hutch.。

【科】大戟科。

【药用部位】果实。

【植物特征】直立灌木，多分枝。小枝灰褐色；小枝、叶片下面、萼片外面、子房和果实均密被短柔毛。叶片纸质或近革质，长圆形、长卵形或倒卵状长圆形，稀披针形，先端钝、急尖、短渐尖或圆，基部楔形至钝，上面灰绿色，仅中脉被疏短柔毛或几无毛，下面粉绿色。

【生境分布】生于山坡灌丛中。分布于长江流域以南地区。

【采收加工】秋季采摘，拣净杂质，晒干。

【性味归经】苦，凉；有小毒。归肾经。

【用量用法】9 ～ 15 g，水煎服。

【应用】清热除湿，解毒利咽，行气活血。用于痢疾，泄泻，黄疸，疟疾，淋浊，带下，咽喉肿痛，牙痛，疝痛，产后腹痛。

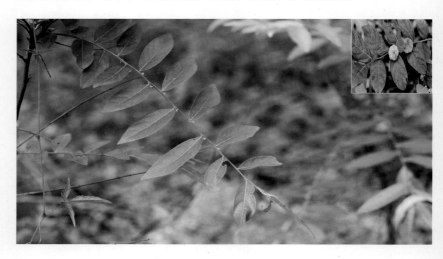

沙参儿

【通用名】银柴胡。

【拉丁学名】*Stellaria dichotoma* var. *lanceolata* Bge.。

【科】石竹科。

【药用部位】根。

【植物特征】多年生草本。主根圆柱形，外皮淡黄色，顶端有许多疣状的残茎痕迹。茎直立，节明显，上部二叉状分歧，密被短毛或腺毛。叶对生；无柄；茎下部叶较大，披针形，先端锐尖，基部圆形，全缘，上面绿色，疏被短毛或几无毛，下面淡绿色，被短毛。

【生境分布】生于干燥的草原、悬岩的石缝或碎石中。分布于陕西、甘肃、内蒙古、宁夏等地，浙江有栽培。

【采收加工】秋季采挖，除去茎、叶及须根，洗净，晒干。

【性味归经】甘、苦，凉。归肝、胃经。

【用量用法】7～15 g，水煎服；或入丸、散。

【应用】清热凉血。用于虚劳骨蒸，阴虚久疟，小儿疳热赢瘦。

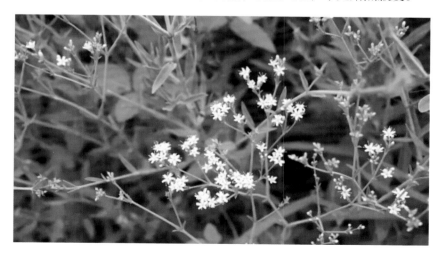

怀牛膝

【通用名】牛膝。

【拉丁学名】*Achyranthes bidentata* Bl.。

【科】苋科。

【药用部位】根。

【植物特征】多年生草本。根圆柱形，土黄色。茎有棱角或四方形，绿色或带紫色，有白色贴生牛膝或开展柔毛，或近无毛，分枝对生，节膨大。单叶对生；叶片膜质，椭圆形或椭圆状披针形，先端渐尖，基部宽楔形，全缘，两面被柔毛。

【生境分布】生于屋旁、林缘、山坡草丛中。全国各地均有分布。

【采收加工】冬季茎叶枯萎时采挖，除去须根和泥沙，捆成小把，晒至皱后，将顶端切齐，晒干。

【性味归经】苦、甘、酸，平。归肝、肾经。

【用量用法】5 ～ 12 g，水煎服。

【应用】逐瘀通经，补肝肾，强筋骨，利尿通淋，引血下行。用于闭经，痛经，腰膝酸痛，筋骨无力，淋证，水肿，头痛，眩晕，牙痛，口疮，吐血，衄血。

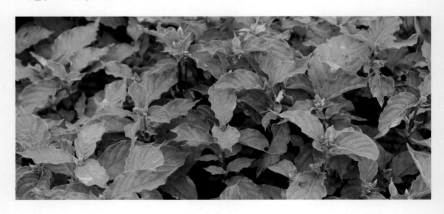

补药

【通用名】当归。

【拉丁学名】*Angelica sinensis*（Oliv.）Diels。

【科】伞形科。

【药用部位】根。

【植物特征】多年生草本。茎直立，带紫色，有明显的纵直槽纹，无毛。二至三回奇数羽状复叶，叶鞘膨大；叶片卵形，小叶 3 对，近顶端的一对无柄，呈一至二回分裂，裂片边缘有缺刻。复伞形花序，顶生，伞梗长短不等，基部有 2 个线形总苞片或缺；小总苞片 2～4 枚，线形；每一小伞形花序有花 12～36 朵，小伞梗密被细柔毛；萼齿 5 枚，细卵形。

【生境分布】生于高寒阴湿的地方。甘肃、四川、云南、陕西、贵州、青海、宁夏、浙江等地有栽培。

【采收加工】秋末采挖，待水分稍蒸发后捆成小把，上棚，用烟火慢慢熏干。

【性味归经】甘、辛，温。归肝、心、脾经。

【用量用法】6～12 g，水煎服。

【应用】补血活血，调经止痛，润肠通便。用于血虚萎黄，眩晕心悸，月经不调，痛经，虚寒腹痛，风湿痹痛，跌打损伤，痈疽疮疡，肠燥便秘。

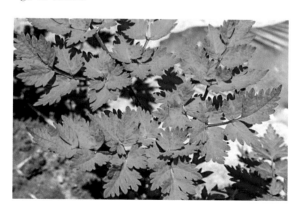

君子仁

【通用名】使君子。

【拉丁学名】*Combretum indicum*（L.）Jongkind。

【科】使君子科。

【药用部位】成熟果实。

【植物特征】攀缘状灌木。小枝被棕黄色短柔毛。叶对生或近对生，叶片膜质，卵形或椭圆形，先端短渐尖，基部钝圆，上面无毛，下面有时疏被棕色柔毛。

【生境分布】生于平地、山坡、路旁等向阳的灌丛中。分布于浙江、福建、台湾、江西、湖南、广东、广西、四川、云南、贵州等地。

【采收加工】秋季果皮变紫黑色时采收，除去杂质，干燥。

【性味归经】甘，温。归脾、胃经。

【用量用法】3～10 g，水煎服；或入丸、散。

【应用】杀虫消积。用于蛔虫病，蛲虫病，虫积腹痛，小儿疳积。

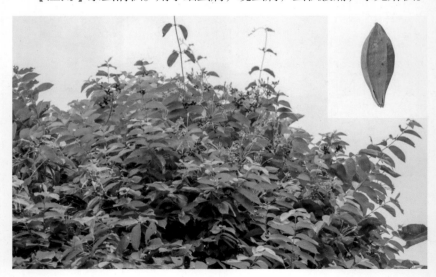

灵芝草

【通用名】赤芝。

【拉丁学名】*Ganoderma lucidum*（Leyss. ex Fr.）Karst.。

【科】多孔菌科。

【药用部位】子实体。

【真菌特征】伞形，菌盖坚硬木栓质，半圆形或肾形，皮壳硬坚，初黄色，渐变为红褐色，有光泽，具环状棱纹及辐射状皱纹，边缘薄而平截，常稍内卷。菌肉近白色至淡褐色；菌盖下表面菌肉白色至浅棕色，由无数细密管状孔洞构成。

【生境分布】生于高山岩石。主要分布于华东和西南地区，以及广西、吉林、河北、广东等地。

【采收加工】全年均可采收，除去杂质，阴干。

【性味归经】甘，平。归心、肺、肝、肾经。

【用量用法】6～12 g，水煎服；1.5～3.0 g，研末吞服。

【应用】补气安神，止咳平喘。用于心神不宁，失眠心悸，肺虚咳喘，虚劳气短，不思饮食。

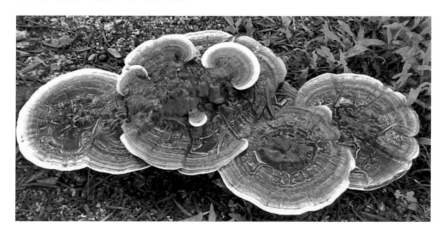

鸡爪莲

【通用名】庐山小檗。

【拉丁学名】*Berberis virgetorum* Schneid.。

【科】小檗科。

【药用部位】根皮、茎。

【植物特征】落叶灌木。幼枝紫褐色，老枝灰黄色。茎刺单生，偶有三分叉。叶薄纸质，长圆状菱形，叶缘平展，有时稍呈波状。总状花序，花梗细弱，无毛；苞片披针形，花黄色。

【生境分布】生于山坡、山地灌丛中、河边、林中或村旁。分布于江西、浙江、安徽、福建、湖北、湖南、广西、广东、陕西、贵州。

【采收加工】春、秋季挖取全株，剪除枝叶及细根，或削除部分栓皮，晒干。

【性味归经】苦，寒。归肝、胃经。

【用量用法】5～15 g，水煎服。外用适量，煎水滴眼；或研末撒；亦可煎水热敷。

【应用】清热解毒。用于肝炎，胆囊炎，肠炎，菌痢，咽喉炎，结膜炎，尿道炎，疮疡肿毒。

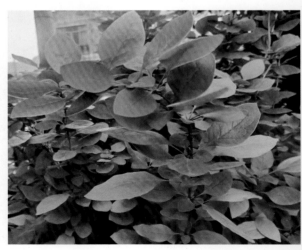

鸡公花

【通用名】鸡冠花。

【拉丁学名】*Celosia cristata* L.。

【科】苋科。

【药用部位】花序。

【植物特征】一年生草本植物。叶片卵形、卵状披针形或披针形。花多数，极密生，成扁平肉质鸡冠状、卷冠状或羽毛状的穗状花序，一个大花序下面有数个较小的分枝，圆锥状矩圆形，表面羽毛状；花被片红色、紫色、黄色、橙色或红色黄色相间。

【生境分布】生于园地、房前屋后。分布于浙江、福建等地。

【采收加工】秋季花盛开时采收，晒干。

【性味归经】甘、涩，凉。归肝经。

【用量用法】4.5 ~ 9.0 g，水煎服；或入丸、散。

【应用】收敛止血，止痢。用于吐血，崩漏，便血，痔血，久痢不止。

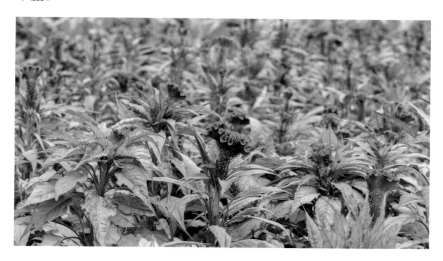

鸡血藤王

【通用名】密花豆。

【拉丁学名】*Spatholobus suberectus* Dunn。

【科】豆科。

【药用部位】藤茎。

【植物特征】攀缘藤本。小叶纸质或近革质，宽椭圆形、宽倒卵形或近圆形，先端骤缩成短钝尖头，基部宽楔形或圆。圆锥花序腋生或生于小枝顶端，序轴、花梗被黄褐色短柔毛；花冠白色，旗瓣扁圆形，先端微凹，基部具爪。荚果刀状，密被棕色短茸毛，具果颈。种子长圆形，扁平。

【生境分布】生于山谷林间、溪边及灌丛中。分布于福建、浙江、广东、广西、云南等地。

【采收加工】秋、冬季采收，除去枝叶，切片，晒干。

【性味归经】苦、甘，温。归肝、肾经。

【用量用法】15 ～ 25 g，水煎服；或浸酒。

【应用】活血舒筋，养血调经。用于手足麻木，肢体瘫痪，风湿痹痛，血虚闭经。

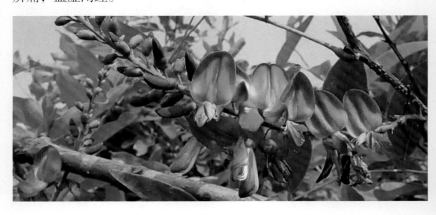

鸡糠柴

【通用名】白蜡树。

【拉丁学名】*Fraxinus chinensis* Roxb.。

【科】木樨科。

【药用部位】枝皮或干皮。

【植物特征】落叶乔木。树皮灰褐色，纵裂。小枝无毛或疏被长柔毛，旋即脱落。羽状复叶，小叶硬纸质，卵形、倒卵状长圆形至披针形，先端锐尖至渐尖，基部钝圆或楔形，具整齐锯齿。圆锥花序顶生或腋生枝梢。翅果匙形，先端锐尖，翅平展，下延至坚果中部。

【生境分布】生于向阳山坡或阔叶林山坡。分布于浙江、福建、吉林、辽宁、河北等地。

【采收加工】春、秋季剥取，干燥。

【性味归经】苦、涩，微寒。归胆、肝经。

【用量用法】6 ～ 10 g，水煎服。

【应用】清热燥湿，清肝明目，收涩止痢。用于目赤肿痛，湿热痢疾，肺热咳嗽，目生翳障。

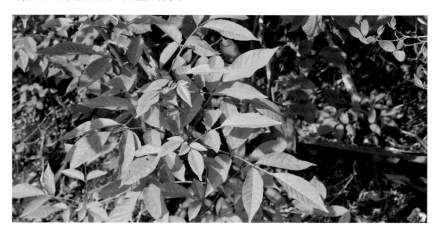

鸡肫皮

【通用名】家鸡。

【拉丁学名】*Gallus gallus domesticus* Brisson。

【科】雉科。

【药用部位】沙囊内壁。

【动物特征】鸡喙短，尖锐，稍弯曲，有冠和肉髯。羽色有黄、红、黑、白、褐等色。颈较长，转动灵活。翼不发达，脚健壮。

【生境分布】全国各地均有分布。

【采收加工】全年均可收集，杀鸡后，取出鸡肫，立即剥下内壁，洗净，干燥。

【性味归经】甘，平。归脾、胃、小肠、膀胱经。

【用量用法】3～10g，水煎服；每次1.5～3.0g，研末服。（研末服效果优于煎剂。）

【应用】健胃消食，涩精止遗，通淋化石。用于食积不消，呕吐泻痢，小儿疳积，遗尿，遗精，石淋涩痛，胆胀胁痛。

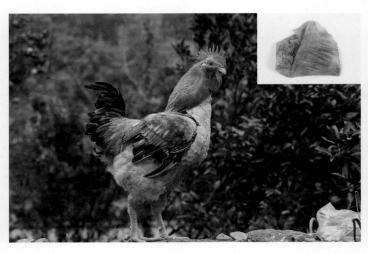

纱纸树

【通用名】构树。

【拉丁学名】*Broussonetia papyrifera*（L.）L' Hér. ex Vent.。

【科】桑科。

【药用部位】成熟果实。

【植物特征】乔木。树皮暗灰色。小枝密生柔毛。叶广卵形至长椭圆状卵形，先端渐尖，基部近心形、平截或圆，边缘具粗锯齿。花雌雄异株，雄花序为柔荑花序，粗壮；雌花序为球形头状。聚花果球形，熟时橙红色，肉质。瘦果具小瘤。

【生境分布】生于山坡、城郊、河边、路旁。我国南北各地均有分布。

【采收加工】秋季果实成熟时采收，洗净，晒干，除去灰白色膜状宿萼及杂质。

【性味归经】甘，寒。归肝、脾、肾经。

【用量用法】10 ～ 15 g，水煎服。

【应用】滋肾益阴，清肝明目，利水消肿。用于肝肾阴虚，骨蒸潮热，盗汗梦遗，头昏目眩，目昏翳障，水肿胀满，小便不利。

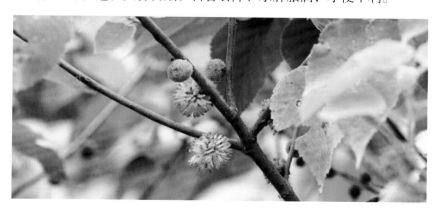

纸麻

【通用名】苎麻。

【拉丁学名】*Boehmeria nivea*（L.）Gaud.。

【科】荨麻科。

【药用部位】根、叶。

【植物特征】亚灌木或灌木。茎上部与叶柄均密被开展的长硬毛和近开展、贴伏的短糙毛。叶片草质，通常圆卵形或宽卵形，少数卵形，先端骤尖，基部近截形或宽楔形，边缘在基部之上有牙齿。

【生境分布】生于山谷林边或草坡。分布于福建、江西、浙江等地。

【采收加工】冬初挖根、秋季采叶，洗净，切碎，鲜用或晒干。

【性味归经】根甘，寒；叶甘，凉。归肝、心、膀胱经。

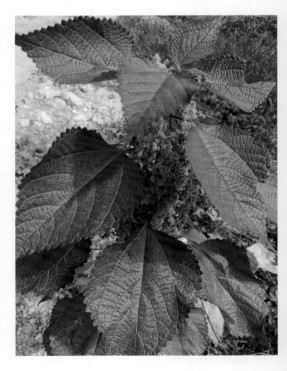

【用量用法】根15～25 g。外用根、叶适量，捣敷；或研粉撒患处。

【应用】根清热利尿，凉血安胎；用于感冒发热，麻疹高烧，尿路感染，肾炎水肿，孕妇腹痛，胎动不安，先兆流产，跌打损伤，骨折，疮疡肿毒。叶止血，解毒；用于创伤出血，蛇虫咬伤。

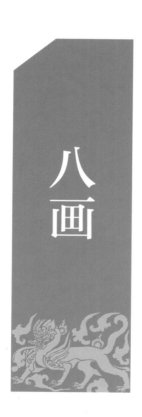

八画

青草芯

【通用名】大青。

【拉丁学名】*Clerodendrum cyrtophyllum* Turcz.。

【科】马鞭草科。

【药用部位】茎、叶。

【植物特征】灌木或小乔木。枝黄褐色，髓坚实；冬芽圆锥状，芽鳞褐色，被毛。叶纸质，椭圆形、卵状椭圆形、长圆形或长圆状披针形。伞房状聚伞花序，生于枝顶或叶腋，苞片线形，花小，有橘香味；萼杯状，裂片三角状卵形；花冠白色。果实球形或倒卵形，绿色，成熟时蓝紫色。

【生境分布】生于海拔 1700 m 以下的平原、丘陵、山地林下或溪谷旁。分布于华东、华中、华南、西南地区。

【采收加工】夏、秋季采收，洗净，鲜用，或切段，晒干。

【性味归经】苦，寒。归胃、心经。

【用量用法】15 ～ 30 g，水煎服；嫩叶可作菜吃。外用适量，捣敷；或水煎洗。

【应用】清热解毒，凉血止血。用于外感热病，热盛烦渴，咽喉肿痛，口疮，黄疸，热毒痢，急性肠炎，痈疽肿毒，衄血，血淋，外伤出血。

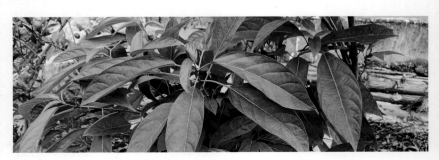

青蓬艾

【通用名】野艾蒿。

【拉丁学名】*Artemisia lavandulifolia* DC.。

【科】菊科。

【药用部位】叶。

【植物特征】多年生草本，有时为半灌木状，植株有香气。主根稍明显，侧根多；根状茎稍粗，常匍地，有细而短的营养枝。茎少数，成小丛，稀少单生，具纵棱，分枝多，斜向上伸展；茎、枝被灰白色蛛丝状短柔毛。

【生境分布】多生于路旁、林缘、灌丛及河湖滨草地等，一般土壤均可种植。分布于浙江、福建、江西、河南等地。

【采收加工】5 月中旬采收最佳，切段，晒干或烘干。

【性味归经】苦、辛，温。归脾、肝、肾经。

【用量用法】5 ～ 15 g，水煎服。

【应用】温经止血，散寒止痛。用于吐血，衄血，崩漏，月经过多，胎漏下血，少腹冷痛，经寒不调，宫冷不孕。

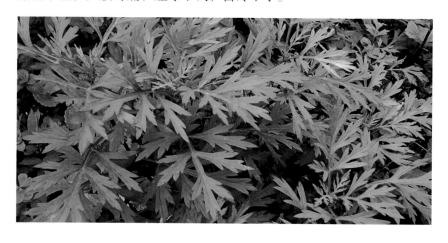

拔脓白

【通用名】七星莲。

【拉丁学名】*Viola diffusa* Ging.。

【科】堇菜科。

【药用部位】全草。

【植物特征】一年生草本。全体被糙毛或白色柔毛，或近无毛，根状茎短，具多条白色细根及纤维状根。花期生出地上匍匐枝。匍匐枝先端具莲座状叶丛，通常生不定根。基生叶多数，丛生呈莲座状，或于匍匐枝上互生。

【生境分布】生于墙角、草坡边。分布于浙江、四川、云南等地。

【采收加工】春末或秋末采收，鲜用或晒干。

【性味归经】苦、微辛，寒。归肺、肝经。

【用量用法】15 g，水煎服。外用适量，鲜品捣烂加盐少许敷患处。

【应用】清热解毒，散瘀消肿。用于疮毒疔痈，化脓，目赤。

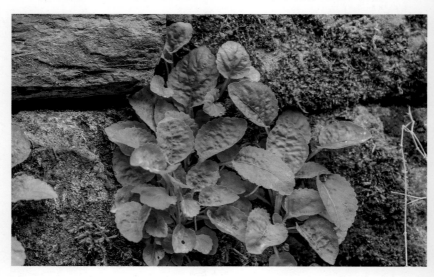

拉汉果

【通用名】罗汉果。

【拉丁学名】*Siraitia grosvenorii*（Swingle）C. Jeffrey ex Lu et Z.Y. Zhang。

【科】葫芦科。

【药用部位】果实。

【植物特征】多年生攀缘草本。嫩茎被白色柔毛和红色腺毛，茎暗紫色，具纵棱。叶互生，卵形或长卵形，先端急尖或渐尖，基部心形，全缘，上面绿色，被短柔毛，沿叶脉分布较密，下面暗绿色；嫩叶呈暗棕红色，密布红色腺毛，沿叶脉密被短柔毛；卷须侧生，先端二叉。花单性，雌雄异株。

【生境分布】常生于山坡林下及河边湿地、灌丛。分布于广西、贵州、湖南、浙江等地。

【采收加工】9 — 10 月果熟时采摘，经 8 ～ 10 天果皮由青绿转黄后，用火烘炕，再经 5 ～ 6 天，成为叩之有声的干燥果实。

【性味归经】甘，凉。归肺、脾经。

【用量用法】15 ～ 25 g，水煎服。

【应用】清肺，润肠，润喉。用于百日咳，痰火咳嗽，血燥便秘。

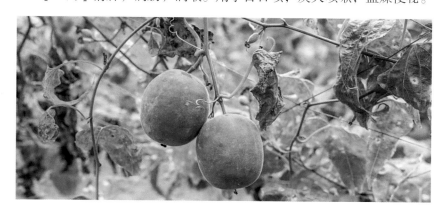

苦豆

【通用名】胡卢巴。

【拉丁学名】*Trigonella foenum-graecum* L.。

【科】豆科。

【药用部位】种子。

【植物特征】一年生草本植物。根系发达。茎直立。羽状三出复叶，叶柄平展。花无梗；萼筒状；花冠黄白色或淡黄色；子房线形。荚果圆筒状，种子长圆状卵形。花期4—7月，果期7—9月。

【生境分布】生于田间、路旁。分布于浙江、福建、江西等地。

【采收加工】一般生长90～110天，待种子成黄棕色或红棕色时，将全株割下，放阴凉处干燥保存，打出种子，除净杂质。

【性味归经】苦，温。归肾经。

【用量用法】3～10 g，水煎服；或入丸剂。

【应用】温肾助阳，散寒止痛。用于肾脏虚冷，小腹冷痛，小肠疝气，寒湿脚气。

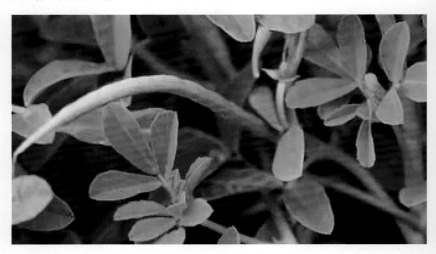

苦莲

【通用名】石生黄堇。

【拉丁学名】*Corydalis saxicola* Bunting。

【科】罂粟科。

【药用部位】根茎。

【植物特征】多年生草本。根状茎黄色，常分枝，密生多数须根。叶有长柄；叶片稍带革质，卵状三角形，宽达 10 cm，3 全裂，中央全裂片卵状菱形。

【生境分布】散生于海拔 600 ～ 1690 m 的石灰岩缝隙中。分布于四川、贵州、浙江、云南、湖北、陕西南部等地。

【采收加工】秋后采收，除去杂质，润透后切薄片，晾干，或用时捣碎。

【性味归经】苦，寒。归心、脾、胃、肝、胆经。

【用量用法】10 ～ 15 g，水煎服；或碾细粉吞服。

【应用】清热利湿，解毒，止泻，止血。用于肝炎，火眼，目翳，口舌糜烂，痢疾，腹泻，痔疮出血。

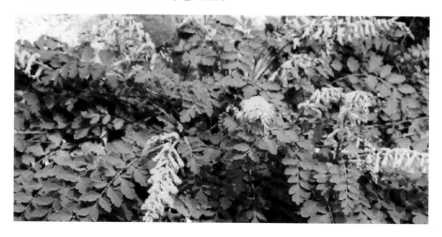

苦涩菜

【通用名】败酱。

【拉丁学名】*Patrinia scabiosifolia* Link。

【科】忍冬科。

【药用部位】全草。

【植物特征】多年生草本。基生叶丛生，卵形、椭圆形或椭圆状披针形，不裂或羽状分裂或全裂；茎生叶对生，两面被白色糙毛，或几无毛。聚伞花序组成伞房花序，瘦果长圆形，具3棱，种子椭圆形，扁平。

【生境分布】生于山坡草地、路旁。全国大部分地区均有分布，主要分布于江苏、浙江、湖北、安徽。

【采收加工】夏季开花前采挖，晒至半干，扎成束，再阴干。

【性味归经】辛、苦，凉。归肝、胃经。

【用量用法】6～15 g，水煎服。

【应用】清热解毒，祛瘀排脓。常用于肠痈，肺痈，痢疾，产后瘀血腹痛，痈肿疔疮。

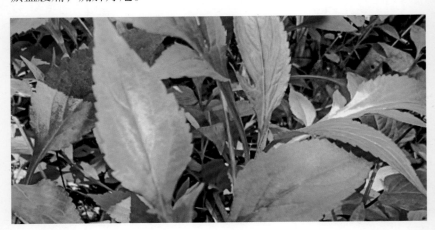

苦椿菜

【通用名】草麻黄。

【拉丁学名】*Ephedra sinica* Stapf。

【科】麻黄科。

【药用部位】根茎。

【植物特征】草本状灌木。木质茎短或呈匍匐状。小枝直伸或微曲，对生或轮生，直径约 2 mm，中部节间长 2.5 ～ 5 cm。叶 2 裂，裂片锐三角形，先端急尖。

【生境分布】生于砂质干燥地。分布于吉林、辽宁、河北、河南、山西、陕西、内蒙古、宁夏、甘肃、新疆等地，浙江有栽培。

【采收加工】秋末采挖，除去残茎、须根和泥沙，干燥。

【性味归经】甘、涩，平。归肺、心经。

【用量用法】3 ～ 9 g，水煎服。外用适量，研粉撒扑。

【应用】敛肺止汗。用于自汗，盗汗，体虚多汗。

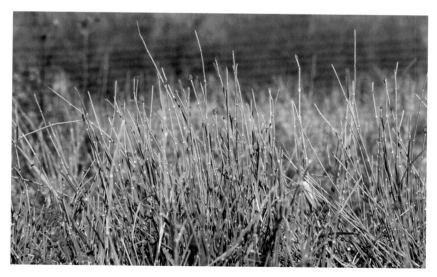

苦楝皮

【通用名】楝。

【拉丁学名】*Melia azedarach* L.。

【科】楝科。

【药用部位】果实。

【植物特征】落叶乔木。树皮暗褐色，纵裂，老枝紫色，有多数细小皮孔。二至三回奇数羽状复叶互生；小叶卵形至椭圆形，先端长尖，基部宽楔形或圆形，边缘有钝尖锯齿，上面深绿色，下面淡绿色，幼时有星状毛，稍后除叶脉上有白毛外余均无毛。

【生境分布】生于杂木林和疏林内、丘陵地带湿润处，常栽培于村旁附近或公路边。全国各地均有分布。

【采收加工】秋、冬季果实成熟呈黄色时采收，或收集落下的果实，晒干或烘干。

【性味归经】苦，寒；有小毒。归肝、胃经。

【用量用法】3～10 g，水煎服。外用适量，研末调涂。

【应用】行气止痛，杀虫。用于小儿蛔虫病，脘腹胁肋疼痛，疝痛，虫积腹痛，头癣。

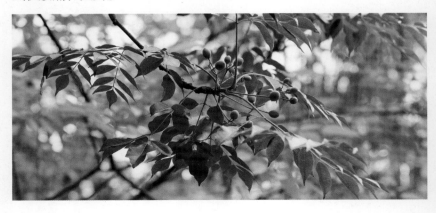

苦薄

【通用名】白花枝子花。

【拉丁学名】*Dracoccephalum heterophyllum* Benth.。

【科】唇形科。

【药用部位】全草。

【植物特征】多年生草本。直根系。茎四棱形，直立或倾斜，多由基部分枝斜上生长，淡紫色或绿色，有倒向短毛。叶对生，有长柄，卵形或卵状披针形，先端钝，基部常为截形、心形或楔形，边缘具圆锯齿。花集生于茎顶呈穗状，每轮通常由 4～6 朵花组成。

【生境分布】生于田边路旁、坡地、草原或柏树林下。分布于浙江、福建、广西等地。

【采收加工】6—7 月花开时采收，洗净泥土，除去残叶败枝，以木棒将茎砸扁，晾干。

【性味归经】苦、辛，寒。归肝、肺经。

【用量用法】10～25 g，水煎服；或入散剂。

【应用】平肝，清热。用于高血压，淋巴结炎，肺热咳嗽。

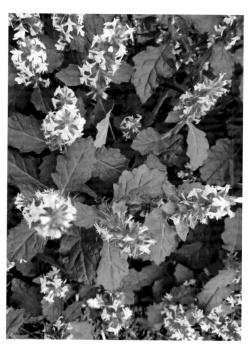

苦稜

【通用名】苦参。

【拉丁学名】*Sophora flavescens* Alt.。

【科】豆科。

【药用部位】根。

【植物特征】亚灌木。根圆柱状，外皮黄色。茎枝草本状，绿色，具不规则的纵沟，幼时被黄色细毛。单数羽状复叶，互生；下具线形托叶；叶轴上被细毛；小叶5～21枚，有短柄，卵状椭圆形至长椭圆状披针形，先端圆形或钝尖，基部圆形或广楔形，全缘。

【生境分布】生于山坡草地、平原、路旁、沙质地和红壤地。全国各地均有分布。

【采收加工】春、秋季采收，以秋采者为佳，除去根头和小支根，洗净，干燥，或趁鲜切片，干燥。

【性味归经】苦，寒。归肝、肾、大肠、小肠、膀胱、心经。

【用量用法】10～25 g，水煎服；或入丸、散。外用适量，水煎洗。

【应用】清热燥湿，利尿，祛风杀虫，止痒。用于杀虫，湿热蕴结、小便不利、灼热涩痛之症，热毒血痢，肠风下血，黄疸，痔漏，疥癞恶疮，阴疮湿痒，瘰疬，烫伤，滴虫性阴道炎。

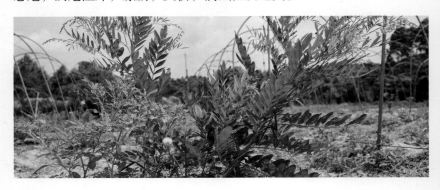

苞罗须

【通用名】玉蜀黍。

【拉丁学名】*Zea mays* L.。

【科】禾本科。

【药用部位】花柱和柱头。

【植物特征】一年生高大草本。秆粗壮，直立，通常不分枝，基部节处常有气生根。叶片宽大，线状披针形，边缘呈波状皱折，具强壮的中脉。在秆顶着生雄性开展的圆锥花序；雄花序的分枝三棱状，每节有 2 枚雄小穗，1 枚无柄，1 枚有短柄，每 1 枚雄小穗含 2 朵小花；颖片膜质，先端尖。

【生境分布】多为田间栽培。全国各地均有栽培。

【采收加工】秋季收获玉米时采收，晒干或烘干。

【性味归经】甘、淡、平。归膀胱、肝、胆经。

【用量用法】5 ～ 25 g，水煎服；或烧存性研末。

【应用】利尿消肿，平肝利胆。用于急慢性肾炎，水肿，急慢性肝炎，高血压，糖尿病，尿路结石，胆道结石，小便不利，湿热黄疸。

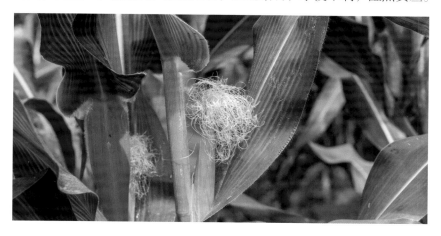

枝枝莲

【通用名】半枝莲。

【拉丁学名】*Scutellaria barbata* D. Don。

【科】唇形科。

【药用部位】全草。

【植物特征】多年生草本。茎四棱形，无毛或在花序轴上部疏被紧贴小毛，不分枝或具或多或少的分枝。叶卵形、三角状卵形或披针形，边缘具疏浅钝齿，上面橄榄绿色，下面带紫色，两面沿脉疏生贴伏短毛或近无毛。

【生境分布】生于水田边、溪边或湿润草地上。分布于华东和华南地区，以及河北、陕西、湖北等地。

【采收加工】夏、秋季茎叶茂盛时采挖，洗净，晒干。

【性味归经】辛、苦，寒。归肺、肝、肾经。

【用量用法】10～15 g，水煎服。

【应用】清热解毒，化瘀利尿。用于疔疮肿毒，咽喉肿痛，跌扑伤痛，水肿，黄疸，蛇虫咬伤。

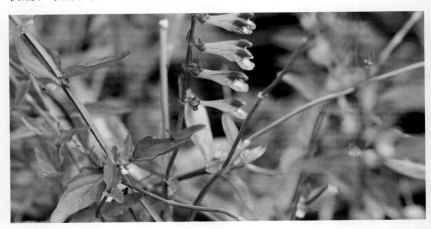

松柏

【通用名】马尾松。

【拉丁学名】*Pinus massoniana* Lamb.。

【科】松科。

【药用部位】内皮、叶。

【植物特征】乔木。树皮红褐色。枝平展或斜展，树冠宽塔形或伞形，冬芽卵状圆柱形或圆柱形。针叶细柔，微扭曲，两面有气孔线，边缘有细锯齿；叶鞘宿存。

【生境分布】生于丘陵、山坡、林地。分布于湖北、湖南、江西、安徽、江苏、浙江、广西等地。

【采收加工】全年均可采收，以 12 月采者最好，鲜用或晒干。

【性味归经】甘、苦、温。归肝、脾经。

【用量用法】6 ～ 15 g（鲜品 30 ～ 60 g），水煎服；或浸酒。外用适量，捣敷；或水煎洗。

【应用】祛风行气，活血止痛，舒筋止血。用于咳嗽，胃及十二指肠溃疡，便秘，湿疹，黄水疮，外伤出血。

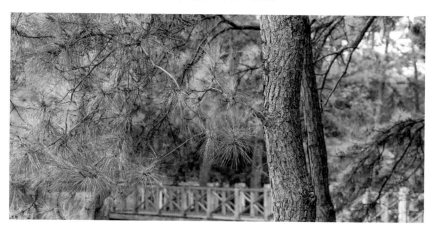

枫树籽

【通用名】枫香树。

【拉丁学名】*Liquidambar formosana* Hance.。

【科】金缕梅科。

【药用部位】成熟果序。

【植物特征】乔木。树皮灰褐色，粗糙，有皮孔。单叶互生，宽卵形，常 3 裂，幼枝及萌发枝的叶多为掌状 5 裂，上面深绿色，下面淡绿色。蒴果多数集生成头状球形果序，表面有由宿存花柱及子房周围的苞片变成的刺状物，长椭圆形，下部藏于花序轴内，成熟时顶孔开裂。

【生境分布】生于平原及丘陵地带。分布于浙江、福建等地。

【采收加工】冬季果实成熟后采收，除去杂质，干燥。

【性味归经】苦，平。归肝、肾经。

【用量用法】15 ～ 25 g，水煎服。

【应用】祛风活络，利水，通经。用于关节痹痛，麻木拘挛，水肿胀满，乳少，闭经。

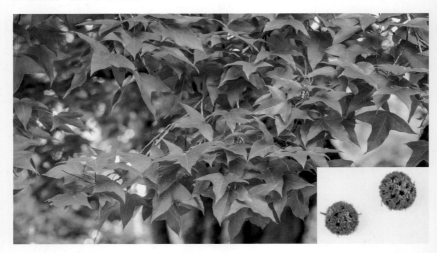

枫寄生

【通用名】槲寄生。

【拉丁学名】*Viscum coloratum*（Kom.）Nakai。

【科】桑寄生科。

【药用部位】带叶茎枝。

【植物特征】灌木。茎、枝均圆柱状，二歧或三歧、稀多歧分枝，节稍膨大，干后具不规则皱纹。叶对生，稀 3 枚轮生，厚革质或革质，长椭圆形至椭圆状披针形，尖端圆或圆钝，基部渐狭。

【生境分布】寄生于各种树上。全国大部分地区均有分布。

【采收加工】冬季至次年春季采割，除去粗茎，切段，干燥，或蒸后干燥。

【性味归经】苦，平。归肝、肾经。

【用量用法】10 ～ 15 g，水煎服。

【应用】祛风湿，补肝肾，强筋骨，安胎元。用于风湿痹痛，腰膝酸软，筋骨无力，崩漏经多，妊娠漏血，胎动不安，头晕目眩。

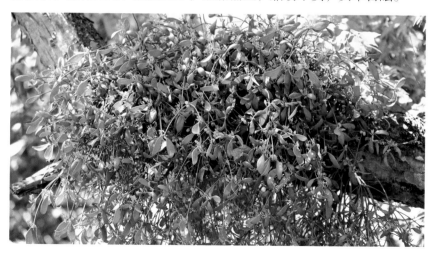

刺参

【通用名】中华海参。

【拉丁学名】*Holothuria*（*Selenkothuria*）*sinica* Liao。

【科】海参科。

【药用部位】全体。

【动物特征】体长筒状，横断面略呈四角形。腹面平坦，黄褐色或赤褐色，管足沿腹面排列成 3 条不规则的纵带。背面黄褐色或栗褐色，略隆起，具 4 ～ 6 行大小不等、排列不规则的圆锥状肉刺。口在前端，偏于腹面，周缘围生 20 个具分枝的触指，触指有触指囊。

【生境分布】生于深水海洋。分布于我国东海、黄海、渤海海域。

【采收加工】养殖 5 年后可捕捞，一般在冬季捕捞。捕得后，除去内脏，洗净腔内泥沙，入适当的盐水中烧煮约 1 h，捞起放冷，经曝晒或烘至八九成干时再入蓬叶液中略煮，至颜色转黑时取出晒干。

【性味归经】咸，温。归心、肾经。

【用量用法】15 ～ 30 g，水煎服、煮食；9 ～ 15 g，入丸剂。

【应用】补肾益精，养血润燥。用于精血亏损，虚弱劳怯，阳痿，梦遗，小便频数。

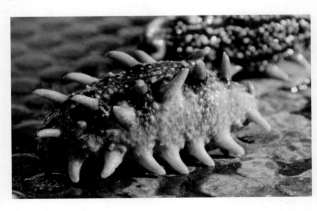

刺莲

【通用名】芡。

【拉丁学名】*Euryale ferox* Salisb. ex DC。

【科】睡莲科。

【药用部位】成熟种仁。

【植物特征】一年生大型水生草本。沉水叶箭形或椭圆肾形，两面无刺，叶柄无刺；浮水叶革质，椭圆肾形至圆形，直径 10 ～ 130 cm，盾状，有或无弯缺，全缘，下面带紫色，有短柔毛，两面在叶脉分枝处有锐刺，叶柄及花梗粗壮，长可达 25 cm，皆有硬刺。花长约 5 cm。

【生境分布】生于池塘、湖沼中。分布于我国南北各地，从黑龙江至云南、广东。

【采收加工】秋末冬初采收成熟果实，除去果皮，取出种子，洗净，再除去硬壳（外种皮），晒干。

【性味归经】甘、涩，平。归脾、肾经。

【用量用法】10 ～ 15 g，水煎服；或泡茶、煮汤、煮粥、蒸饭。

【应用】益肾固精，补脾止泻，除湿止带。用于遗精滑精，遗尿尿频，脾虚久泻，白浊，带下。

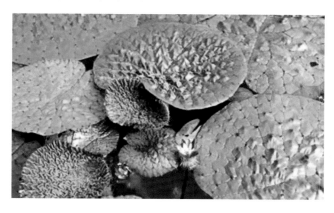

刺犁头草

【通用名】扛板归。

【拉丁学名】*Persicaria perfoliata*（L.）H. Gross。

【科】蓼科。

【药用部位】全株。

【植物特征】一年生草本。茎攀缘，多分枝，具纵棱，沿棱具稀疏倒生皮刺。叶三角形，先端钝或微尖，基部截形或微心形，薄纸质，上面无毛，下面沿叶脉疏生皮刺。

【生境分布】生于田边、路旁、山谷湿地。分布于江苏、浙江、江西、湖南、湖北、四川、贵州、福建等地。

【采收加工】8月中下旬至9月上中旬采收为佳，切段，晒干。

【性味归经】酸，凉。归肺、膀胱经。

【用量用法】5～15 g，水煎服。外用30 g，煎水敷洗。

【应用】利水消肿，清热，活血，解毒。用于水肿，疟疾，痢疾，湿疹，疱疹，疥癣，蛇虫咬伤。

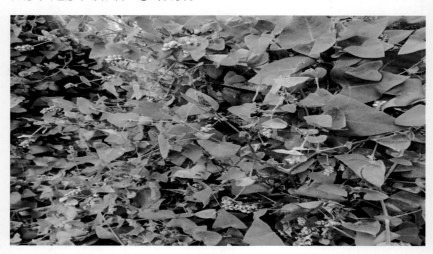

刺蒺藜

【通用名】蒺藜。

【拉丁学名】*Tribulus terrestris* L.。

【科】蒺藜科。

【药用部位】成熟果实。

【植物特征】一年生草本。茎平卧。偶数羽状复叶；小叶对生，3～8对，矩圆形或斜短圆形，先端锐尖或钝，基部稍偏斜，被柔毛。花腋生，花梗短于叶，花黄色。

【生境分布】生于沙地、荒地、山坡、居民点附近。全国各地均有分布。

【采收加工】秋季采收全草，晒干，打下果实。

【性味归经】辛、苦，微温；有小毒。归肝经。

【用量用法】10～15 g，水煎服。

【应用】平肝解郁，活血祛风，明目，止痒。用于头痛眩晕，胸胁胀痛，乳闭乳痈，目赤翳障，风疹瘙痒。

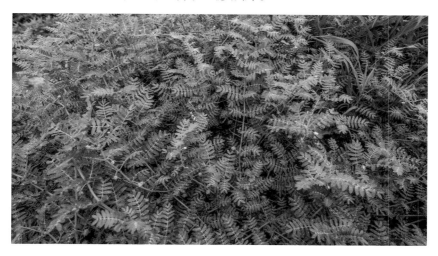

雨伞草

【通用名】兔儿伞。

【拉丁学名】*Syneilesis aconitifolia*（Bunge）Maxim.。

【科】菊科。

【药用部位】根或全草。

【植物特征】多年生草本。根状茎短，横走，具多数须根，茎直立，紫褐色，无毛，具纵肋，不分枝。叶片盾状圆形，掌状深裂。

【生境分布】生于山坡、荒地、林缘或路旁。分布于浙江、福建、陕西、甘肃、贵州等地。

【采收加工】5—8月采收，鲜用或切段晒干。

【性味归经】苦、辛，温。归肺经。

【用量用法】1.5～3.0 g，水煎服；或入丸、散。外用适量，捣敷，取汁涂；研末撒或调涂；或水煎洗。

【应用】温肺祛痰，祛风止痢，消肿杀虫。用于外感风寒，咳嗽痰梗，腹泻，下痢禁口，肠风下血，风虚牙肿，疔头疮，便毒初起，眉癣，疥疮。

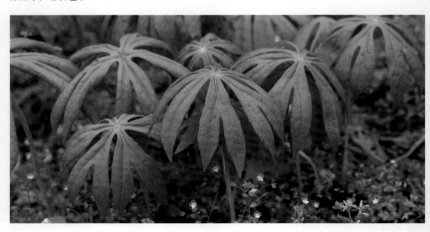

郁核

【通用名】郁李。

【拉丁学名】*Prunus japonica*（Thunb.）Lois。

【科】蔷薇科。

【药用部位】成熟种子。

【植物特征】落叶灌木。树皮灰褐色，有不规则的纵条纹；幼枝黄棕色，光滑。叶互生，通常为长卵形或卵圆形，罕为卵状披针形，先端渐尖，基部圆形，边缘具不整齐的重锯齿，下面沿主脉具短柔毛；叶柄长 2 ～ 3 mm，被短柔毛；托叶 2 枚，线形，呈篦状分裂，早落。

【生境分布】生长在向阳山坡、路旁或小灌木丛中。分布于江苏、浙江、福建、湖北、广东等地。

【采收加工】夏、秋季采收成熟果实，除去果肉及核壳，取出种子，干燥。

【性味归经】辛、苦、甘，平。归脾经。

【用量用法】5 ～ 10 g，打碎用水煎服。

【应用】润肠通便，下气利水。用于津枯肠燥，食积气滞，腹胀便秘，水肿，脚气，小便不利。

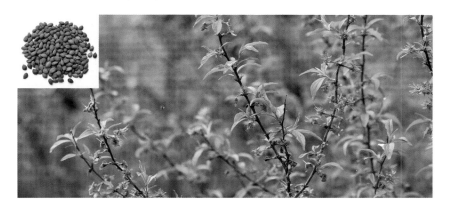

虎头蕉

【通用名】金线兰。

【拉丁学名】*Anoectochilus roxburghii*（Wall.）Lindl.。

【科】兰科。

【药用部位】全草。

【植物特征】多年生草本。根状茎匍匐，茎节明显。叶互生，卵形，先端急尖，基部圆，上面有细鳞片状突起，下面暗红色，幼叶的叶脉为金黄色，老时叶脉橙红色；叶柄基部呈鞘状。

【生境分布】生于阴湿的常绿阔叶林或竹林下。分布于浙江、江西、福建等地。

【采收加工】夏、秋季采收，洗净，晒干。

【性味归经】甘，平。归肝、脾、肾经。

【用量用法】5～15 g，水煎服；或研末。

【应用】凉血祛风，除湿解毒。用于肺热咳嗽，咯血，尿血，小儿惊风，水肿，风湿痹痛。

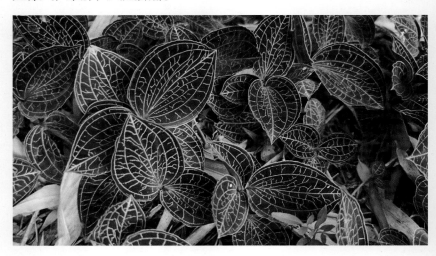

果没花

【通用名】无花果。

【拉丁学名】*Ficus carica* L.。

【科】桑科。

【药用部位】果实。

【植物特征】落叶灌木或小乔木。多分枝，小枝粗壮，表面褐色，被稀短毛。叶互生，厚膜质，宽卵形或卵圆形，3～5裂，裂片卵形，边缘有不规则钝齿，上面深绿色，粗糙，下面密生细小钟乳体及黄褐色短柔毛，基部浅心形；托叶卵状披针形，红色。

【生境分布】生于田园，多为农家自栽培。南北各地均有栽培。

【采收加工】7—10月果实呈绿色时分批采摘，用开水烫后，晒干或烘干。

【性味归经】甘，凉。归肺、胃经。

【用量用法】9～15 g（大剂量可用至30～60 g），水煎服。

【应用】清热生津，健脾开胃，解毒消肿。用于咽喉肿痛，燥咳声嘶，乳汁稀少，肠热便秘，食欲不振，消化不良，泄泻，痢疾，痈肿，癣疾。

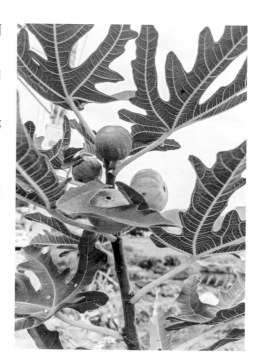

明天麻

【通用名】天麻。

【拉丁学名】*Gastrodia elata* Bl.。

【科】兰科。

【药用部位】块茎。

【植物特征】多年生寄生草本。全株不含叶绿素。块茎肥厚，肉质长圆形，有不甚明显的环节。茎圆柱形，黄赤色。叶呈鳞片状，膜质，具细脉，下部短鞘状抱茎。总状花序顶生，花黄赤色；花梗短。

【生境分布】生于林下阴湿、腐殖质较厚的地方，现多为人工栽培。分布于吉林、辽宁、河北、陕西、甘肃、江苏、安徽、浙江、河南、湖北、四川、贵州、云南、西藏等地。

【采收加工】冬季 11 月种植的天麻一般在次年 8 — 10 月采收，春季 2 — 5 月种植的天麻一般在 10 — 12 月采收，蒸或煮至透心，晒干或烘干。

【性味归经】甘，平。归肝经。

【用量用法】3 ～ 10 g，水煎服；或入丸、散。

【应用】息风止痉，平抑肝阳，祛风通络。用于肝风内动，惊痫抽搐，眩晕，头痛，肢体麻木，手足不遂，风湿痹痛。

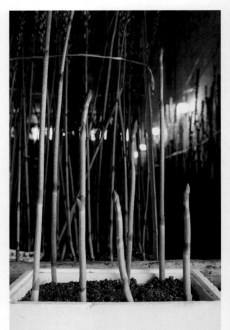

岩柏

【通用名】江南卷柏。

【拉丁学名】*Selaginella moellendorffii* Hieron.。

【科】卷柏科。

【药用部位】全草。

【植物特征】多年生常绿草本。主茎直立，禾秆色，下部不分枝，有卵状三角形叶，疏生；上部三至四回分枝，分枝上叶二形，背腹各2列，腹叶疏生，斜卵圆形，锐尖头，基部心形，边缘膜质白色，有微齿，背叶斜展，单生枝顶；孢子叶卵状三角形，龙骨状，边缘有齿。

【生境分布】生于林下或溪边。分布于长江以南地区。

【采收加工】夏、秋季采收，切段，晒干或烘干。

【性味归经】微甘，平。归肝、心经。

【用量用法】3 ～ 10 g，水煎服。

【应用】清热利尿，活血消肿。用于急性传染性肝炎，胸胁腰部挫伤，全身浮肿，血小板减少。

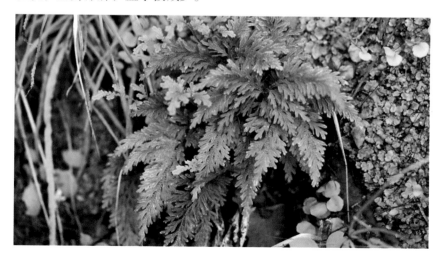

岩珠

【通用名】细叶石仙桃。

【拉丁学名】*Pholidota cantonensis* Rolfe。

【科】兰科。

【药用部位】全草或假鳞茎。

【植物特征】多年生草本。根状茎匍匐，分枝，节上疏生根；假鳞茎狭卵形至卵状长圆形，顶端生2叶。叶线形或线状披针形，纸质，先端短渐尖或近急尖，边缘常多少外卷，基部收狭成柄。花葶生于幼嫩假鳞茎顶端；总状花序通常具10余朵花。

【生境分布】生于林中或荫蔽处的岩石上。分布于浙江、江西、福建、台湾、湖南、广东、广西等地。

【采收加工】夏、秋季采收，鲜用或晒干。

【性味归经】苦、酸，凉。归肺、肝、胃经。

【用量用法】30～60 g，水煎服。外用适量，捣敷。

【应用】清热润喉，化痰消肿。用于发热咽痛，肺热性发热咳嗽，阴虚性发热。

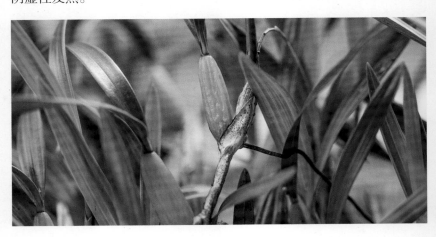

罗勒

【通用名】罗勒。

【拉丁学名】*Ocimum basilicum* Linn.。

【科】唇形科。

【药用部位】带果穗全草。

【植物特征】一年生草本，芳香。茎直立，四棱形，多分枝，常带紫色，密被柔毛。叶对生，卵形或卵状披针形，先端钝尖，基部楔形，边缘有疏锯齿或全缘，下面有腺点。

【生境分布】野生于村边、路旁和旷野，亦有栽培。全国各地均有分布。

【采收加工】夏、秋季形成果穗时采收全株，抖净泥沙，鲜用，或晒干，扎成小把。

【性味归经】辛，温。归肺、脾、胃经。

【用量用法】5～10 g，水煎服。外用适量，煎浓汤熏洗患处；或捣汁外敷。

【应用】疏风解表，祛风消肿，散瘀止痛，活血通经。用于感冒头痛，发热咳嗽，中暑，脘腹胀满疼痛，风湿痹痛，遗精，月经不调。

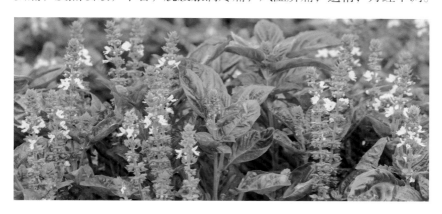

爬树姜

【通用名】槲蕨。

【拉丁学名】*Drynaria roosii* Nakaike。

【科】水龙骨科。

【药用部位】根状茎。

【植物特征】多年生附生草本。根茎径密被鳞片，鳞片斜升，盾状着生，边缘有齿。叶二型，基生不育叶圆形，下面有疏短毛；正常能育叶深羽裂，仅上面中肋略有短毛。孢子囊群圆形，椭圆形，叶片下面全部分布。

【生境分布】附生于树干或石上，偶生于墙缝。分布于江苏、安徽、江西、浙江、福建等地。

【采收加工】全年均可采挖，除去泥沙，晒干或烘干。

【性味归经】苦，温。归肾、肝经。

【用量用法】3～9g，水煎服。

【应用】补肾强骨，续伤止痛，消风祛斑。用于肾虚腰痛，耳鸣耳聋，牙齿松动，跌扑闪挫，筋骨折伤，斑秃，白癜风。

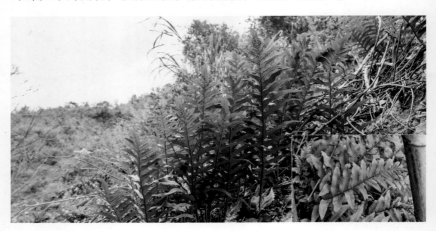

金毛狗脊

【通用名】金毛狗。

【拉丁学名】*Cibotium barometz*（L.）J. Sm.。

【科】金毛狗科。

【药用部位】根茎。

【植物特征】多年生树状蕨类。根状茎卧生，粗大，顶端生出一丛大叶。叶基部被大丛垫状金黄色茸毛，宽卵状三角形，三回羽状分裂；一回小羽片线状披针形，羽状深裂几达小羽轴；末回裂片线形略镰刀状，有浅锯齿。孢子囊群生于末回裂片；囊群盖坚硬，棕褐色，横长圆形，2瓣状，成熟时开裂如蚌壳，露出孢子囊群。

【生境分布】生于山脚沟边及林下阴处酸性土上。分布于福建、四川、云南、贵州、浙江、广西等地。

【采收加工】秋、冬季采挖，除去泥沙，切片，晒干或干燥。

【性味归经】苦、甘，温。归肝、肾经。

【用量用法】10～15 g，水煎服；或浸酒。

【应用】祛风湿，补肝肾，强腰膝。用于风湿痹痛，腰膝酸软，下肢无力。

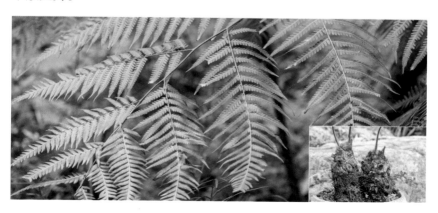

金丝线吊葫芦

【通用名】蓝花参。

【拉丁学名】*Wahlenbergia marginata*（Thunb.）A. DC.。

【科】桔梗科。

【药用部位】根或全草。

【植物特征】多年生草本，有白色乳汁。根细长，外面白色，细胡萝卜状。茎自基部多分枝，无毛或下部疏生长硬毛。叶互生，边缘波状或具疏锯齿，或全缘，无毛或疏生长硬毛。花梗极长，细而伸直。

【生境分布】生于平原旷地或丘陵草地上。分布于浙江、福建、江西等地。

【采收加工】秋季挖根，春、夏、秋季采挖全草，鲜用或晒干。

【性味归经】甘，平。归脾、肺经。

【用量用法】15 ～ 30 g（鲜品加倍），水煎服。

【应用】益气补虚，祛痰，截疟。用于病后体虚，小儿疳积，支气管炎，肺虚咳嗽，疟疾，高血压，带下。

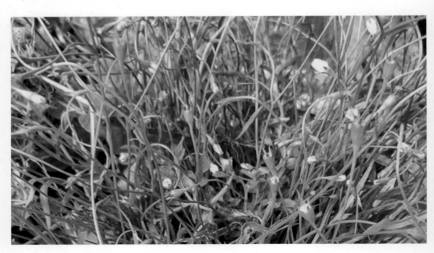

金刚笋

【通用名】虎杖。

【拉丁学名】*Reynoutria japonica* Houtt.。

【科】蓼科。

【药用部位】根茎和根。

【植物特征】多年生灌木状草本，高达1 m以上。根茎横卧地下，木质，黄褐色，节明显。茎直立，圆柱形，丛生，无毛，中空，散生紫红色斑点。叶互生；叶柄短；托叶鞘膜质，褐色，早落；叶片宽卵形或卵状椭圆形。

【生境分布】多生于山沟、溪边、林下阴湿处。分布于西北、华东、华中、华南及西南地区。

【采收加工】春、秋季采挖，除去须根，洗净，趁鲜切短段或厚片，晒干。

【性味归经】微苦，微寒。归肝、胆、肺经。

【用量用法】9～15 g，水煎服。外用适量，制成煎液、油膏涂敷。

【应用】利湿退黄，清热解毒，散瘀止痛，止咳化痰。用于湿热黄疸，淋浊，带下，风湿痹痛，水火烫伤，闭经，癥瘕，跌打损伤，肺热咳嗽。

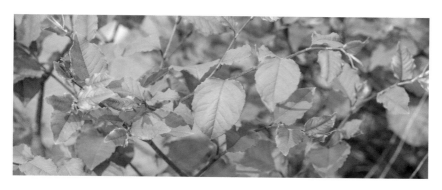

金针花

【通用名】萱草。

【拉丁学名】*Hemerocallis fulva*（L.）L.。

【科】百合科。

【药用部位】根。

【植物特征】多年生草本。根近肉质，中下部有纺锤状膨大。叶条形。花葶粗壮，圆锥花序具 6 ～ 12 朵花或更多；花早上开晚上凋谢，无香味，橘红色至橘黄色，内花被裂片下部一般有"∧"形彩斑。

【生境分布】生于山沟湿润处，主要由农家栽培。分布于我国南部地区。

【采收加工】夏、秋季采挖，除去残茎、须根，洗净泥土，鲜用或晒干。

【性味归经】甘，凉。归心经。

【用量用法】15 ～ 25 g，水煎服。外用适量，捣敷。

【应用】清热利尿，凉血止血。用于腮腺炎，黄疸，膀胱炎，尿血，小便不利，乳汁缺乏，月经不调，衄血，便血，乳腺炎。

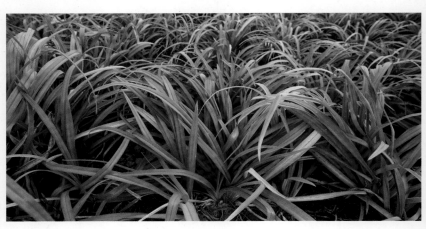

金鸡母

【通用名】商陆。

【拉丁学名】*Phytolacca acinosa* Roxb.。

【科】商陆科。

【药用部位】根。

【植物特征】多年生草本，全株无毛。根肥大，肉质，倒圆锥形，外皮淡黄色或灰褐色，内面黄白色。茎直立，圆柱形，有纵沟，肉质，绿色或红紫色，多分枝。叶片薄纸质，椭圆形、长椭圆形或披针状椭圆形。

【生境分布】生于墙缝，房前屋后。全国大部分地区均有分布。

【采收加工】秋季至次年春季采挖，除去须根和泥沙，切块或片，晒干或阴干。

【性味归经】苦，寒。归肺、脾、肾经。

【用量用法】10～25 g，水煎服。外用适量，煎水熏洗。

【应用】逐水消肿，通利二便，解毒散结。用于水肿膨胀，大便干结，小便不利，痈肿疮毒。

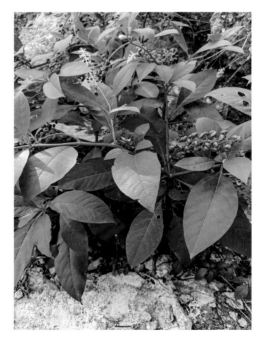

金鸡舌

【通用名】细叶湿鼠曲草。

【拉丁学名】*Gnaphalium japonicum* Thunb.。

【科】菊科。

【药用部位】全草。

【植物特征】一年生细弱草本。茎稍直立或自基部发出数条匍匐小枝，密被白色棉毛。基生叶花期宿存，莲座状，线状剑形或线状倒披针形，上面疏被棉毛，下面厚被白色棉毛；茎叶（花葶的叶）少数，线状剑形或线状长圆形。头状花序少数，无梗，在枝端密集成球状，其下有等大放射状或星状排列的叶；花黄色。瘦果纺锤状圆柱形，密被棒状腺体。

【生境分布】生于草地或耕地。分布于长江流域以南地区。

【采收加工】春季开花后采收，鲜用或晒干。

【性味归经】甘，凉。归肺、肝、脾、小肠经。

【用量用法】9～30 g，水煎服。外用适量，捣敷。

【应用】清热解表，养肝明目。用于感冒，咳嗽，结膜炎，疮疡，带下，蛇虫咬伤，跌打损伤。

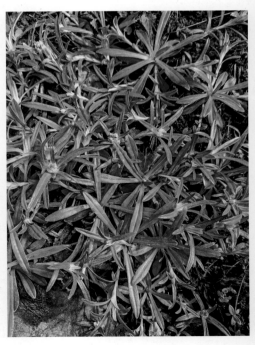

金鸡孵蛋

【通用名】肾蕨。

【拉丁学名】*Nephrolepis cordifolia*（L.）C. Presl。

【科】肾蕨科。

【药用部位】根茎。

【植物特征】附生或土生蕨类。根状茎直立，被蓬松的淡棕色长钻形鳞片，下部有粗铁丝状的匍匐茎向四方横展，匍匐茎棕褐色。

【生境分布】生于林下、溪边、树干或石缝中。分布于华南和西南地区，以及浙江、江西、福建、湖南等地。

【采收加工】全年均可采挖，刮去鳞片，洗净，鲜用或晒干。

【性味归经】甘、淡、微涩，凉。归肝、肾、胃经。

【用量用法】6 ～ 15 g（鲜品 30 ～ 60 g），水煎服。外用适量，捣敷。

【应用】清热利湿，通淋止咳，消肿解毒。用于感冒发热，肺热咳嗽，黄疸，淋浊，小便涩痛，泄泻，痢疾，带下，疝气，乳痈，瘰疬，烫伤，刀伤，淋巴结炎，体癣，睾丸炎症。

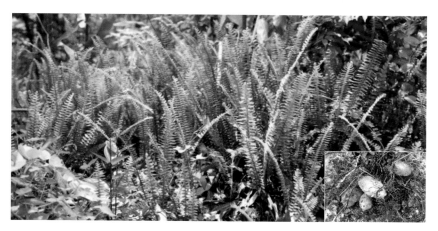

金钥匙

【通用名】瓜子金。

【拉丁学名】*Polygala japonica* Houtt.。

【科】远志科。

【药用部位】全草。

【植物特征】多年生草本。根圆柱形，细长。茎丛生，直立或斜生，被柔毛。叶互生，卵形至卵状披针形，先端短尖，基部圆形或楔形，全缘，叶脉和叶缘均被细柔毛，叶面上则近于无毛，叶柄短。

【生境分布】生于平原、田埂、山坡或荒野等处。除华南地区外，全国各地均有分布。

【采收加工】春末花开时采挖，除去泥沙，鲜用或晒干。

【性味归经】辛、苦，平。归肺经。

【用量用法】6 ～ 15 g（鲜品 30 ～ 60 g），水煎服。外用适量，捣敷；或研末调敷。

【应用】镇咳化痰，活血止血，安神，解毒。用于咳嗽痰多，吐血，便血，怔忡，失眠，咽喉肿痛，痈疽疮毒，蛇虫咬伤，跌打损伤，疔疮疖肿。

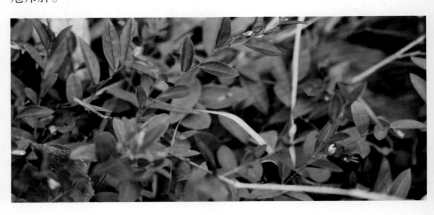

金钱薄荷

【通用名】活血丹。

【拉丁学名】*Glechoma longituba*（Nakai）Kupr.。

【科】唇形科。

【药用部位】全草。

【植物特征】多年生草本。具匍匐茎，上升，逐节生根。茎四棱形，幼嫩部分被疏长柔毛。叶对生；叶柄长为叶片的 1.5 倍，被长柔毛；叶片心形或近肾形，先端急尖或钝，边缘具圆齿，两面被柔毛或硬毛。轮伞花序通常 2 朵花，稀 4 ～ 6 朵。

【生境分布】生于林缘、疏林下、草地上或溪边等。全国各地均有分布。

【采收加工】4 — 5 月采收，鲜用或晒干。

【性味归经】苦、辛，凉。归肝、胆、膀胱经。

【用量用法】15 ～ 30 g，水煎服；或浸酒；或捣汁。外用适量，捣敷；或绞汁涂敷。

【应用】利湿通淋，清热解毒，散瘀消肿。用于热淋，石淋，湿热黄疸，疮痈肿痛，跌打损伤。

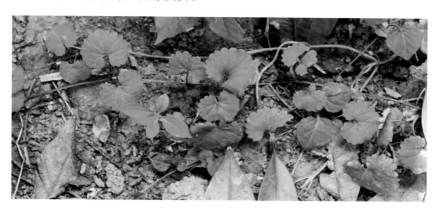

金雀根

【通用名】锦鸡儿。

【拉丁学名】*Caragana sinica*（Buc' hoz）Rehd.。

【科】豆科。

【药用部位】根或根皮。

【植物特征】灌木。茎直立或多数丛生；小枝有棱，无毛。羽状复叶；小叶 2 对，倒卵形或圆状倒卵形，先端圆或凹；有针尖；上部一对小叶常较下方一对大，革质或硬纸质，两面具细脉，无毛。

【生境分布】生长在疏松土壤的山坡、灌丛或石缝中。分布于浙江、江苏、福建等地。

【采收加工】全年均可采挖，洗净泥沙，除去须根及黑褐色栓皮，鲜用或晒干。

【性味归经】苦、辛，平。归肺、脾经。

【用量用法】15 ～ 25 g，水煎服。外用适量，捣敷。

【应用】滋阴，和血，健脾。用于劳热咳嗽，头晕腰酸，妇女气虚，带下，小儿疳积，乳痈，跌打损伤。

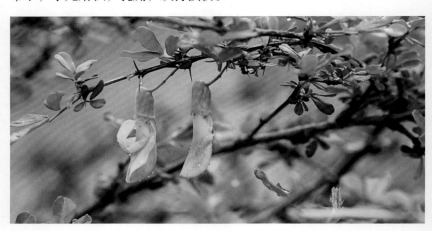

鱼花草

【通用名】醉鱼草。

【拉丁学名】*Buddleja lindleyana* Fort.。

【科】醉鱼草科。

【药用部位】茎叶。

【植物特征】落叶灌木。树皮茶褐色，多分枝，小枝四棱形，有窄翅，棱的两面被短白柔毛，老则脱落。单叶对生；具柄，柄上密生茸毛；叶片纸质，卵圆形、椭圆形或长圆状披针形，先端尖，基部楔形，全缘或具稀疏锯齿。穗状花序顶生，花倾向一侧；花萼管状，4 或 5 浅裂，有鳞片密生。

【生境分布】生于山坡、林缘或河边土坎上。分布于西南地区，以及江苏、安徽、浙江、江西、福建、湖北、湖南、广东、广西等地。

【采收加工】夏、秋季采收，切碎，鲜用或晒干。

【性味归经】辛、苦，温；有毒。归肾、脾经。

【用量用法】10 ～ 15 g（鲜品 15 ～ 30 g），水煎服；或捣汁饮。外用适量，捣敷。

【应用】祛风，杀虫，活血。用于风湿关节痛，蛔虫病，钩虫病，跌打、外伤出血，疳腮，痈肿瘰疬。

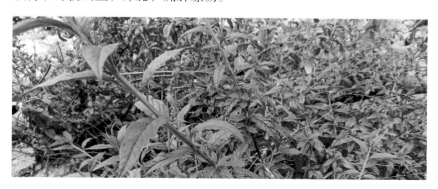

鱼柿

【通用名】老鸦柿。

【拉丁学名】*Diospyros rhombifolia* Hemsl.。

【科】柿科。

【药用部位】根或枝。

【植物特征】落叶小乔木。树皮灰色，平滑。多枝，分枝低，有枝刺；小枝略曲折，褐色至黑褐色，有柔毛。冬芽小。叶纸质，菱状倒卵形，先端钝，基部楔形；叶柄很短，纤细，有微柔毛。

【生境分布】生于山坡灌丛或山谷沟畔林中。分布于浙江、江苏、安徽、江西、福建等地。

【采收加工】全年均可采收，洗净，切片，晒干。

【性味归经】苦，平；有毒。归肝经。

【用量用法】5 ～ 10 g，水煎服。

【应用】清湿热，利肝胆，活血化瘀。用于急性黄疸型肝炎，肝硬化，跌打损伤。

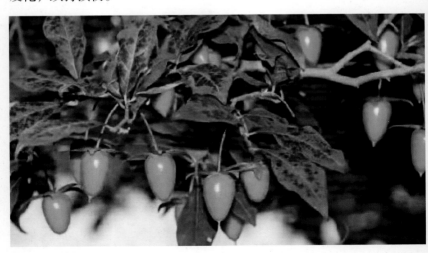

兔子草

【通用名】蒲公英。

【拉丁学名】*Taraxacum mongolicum* Hand.-Mazz.。

【科】菊科。

【药用部位】全草。

【植物特征】多年生草本，全株含白色乳汁，被白色疏软毛。根深长，单一分枝，外皮黄棕色。叶根生，排列成莲座状；具叶柄，柄基部两侧扩大呈鞘状；叶片线状披针形，倒披针形或倒卵形，先端尖或钝，基部狭窄，下延，边缘浅裂或作不规则羽状分裂，裂片齿牙状或三角状，全缘或具疏齿。

【生境分布】生于山坡草地、路旁、河岸、沙地及田间。分布于浙江、福建等地。

【采收加工】春季至秋季花初开时采收，除去杂质，洗净，切段，干燥。

【性味归经】苦、甘、寒。归肝、胃经。

【用量用法】15 ～ 25 g，水煎服。

【应用】清热解毒，消肿散结，利尿通淋。用于疔疮肿毒，乳痈，瘰疬，目赤，咽痛，肺痈，肠痈，湿热黄疸，热淋涩痛。

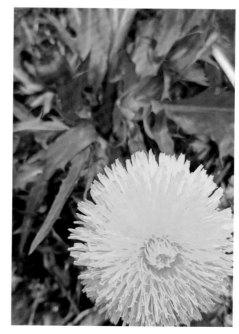

狗屎泼

【通用名】火炭母。

【拉丁学名】*Persicaria chinensis*（L.）H. Gross。

【科】蓼科。

【药用部位】地上部分。

【植物特征】多年生草本。茎直立，无毛，多分枝。叶卵形或长卵形，先端渐尖，基部平截或宽心形，下面有时沿叶脉疏被柔毛。头状花序常数个组成圆锥状，花序梗被腺毛；花被片卵形，果时增大。瘦果宽卵形，具3棱，包于肉质蓝黑色宿存花被内。

【生境分布】生于墙缝、杂地、房前屋后、山沟、溪边。分布于浙江、江西、福建、湖北、湖南、广东、海南、广西、四川、贵州、云南、西藏等地。

【采收加工】夏、秋季采收，鲜用或晒干。

【性味归经】微酸、微涩，凉。归肝经。

【用量用法】9～15 g（鲜品30～60 g）。外用适量，捣敷；或水煎洗。

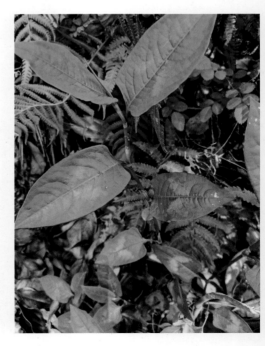

【应用】清热解毒，利湿消滞，凉血止痒，明目退翳。用于痢疾，肝炎，感冒，扁桃体炎，咽喉炎，白喉，乳腺炎，霉菌性阴道炎，带下，疖肿，湿疹。

油朴

【通用名】厚朴。

【拉丁学名】*Houpoea officinalis*（Rehd. er & E. H. Wilson）N. H. Xia& C. Y. Wu。

【科】木兰科。

【药用部位】干皮、根皮及枝皮。

【植物特征】落叶乔木。树皮厚，褐色；小枝粗壮，淡黄色或灰黄色，顶芽大，狭卵状圆锥形。叶大，近革质，先端短急尖或圆钝，基部楔形，全缘而微波状；叶柄粗壮，托叶痕长为叶柄的2/3。花白色，芳香。聚合果长圆状卵圆形。

【生境分布】生于山地林间。分布于湖南、广西、江西、浙江等地。

【采收加工】4—6月剥取，直接阴干。

【性味归经】苦、辛，温。归脾、胃、肺经。

【用量用法】3～10 g，水煎服；或入丸、散。

【应用】燥湿消痰，下气除满。用于湿滞伤中，脘腹胀满，食积气滞，腹胀便秘，痰饮喘咳。

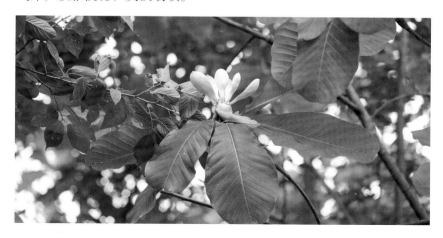

泡通

【通用名】通脱木。

【拉丁学名】*Tetrapanax papyrifer*（Hook.）K. Koch。

【科】五加科。

【药用部位】茎髓。

【植物特征】常绿灌木或小乔木。树皮深棕色，略有皱裂。叶大，集生茎顶，纸质或薄革质，掌状 5 ～ 11 裂，倒卵状长圆形或卵状长圆形，先端渐尖，上面深绿色，无毛，下面密生白色厚茸毛，边缘全缘或疏生粗齿，侧脉和网脉不明显。果实球形，紫黑色。

【生境分布】生于庭园、山坡。分布于广西、四川、贵州、云南等地，浙江有栽培。

【采收加工】秋季割取茎，截成段，趁鲜取出髓部，理直，晒干，除去杂质，切厚片。

【性味归经】甘、淡，微寒。归肺、胃经。

【用量用法】5 ～ 8 g，水煎服。

【应用】清热利尿，通气下乳。用于湿热淋证，水肿尿少，乳汁不下。

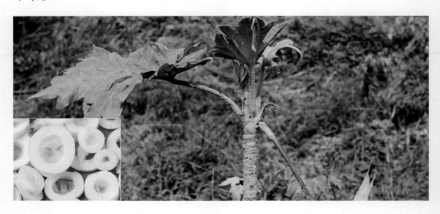

泻叶

【通用名】狭叶番泻。

【拉丁学名】*Senna alexandrina* Mill.。

【科】豆科。

【药用部位】小叶。

【植物特征】草本状小灌木。双数羽状复叶，小叶 5 ～ 8 对，具短柄；托叶卵状披针形，长 2 ～ 4 mm；小叶片卵状披针形至线状披针形，先端急尖，基部稍不对称，无毛或几无毛。

【生境分布】生于落叶林、灌丛。广西、云南、浙江等地有栽培。

【采收加工】开花前采收，阴干，按大小分级，用水压机打包。

【性味归经】甘、苦，寒。归肾、脾经。

【用量用法】10 ～ 25 g，水煎服；3 ～ 5 g，研末；或泡水服。

【应用】泻热行滞，通便，利水。用于热结积滞、便秘腹痛、水肿胀满。

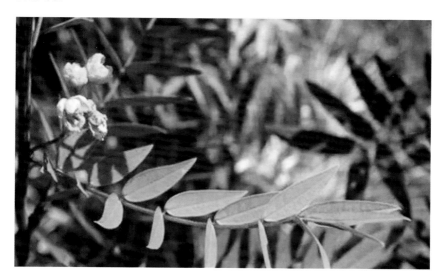

贯芎

【通用名】川芎。

【拉丁学名】*Ligusticum chuamiong* Hort.。

【科】伞形科。

【药用部位】根茎。

【植物特征】多年生草本。根茎粗，节显著膨大，节间短。茎直立，具纵沟纹，有分枝。基生叶叶柄长 10 ～ 20 cm，叶片卵状三角形，羽片 4 ～ 6 对，末回裂片羽状半裂；茎生叶与基生叶相似，简化，无叶柄，一回羽状分裂。复伞形花序顶生或侧生。

【生境分布】生于田园、青山。主要分布于四川，云南、贵州、广东、湖北、江西、浙江、江西等地有栽培。

【采收加工】夏季挖出根茎，抖掉泥土，除去茎叶，炕干。

【性味归经】辛，温。归肝、胆、心包经。

【用量用法】3 ～ 10 g，水煎服。外用适量，研末撒或调敷；或煎水漱口。

【应用】活血行气，祛风止痛。用于胸痹心痛，胸胁刺痛，跌扑肿痛，月经不调，闭经，痛经，癥瘕腹痛，头痛，风湿痹痛。

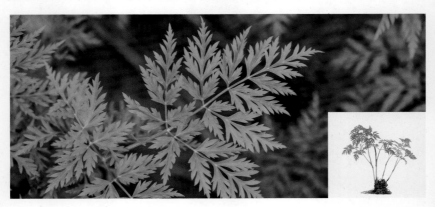

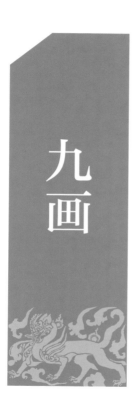

九画

春砂仁

【通用名】砂仁。

【拉丁学名】*Amomum villosum* Lour.。

【科】姜科。

【药用部位】成熟果实。

【植物特征】多年生草本。根茎匍匐，节上被褐色膜质鳞片。茎散生。中部叶长披针形，上部叶片线形，先端尾尖，基部近圆形，两面光滑无毛，无柄或近无柄。穗状花序椭圆形，总花梗被褐色短茸毛。

【生境分布】生于山谷林下阴湿地。分布于浙江、广东、广西、云南、四川、福建等地。

【采收加工】夏、秋季果实成熟时采收，晒干或低温干燥。

【性味归经】辛，温。归脾、胃、肾经。

【用量用法】3～6 g，水煎服（后下）。

【应用】化湿开胃，温脾止泻，理气安胎。用于湿浊中阻，脘痞不饥，脾胃虚寒，食积不消，呕吐泄泻，妊娠恶阻，胎动不安。

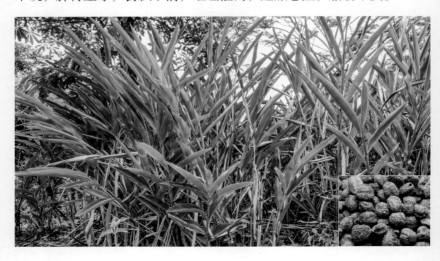

茯神

【通用名】茯神。

【拉丁学名】*Poria cum* Radix pini。

【科】多孔菌科。

【药用部位】菌核体。

【真菌特征】多为不规则的块状、球形、扁形、长圆形或长椭圆形等，大小不一，小者如拳，大者直径达 20 ～ 30 cm，或更大。表皮淡灰棕色或黑褐色，呈瘤状皱缩，内部白色稍带粉红色，由无数菌丝组成。子实体伞形，口缘稍有齿。

【生境分布】生于古树树眼中。分布于浙江、福建、安徽、云南、山西等地。

【采收加工】7 — 9 月采挖，除去泥沙，摊开晾至表面干燥，再"发汗"，反复数次至现皱纹、内部水分大部散失后，阴干。

【性味归经】甘、淡，平。归心、脾经。

【用量用法】15 ～ 25 g，水煎服；或入丸、散。

【应用】宁心，安神，利水。用于心虚惊悸，健忘，失眠，惊痫，小便不利。

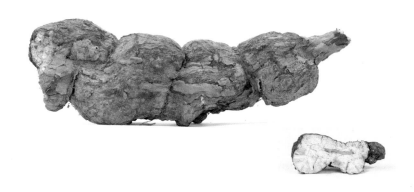

柿李

【通用名】山楂。

【拉丁学名】*Crataegus pinnatifida* Bunge。

【科】蔷薇科。

【药用部位】成熟果实。

【植物特征】落叶乔木。树皮粗糙，暗灰色或灰褐色。小枝圆柱形，无毛或近于无毛，疏生皮孔。叶宽卵形或三角状卵形，通常两侧各有 3～5 羽状深裂，裂片卵状披针形或带形，先端短渐尖，疏生不规则重锯齿。果近球形或梨形，深红色，有浅色斑点。

【生境分布】生于山坡、丘陵。全国各地均有分布，主要分布于浙江、福建、山东、河南、河北、辽宁（习称北山楂）。

【采收加工】立冬前采收，切片，晒干或烘干。

【性味归经】酸、甘，微温。归脾、胃、肝经。

【用量用法】9～12 g，水煎服。

【应用】消食化积，健胃，行气散瘀，化浊降脂。用于肉食积滞，胃脘胀满，泻痢腹痛，胸痹心痛，高脂血症。

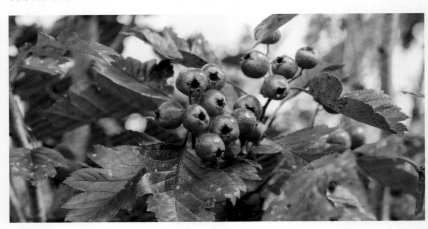

指甲花

【通用名】凤仙花。

【拉丁学名】*Impatiens balsamina* L.。

【科】凤仙花科。

【药用部位】全草。

【植物特征】一年生草本。茎粗壮，肉质，直立，不分枝或有分枝。叶互生，最下部叶有时对生；叶片披针形、狭椭圆形或倒披针形，先端尖或渐尖，基部楔形，边缘有锐锯齿。花单生或2～3朵簇生于叶腋，无总花梗，白色、粉红色或紫色，单瓣或重瓣。

【生境分布】庭园广泛栽培。全国各地均有分布。

【采收加工】夏、秋季采收，鲜用或晒干。

【性味归经】苦，寒。归心、肺经。

【用量用法】8～15g，水煎服。外用适量，捣敷；或水煎洗。

【应用】活血化瘀，消肿，祛风止痛，解毒。用于跌打损伤，麻木酸痛，腹痛，骨折，毒蛇咬伤，灰指甲。

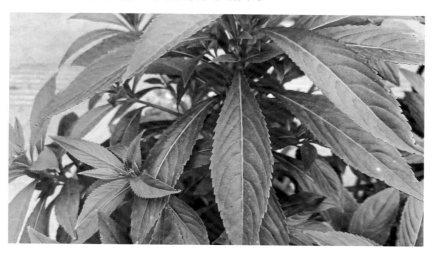

挖耳草

【通用名】韩信草。

【拉丁学名】*Scutellaria indica* L.。

【科】唇形科。

【药用部位】全草。

【植物特征】多年生草本。根茎短。茎上升，直立，四棱形，通常带暗紫色。叶草质至近坚纸质，心状卵圆形或圆状卵圆形至椭圆形，先端钝或圆，边缘密生整齐圆齿，两面被微柔毛或糙伏毛；叶柄腹平背凸，密被微柔毛。

【生境分布】生于山地或丘陵地、疏林下、路旁空地及草地上。全国各地均有分布。

【采收加工】春、夏季采收，洗净，鲜用或晒干。

【性味归经】辛、苦，寒。归心、肝、肺经。

【用量用法】10～15 g，水煎服。外用适量，捣敷；或水煎洗。

【应用】清热解毒，活血止痛，止血消肿。用于痈肿疔毒，肺痈，肠痈，瘰疬，毒蛇咬伤，肺热咳喘，牙痛，喉痹，咽痛，筋骨疼痛，吐血，咯血，便血，跌打损伤，创伤出血，皮肤瘙痒。

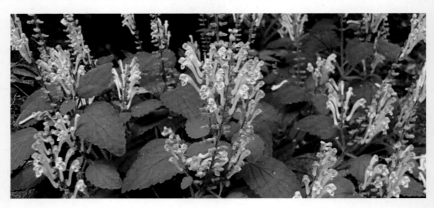

荆三棱

【通用名】黑三棱。

【拉丁学名】*Sparganium stolonfierum*（Graebn.）Buch.-Ham. ex Juz。

【科】黑三棱科。

【药用部位】块茎。

【植物特征】多年生水生或沼生草本。根状茎圆柱形，横走于泥中，块茎膨大。茎直立，圆柱形。叶丛生，排成2列，长条形，先端钝，全缘，中脉在下面突出成棱，基部鞘状，三棱形，抱茎。

【生境分布】生于池沼及水沟中。分布于浙江、江苏、江西等地。

【采收加工】冬季至次年春季采挖，洗净，削去外皮，晒干。

【性味归经】辛、苦、平。归肝、脾经。

【用量用法】5～10g，水煎服。

【应用】破血行气，消积止痛。用于癥瘕痞块，痛经，瘀血闭经，胸痹心痛，食积胀痛。

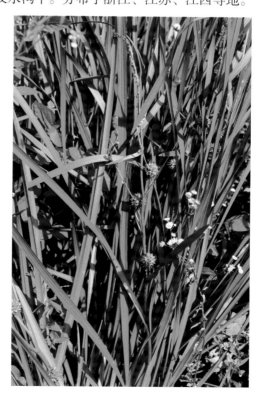

草龙胆

【通用名】龙胆。

【拉丁学名】*Gentiana scabra* Bunge。

【科】龙胆科。

【药用部位】根或根茎。

【植物特征】多年生草本。根茎平卧或直立，具多数粗壮、略肉质的须根。花枝单生，直立，中空，近圆形。枝下部叶膜质，淡紫红色，鳞片形，先端分离；中部、上部叶片近革质，无柄，卵形或卵状披针形至线状披针形，叶脉在上面不明显，在下面突起，粗糙。花多数，簇生枝顶和叶腋。

【生境分布】生于山坡草地、路边、河滩、灌处。分布于江苏、安徽、浙江、江西、福建、湖北、湖南、广东、广西等地。

【采收加工】春、秋季均可采挖，以秋季采者质量为佳，除去泥土杂质，晒干，或切段干燥。

【性味归经】苦，寒。归肝、胆经。

【用量用法】10～25 g，水煎服。

【应用】清热燥湿，泻肝胆火。用于湿热黄疸，阴肿阴痒，带下，湿疹瘙痒，肝火目赤，耳鸣耳聋，胁痛口苦，强中，惊风抽搐。

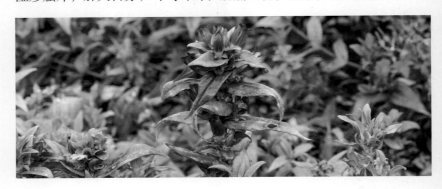

草青

【通用名】爵床。

【拉丁学名】*Justica procumbens* L.。

【科】爵床科。

【药用部位】全草。

【植物特征】草本。茎基部匍匐，通常有短硬毛。叶椭圆形或椭圆状长圆形，先端锐尖或钝，基部宽楔形或近圆形，两面常被短硬毛；叶柄短，被短硬毛。穗状花序顶生或生上部叶腋。

【生境分布】生于山坡林间草丛中。分布于山东、浙江、江西、湖北、四川、福建、台湾等地。

【采收加工】8—9月盛花期采收，晒干。

【性味归经】微苦、咸、辛，寒。归肺、肝、膀胱经。

【用量用法】15～25 g，水煎服。

【应用】清热解毒，利尿消肿，截疟。用于感冒发热，咽喉肿痛，疟疾，小儿疳积，痢疾，肠炎，肾炎水肿，泌尿系统感染，乳糜尿，痈疮疖肿，跌打损伤。

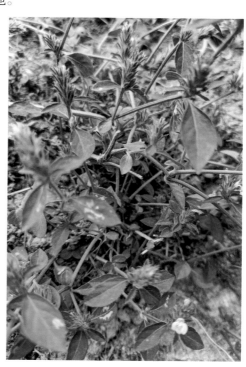

苘芋

【通用名】海芋。

【拉丁学名】*Alocasia odora*（Roxburgh）K. Koch。

【科】天南星科。

【药用部位】根茎。

【植物特征】大型常绿草本植物。具匍匐根茎。地上茎直立，基部长出不定芽条。叶多数，叶柄绿色或污紫色，螺状排列，粗厚，长可达 1.5 米；叶片亚革质，草绿色，箭状卵形，边缘波状；前裂片三角状卵形，先端锐尖；后裂片多少圆形，弯缺锐尖。

【生境分布】生于山野间。分布于广东、广西、福建、浙江等地。

【采收加工】全年均可采收，用刀削去外皮，切片，以清水浸漂 6～7 天，多次换水，鲜用，或取出晒干。

【性味归经】淡，寒；有大毒。归心、肝、胆经。

【用量用法】5～15 g，水煎服；或切片与大米同炒至米焦后加水煮至米烂，去渣。外用适量，加酒糟捣敷、焙贴、煨热擦。

【应用】清热解毒，行气止痛，散结消肿。用于瘴疟，肠伤寒，风湿痛，疝气，赤白带下，痈疽肿毒，萎缩性鼻炎，瘰疬，无名肿毒。

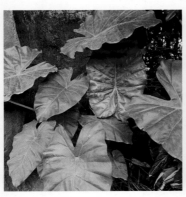 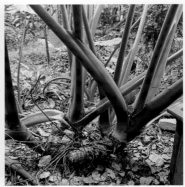

胡豆草

【通用名】石蜈蚣草。

【拉丁学名】*Scutellaria sessilifolia* Hemsl.。

【科】唇形科。

【药用部位】全草。

【植物特征】多年生草本。根状茎横卧，密生多数须状不定根，在节上生匍匐枝。茎上升，下部常伏地，纤细，四棱形，微具翅，无毛，常不分枝，下部常无叶，节间约为叶长之半。叶无柄或几无柄，卵圆形，先端急尖至尾状渐尖，基部圆形、心形而微抱茎或截形。

【生境分布】生于沟谷林下、灌丛或潮湿的石山上。分布于浙江、福建、江西、广西等地。

【采收加工】全年均可采收，洗净，晒干。

【性味归经】苦、涩，凉。归肝、大肠、膀胱经。

【用量用法】6 ～ 12 g，水煎服。

【应用】散风寒，除热毒。用于风热目雾，感冒头昏，肾寒缩阴，肝热耳鸣。

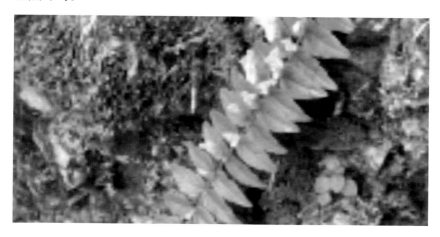

南风藤

【通用名】风藤。

【拉丁学名】*Piper kadsura*（Choisy）Ohwi.。

【科】胡椒科。

【药用部位】藤茎。

【植物特征】木质藤本。茎有纵棱，幼时被疏毛，节上生根。叶近革质，具白色腺点，卵形或长卵形，先端短尖或钝，基部心形，稀钝圆，上面无毛，下面通常被短柔毛，叶脉5条，基出或近基部发出。

【生境分布】生于低海拔林中，常攀缘于树上或岩石上。分布于浙江、福建、广东等地。

【采收加工】夏、秋季采割，除去根、叶，晒干。

【性味归经】辛、苦，微温。归肝经。

【用量用法】10～15 g，水煎服；或浸酒。

【应用】祛风湿，通经络，止痹痛。用于风寒湿痹，肢节疼痛，筋脉拘挛，屈伸不利。

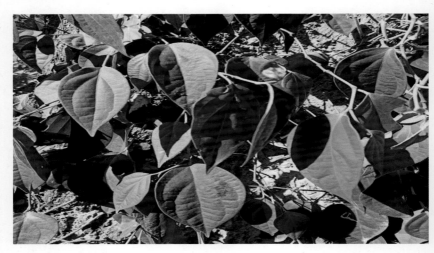

药子

【通用名】黄独。

【拉丁学名】*Dioscorea bulbifera* L.。

【科】薯蓣科。

【药用部位】块茎。

【植物特征】多年生缠绕草质藤本。根茎球形，密生须根。茎藤无毛。叶互生，广心状卵形，全缘，长可达 15 cm，两面无毛，有主脉 7～9 条，叶腋间常生紫棕色球形珠芽。穗状花序腋生，下垂，花淡黄色。蒴果下垂，有 3 翅。

【生境分布】生于山谷、河岸、灌木丛中。分布于河南、安徽、江苏、浙江、江西、福建等地。

【采收加工】夏末至冬初采块茎，除去须根，切片，晒干。

【性味归经】苦、辛，凉；有小毒。归心、肝、肾经。

【用量用法】5～12 g，水煎服；1～2 g，研末吞服。

【应用】解毒消肿，化痰散结，凉血止血。用于甲状腺肿大，瘰疬，肺热咳嗽，咽喉肿痛，吐血，咯血，百日咳，癌肿。

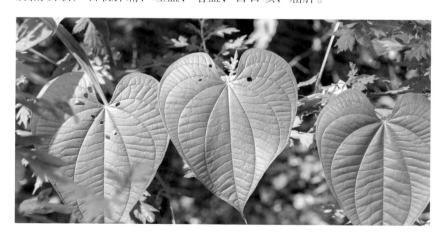

药枣

【通用名】山茱萸。

【拉丁学名】*Cornus officinalis* Sieb. et Zucc.。

【科】山茱萸科。

【药用部位】成熟果肉。

【植物特征】落叶乔木或灌木。树皮灰褐色；小枝细圆柱形，无毛或稀被贴生短柔毛。冬芽顶生及腋生，卵形至披针形，被黄褐色短柔毛。叶对生，纸质，卵状披针形或卵状椭圆形，先端渐尖，基部宽楔形或近于圆形，全缘，上面绿色，无毛，下面浅绿色，稀被白色贴生短柔毛。

【生境分布】生于山坡、谷地、河岸旁。分布于山西、江苏、浙江、安徽、江西、山东、河南、湖南、四川、陕西、甘肃等地。

【采收加工】秋末冬初果皮变红时采收果实，略烫后，及时除去果核，干燥。

【性味归经】酸、涩，微温。归肝、肾经。

【用量用法】6 ～ 12 g，水煎服。

【应用】补益肝肾，收涩固脱。用于眩晕耳鸣，腰膝酸痛，阳痿遗精，遗尿尿频，崩漏带下，大汗虚脱，内热消渴。

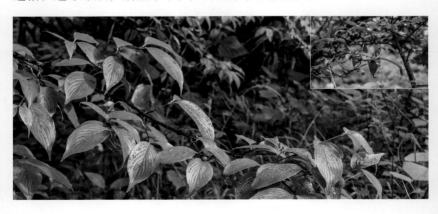

药桂皮

【通用名】肉桂。

【拉丁学名】*Cinnamomum cassia* Presl。

【科】樟科。

【药用部位】树皮。

【植物特征】常绿乔木，芳香。树皮灰褐色，幼枝有四棱，被灰黄色茸毛。叶互生或近对生，革质，长椭圆形至近披针形，先端短尖，基产楔形，上面绿色，有光泽，离基三出脉；具叶柄。圆锥花序腋生；花被片6枚，白色；能育雄蕊9枚，3轮，内轮花丝基部有腺体2枚，子房卵形。浆果紫黑色，椭圆形，具浅杯状果托。花期6—8月，果期10月至次年2—3月。

【生境分布】栽培于砂土或斜坡、山地。广西、福建、广东、浙江等地广泛栽培。

【采收加工】秋季剥皮，阴干，除去杂质及粗皮。

【性味归经】辛、甘，热。归肾、脾、心、肝经。

【用量用法】15～25 g，水煎服；或泡服；或炒菜、煲汤、炖肉。

【应用】补火助阳，散寒止痛，温经通脉。用于肾阳不足，畏寒肢冷，腰膝酸软，脾肾虚寒，脘腹冷痛，腹痛泄泻，肾虚腰痛，寒湿痹痛，寒疝奔豚，宫冷不孕，痛经，闭经。

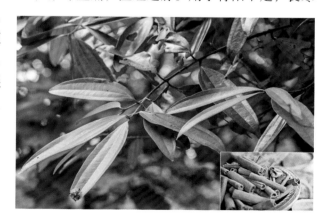

枸子门当

【通用名】胡颓子。

【拉丁学名】*Elaeagnus pungens* Thunb.。

【科】胡颓子科。

【药用部位】根、叶、果实。

【植物特征】常绿直立灌木。具刺，刺顶生或腋生，有时较短，深褐色；幼枝微扁棱形，密被锈色鳞片，老枝鳞片脱落，黑色，具光泽。叶革质，椭圆形或阔椭圆形，稀矩圆形，两端钝形或基部圆形，边缘微反卷或皱波状。

【生境分布】生于山地杂木林内和向阳沟谷旁。分布于江苏、浙江、福建、安徽等地。

【采收加工】4—6月果实成熟时采收，晒干。

【性味归经】根苦，平；叶微苦，平；果实甘、酸，平。归肺、胃经。

【用量用法】根、叶9～15 g，水煎服；果实5～10 g，水煎服。

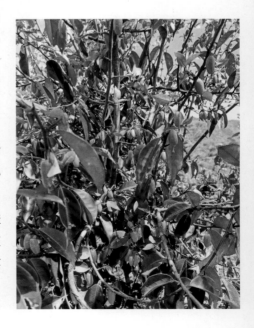

【应用】根祛风利湿，行瘀止血；用于传染性肝炎，小儿疳积，风湿关节痛，咯血，吐血，便血，崩漏，带下，跌打损伤。叶止咳平喘；用于支气管炎，咳嗽，哮喘。果实消食止痢；用于肠炎，痢疾，食欲不振。

枸头橙

【通用名】酸橙。

【拉丁学名】*Citrus aurantium* L.。

【科】芸香科。

【药用部位】幼果。

【植物特征】小乔木，具枝刺。叶卵状长圆形或椭圆形，全缘或具浅齿；叶柄具翅，稀无翅，翅倒卵形。总状花序少花，有时兼有腋生单花。果球形或扁球形，果皮厚。

【生境分布】栽培于丘陵、低山地带和江河湖泊的沿岸。分布于江苏、浙江、江西、福建、湖北、湖南、广东、广西、四川、贵州、云南等地。

【采收加工】5—6月收集自落的果实，除去杂质，自中部横切为两半，晒干或低温干燥，较小者直接晒干或低温干燥。

【性味归经】苦、辛、酸，微寒。归脾、胃经。

【用量用法】10～15 g，水煎服；或入丸、散。外用研末调涂；或炒热熨。

【应用】破气消积，化痰散痞。用于积滞内停，痞满胀痛，泻痢后重，大便不通，痰滞气阻，胸痹，结胸，脏器下垂。

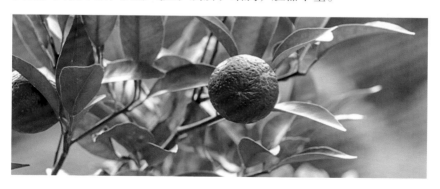

枸噜

【通用名】地棯。

【拉丁学名】*Melastoma dodecandrum* Lour.。

【科】野牡丹科。

【药用部位】地上部分。

【植物特征】小草本。茎匍匐上升，逐节生根，分枝多，披散，幼时被糙伏毛，以后无毛。叶坚纸质，卵形或椭圆形，先端急尖，基部宽楔形。

【生境分布】生于山坡矮草丛中。分布于贵州、湖南、广西、广东、江西、浙江、福建等地。

【采收加工】5—6月采收，洗净，除去杂质，鲜用或晒干、烘干。

【性味归经】甘、涩，凉。归心、肝、脾、肺经。

【用量用法】15～30 g（鲜品加倍），水煎服；或捣汁饮。外用适量，捣敷；或水煎洗。

【应用】清热解毒，活血止血。用于痛经，产后腹痛，瘰疬，痈肿，疔疮，痔疮。

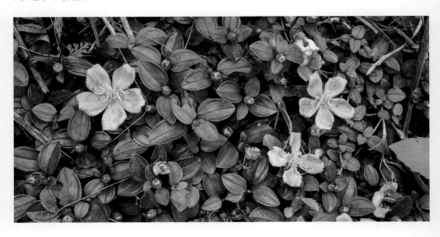

柿盖

【通用名】柿。

【拉丁学名】*Diospyros kaki* Thunb.。

【科】柿科。

【药用部位】宿萼。

【植物特征】落叶乔木。树皮鳞片状开裂，灰黑色；枝深棕色，具棕色皮孔，微有毛，嫩枝有柔毛。叶互生；叶柄有柔毛；叶片椭圆形至倒卵形，先端渐尖，基部阔楔形，全缘，革质，上面深绿色，主脉疏生柔毛，下面淡绿色，有短柔毛，沿叶脉密生淡褐色茸毛。

【生境分布】生于丘地、山坡。分布于浙江、福建、河北、山西、陕西、甘肃等地。

【采收加工】冬季果实成熟时采摘，洗净，晒干。

【性味归经】苦、涩，平。归胃、肺经。

【用量用法】10～15 g，水煎服；或入散剂。

【应用】降逆止呃。用于呃逆。

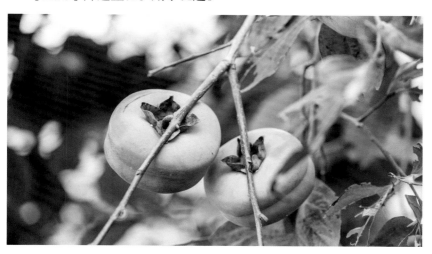

韭菜籽

【通用名】韭。

【拉丁学名】*Allium tuberosum* Rottl. ex Spreng。

【科】百合科。

【药用部位】成熟种子。

【植物特征】多年生草本，全草有异臭。鳞茎狭圆锥形。叶基生，扁平，狭线形。花葶圆柱状，下部被叶鞘；伞形花序顶生，半球状或近球状；总苞片膜状，宿存；花被基部稍合生，裂片6枚，白色，长圆状披针形；蕊6枚；子房三棱形。蒴果倒卵形，有3棱。

【生境分布】生于田园。全国各地均有栽培。

【采收加工】秋季果实成熟时采收果序，晒干，搓出种子，除去杂质。

【性味归经】辛、甘，温。归肝、肾经。

【用量用法】10～25 g，研末冲服；或用开水泡服；或做成药酒口服。

【应用】温补肝肾，壮阳固精。用于阳痿遗精，腰膝酸痛，遗尿尿频，白浊带下。

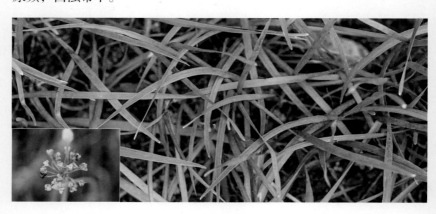

哑巴草

【通用名】半夏。

【拉丁学名】*Pinellia ternata*（Thunb.）Breit.。

【科】天南星科。

【药用部位】块茎。

【植物特征】多年生草本。地下块状茎球形或扁球形。叶出自块茎顶端，有叶柄，在叶柄下部内侧生一白色珠芽；一年生叶为单叶，卵状心形。花单性，无花被，雌雄同株。

【生境分布】多生于房前屋后、山野溪边及林下。分布于东北、华北地区，以及长江流域。

【采收加工】夏、秋季采挖，洗净，除去外皮和须根，晒干。

【性味归经】辛，温；有毒。归脾、胃、肺经。

【用量用法】3 ～ 10 g，水煎服。

【应用】燥湿化痰，降逆止呕，消痞散结。用于湿痰寒痰，咳喘痰多，痰饮眩悸，风痰眩晕，痰厥头痛，呕吐反胃，胸脘痞闷，梅核气。

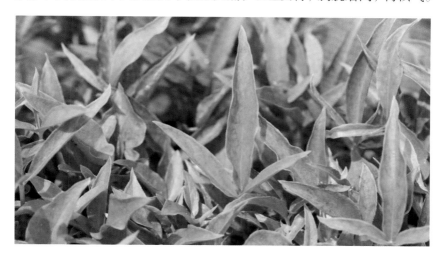

映山红

【通用名】杜鹃。

【拉丁学名】*Rhododendron simsii* Planch.。

【科】杜鹃花科。

【药用部位】花、果实。

【植物特征】常绿或半常绿灌木。分枝细而多，密被黄色或褐色平伏硬毛。叶卵状椭圆形或倒卵形，先端尖，基部楔形，上面疏被硬毛，下面密被褐色细毛，脉上更多。花2～6朵簇生于枝端；萼片5枚，椭圆状卵形，密被褐色硬毛，宿存；花冠白色至淡红色，阔漏斗状。

【生境分布】生于山坡或平地、林中、岩畔。分布于河南、湖北，以及长江以南地区。

【采收加工】4—5月花盛开时采收，晒干；8—9月果实成熟时采收，晒干。

【性味归经】酸、甘，温。归肝、脾、肾经。

【用量用法】花10～25 g，水煎服；果实3～15 g，研末。

【应用】花活血，调经，去风湿；用于吐血，衄血，月经不调，崩漏，风湿痹痛。果实活血止痛；用于跌打肿痛。

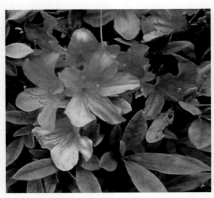 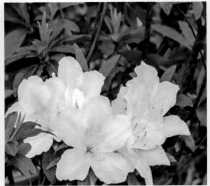

虾姑独草

【通用名】夏枯草。

【拉丁学名】*Prunella vulgaris* L.。

【科】唇形科。

【药用部位】果穗。

【植物特征】多年生草本。茎基部多分枝，紫红色，疏被糙伏毛或近无毛。叶卵状长圆形或卵形，先端钝，具浅波状齿或近全缘。穗状花序；苞叶淡紫色，宽心形；花萼钟形；花冠紫、红紫或白色。小坚果长圆状卵球形，微具沟纹。

【生境分布】生于荒坡、草地、溪边及路旁等湿润地。分布于浙江、福建等地。

【采收加工】夏季果穗呈棕红色时采收，除去杂质，晒干。

【性味归经】辛、苦，寒。归肝、胆经。

【用量用法】15 ～ 25 g，水煎服；或煎浓汤服。

【应用】清肝泻火，明目，散结消肿。用于外感风热，目赤肿痛，目珠夜痛，头痛眩晕，瘰疬，瘿瘤，乳痈，乳癖，乳房胀痛。

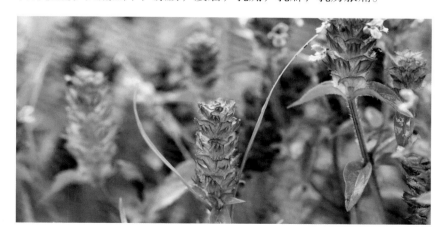

骨锤草

【通用名】川续断。

【拉丁学名】*Dispsacus asper* Wallich ex Candolle。

【科】忍冬科。

【药用部位】根。

【植物特征】多年生草本。根圆锥形，主根明显，外皮黄色或土黄色。茎直立，多分枝，具棱和浅沟，棱上有倒钩刺。基生叶长椭圆形，不裂或3裂，有长柄；茎生叶对生，倒卵状椭圆形，有长柄，3～5羽状深裂，中央裂处最大，两侧渐小，先端锐尖，基部楔形，下延成狭翅，边缘有粗锯齿，两面被疏白毛，背脉和叶柄均有钩刺。

【生境分布】生于山坡草丛较湿处。分布于四川、湖北、湖南、云南、西藏等地，浙江有栽培。

【采收加工】秋季采挖，除去根头及细根，洗净，阴干或烘干。

【性味归经】苦、辛，温。归肝、肾经。

【用量用法】9～15 g，水煎服。

【应用】补肝肾，强筋骨，续折伤，止崩漏。用于肝肾不足，腰膝酸软，风湿痹痛，跌打损伤，筋伤骨折，崩漏，胎漏。

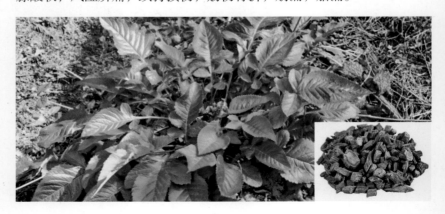

香嫩子

【通用名】独脚金。

【拉丁学名】*Striga asiatica*（L.）O. Kuntze。

【科】玄参科。

【药用部位】全草。

【植物特征】一年生半寄生草本，全株被刚毛。茎直立，单生，少分枝。叶较狭窄，仅基部的为窄披针形，其余的为线形，有时鳞片状。花单朵腋生或在茎顶端形成穗状花序。蒴果卵状，包于宿存的萼内。

【生境分布】生于庄稼地、荒山草地、田边、沟谷、耕地。分布于浙江、云南、贵州、广西、广东、湖南、江西、福建等地。

【采收加工】秋季采收，切段，晒干或烘干。

【性味归经】甘、淡、凉。归肝、肾、膀胱经。

【用量用法】8 ～ 15 g，水煎服。

【应用】清热，消积。用于小儿疳积，小儿夏季热，食欲缺乏，小儿腹泻，黄疸型肝炎。

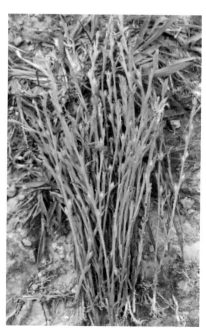

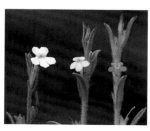

俐牙草

【通用名】龙牙草。

【拉丁学名】*Agrimonia pilosa* Ledeb.。

【科】蔷薇科。

【药用部位】地上部分。

【植物特征】多年生草本。茎被疏柔毛及短柔毛，稀下部被长硬毛。间断奇数羽状复叶，常有 3 ～ 4 对小叶；小叶倒卵形至倒卵状披针形，具锯齿。穗状总状花序，花瓣黄色，长圆形。瘦果倒卵状圆锥形，顶端有数层钩刺。

【生境分布】生于荒野、园地、路旁、房前屋后。分布于江苏、浙江、湖北等地。

【采收加工】8 — 9 月采收，除去残根和杂质，洗净，稍润，切段，干燥。

【性味归经】苦、涩，平。归心、肝经。

【用量用法】15 ～ 25 g，水煎服。

【应用】收敛止血，截疟，止痢，补虚，解毒。用于咯血，吐血，便血，崩漏下血，疟疾，血痢，痈肿疮毒，劳伤脱力。

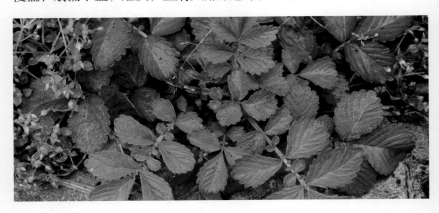

食凉茶

【通用名】柳叶蜡梅。

【拉丁学名】*Chimonanthus salicifolius* Hu。

【科】蜡梅科。

【药用部位】根、根茎。

【植物特征】灌木。幼枝条四方形，老枝近圆柱形，被微毛。叶近革质，线状披针形或长圆状披针形，两端钝至渐尖，上面粗糙，无毛，下面浅绿色，被不明显的短柔毛，叶缘及脉上被短硬毛。

【生境分布】生于山地林下、灌丛。分布于浙江、安徽、江西等地。

【采收加工】4月中旬至5月上旬采收，切片，晒干或烘干。

【性味归经】辛，温。归肺、脾经。

【用量用法】25 g，水煎服。

【应用】祛风解表。用于感冒，发热，咳嗽。

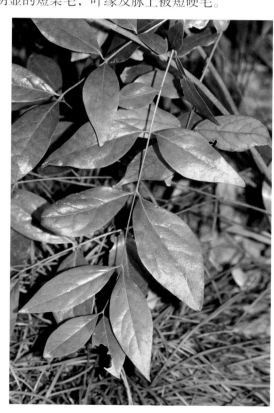

盆地锦

【通用名】天胡荽。

【拉丁学名】*Hydrocotyle sibthorpioides* Lam.。

【科】伞形科。

【药用部位】全草。

【植物特征】多年生草本，有气味。茎细长而匍匐，平铺地上成片，节上生根。叶片膜质至草质，圆形或肾圆形，基部心形，边缘有钝齿，上面光滑，下面脉上疏被粗伏毛，有时两面光滑或密被柔毛。

【生境分布】生于湿润的路旁、草地、沟边及林下。分布于浙江、福建、广东、广西等地。

【采收加工】夏、秋季采收全草，洗净，鲜用或晒干。

【性味归经】辛、微苦，凉。归肺、脾经。

【用量用法】9～15 g（鲜品30～60 g），水煎服；或捣汁饮。外用适量，捣敷；或捣汁涂。

【应用】清热利湿，解毒消肿。用于黄疸，痢疾，水肿，淋证，目翳，喉肿，痈肿疮毒，带状疱疹，跌打损伤。

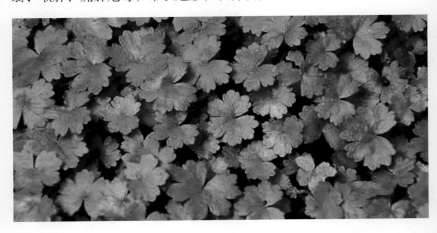

胆南星

【通用名】天南星。

【拉丁学名】*Arisaema heterophyllum* Blume。

【科】天南星科。

【药用部位】块茎。

【植物特征】多年生草本。块茎扁球形，外皮黄褐色。叶1片，基生；叶柄肉质，圆柱形，直立，下部成鞘，基部包有透明膜质长鞘，白绿色或散生污紫色斑点；叶片全裂呈小叶片状，颇似掌状复叶，裂片7～23枚，披针形至长披针形，先端渐尖，至末端呈芒状，基部狭楔形，叶脉羽状，全缘，两面光滑无毛，上面绿色，下面淡绿色。

【生境分布】生于阴坡较阴湿的树林下。分布于浙江、福建、河北、河南、广西、陕西、湖北、四川、贵州、云南、山西等地。

【采收加工】秋、冬季茎叶枯萎时采挖，除去须根及外皮，干燥。

【性味归经】苦、辛，温。归肺、肝、脾经。

【用量用法】外用生品适量，研末以醋或酒调敷患处。

【应用】散结消肿。用于痈肿，蛇虫咬伤。

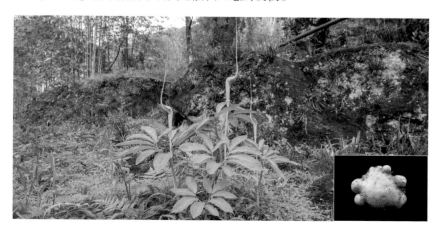

胖胖果

【通用名】胖大海。

【拉丁学名】*Scaphium wallichii* Schott & Endl.。

【科】锦葵科。

【药用部位】成熟种子。

【植物特征】落叶乔木。树皮粗糙而略具条纹。单叶互生，革质，卵形或椭圆状披针形。圆锥花序顶生或腋生；花萼钟状。蓇葖果 1 ～ 5 个。种子呈棱形或倒卵形，深褐色。

【生境分布】生于药园、基地。分布于广西、海南等地，浙江有栽培。

【采收加工】4 — 6 月采摘成熟果实，取出种子，晒干。

【性味归经】甘、淡，凉。归肺经。

【用量用法】10 ～ 25 g，沸水泡服；或水煎服。

【应用】清肺化痰，利咽开音，润肠通便。用于肺热声哑，咽喉疼痛，干咳无痰，咽喉干痛，热结便闭，头痛目赤。

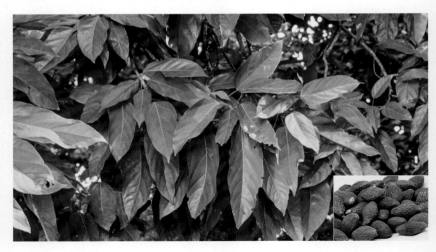

饼刺

【通用名】菝葜。

【拉丁学名】*Smilax china* L.。

【科】百合科。

【药用部位】根状茎。

【植物特征】攀缘灌木。根状茎粗厚，坚硬，不规则块状。茎疏生刺。叶薄革质或坚纸质，圆形、卵形或其他形状，下面通常淡绿色，较少苍白色；叶柄具鞘，几乎都有卷须。伞形花序生于叶尚幼嫩的小枝上，常呈球形。浆果熟时红色，有粉霜。

【生境分布】生于林下、灌丛、路旁、河谷或山坡。分布于山东、江苏、浙江、福建等地。

【采收加工】8—9月采挖，洗净，切片，晒干。

【性味归经】微辛，温。归肝、肾经。

【用量用法】9～15g，水煎服。外用适量，煎水熏洗。

【应用】祛风利湿，解毒消痈。用于风湿痹痛，淋浊，带下，泄泻，痢疾，痈疮肿毒，顽癣，烧烫伤。

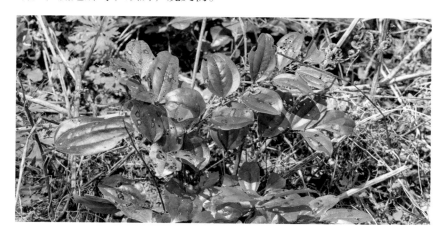

养心草

【通用名】费菜。

【拉丁学名】*Phedimus aizoon*（L.）'t Hart。

【科】景天科。

【药用部位】嫩茎叶。

【植物特征】多年生草本。根状茎短。茎直立，无毛，不分枝。叶互生，狭披针形、椭圆状披针形至卵状倒披针形，先端渐尖，基部楔形，边缘有不整齐的锯齿；叶片坚实，近革质。聚伞花序有多花，水平分枝，下托以苞叶；花瓣5枚，黄色，长圆形至椭圆状披针形。

【生境分布】生于山坡林缘、山谷林下、灌丛、河岸阴湿处。全国各地均有分布。

【采收加工】4—5月采收嫩茎叶，鲜用。

【性味归经】酸，平。归心、肝、脾经。

【用量用法】鲜品10～25 g，水煎服。外用适量，捣敷。

【应用】养心，平肝，降血压，降血脂，防止或延缓血管硬化。用于心脏病，高血压，高脂血症，肝炎。

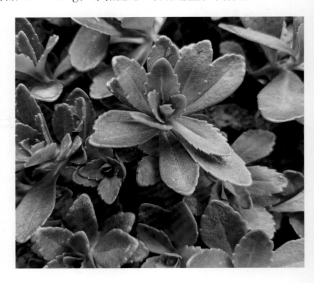

姜活

【通用名】羌活。

【拉丁学名】*Hansenia weberbaueriana*（Fedde ex H. Wolff）Pimenov & Kljuykov。

【科】伞形科。

【药用部位】根及根茎。

【植物特征】多年生草本。根茎粗长，呈竹节状。茎直立，圆柱形，中空。基生叶具柄，叶鞘披针形，抱茎，边缘膜质；叶三回羽裂，小裂片长圆状卵形或披针形，缺刻状浅裂或羽状深裂；茎上部叶无柄，叶鞘抱茎。复伞形花序，总苞片线性，早落；花瓣长卵形，白色。

【生境分布】生于林缘、灌丛下、沟谷草丛中。分布于陕西、甘肃、青海、西藏等地，浙江有栽培。

【采收加工】春、秋季采挖，去净茎叶、细根、泥土，晒干或烘干。

【性味归经】辛、苦，温。归膀胱、肾经。

【用量用法】3～10 g，水煎服。

【应用】解表散寒，祛风除湿，止痛。用于风寒感冒，风寒湿痹，项强筋急，骨节酸疼，风水浮肿，痈疽疮毒。

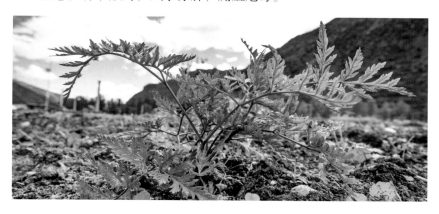

穿山龙

【通用名】南蛇藤。

【拉丁学名】*Celastrus orbiculatus* Thunb.。

【科】卫矛科。

【药用部位】茎藤。

【植物特征】落叶攀缘灌木。小枝圆柱形，灰褐色或暗褐色，有多数皮孔。单叶互生，近圆形、宽倒卵形或长椭圆状倒卵形，先端渐尖或短尖，基部楔形，偶为截形，边缘具钝锯齿。

【生境分布】生于丘陵、山沟及山坡灌丛中。分布于浙江、福建、四川、贵州、云南等地。

【采收加工】春、秋季采收，切段，晾干或晒干。

【性味归经】较苦、辛，微温。归肝、脾经。

【用量用法】10～25 g，水煎服。

【应用】祛风除湿，通经止痛，活血解毒。常用于风湿关节痛，四肢麻木，瘫痪，头痛，牙痛，疝气，痛经，闭经，跌打扭伤，痢疾，痧症，带状疱疹。

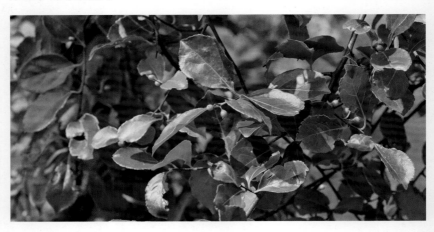

扁豆

【通用名】扁豆。

【拉丁学名】*Lablab purpureus*（L.）Sweet。

【科】豆科。

【药用部位】种子。

【植物特征】多年生缠绕藤本。羽状复叶具 3 小叶；小托叶线形。小叶宽三角状卵形，先端急尖或渐尖。总状花序直立，花冠白色或紫色。荚果长圆状镰形，近顶端最阔，顶端有弯曲的尖喙，基部渐狭。种子扁平，长椭圆形，在白花品种中为白色，在紫花品种中为紫黑色。

【生境分布】多栽培于田间。全国各地广泛栽培。

【采收加工】立冬前后摘取成熟荚果，晒干，打出种子，再晒至全干。

【性味归经】甘，平。归脾、胃经。

【用量用法】15 ～ 30 g，水煎服；或入丸、散。

【应用】健脾益气，消暑化湿。用于暑湿吐泻，脾虚呕逆，食少久泄，水停消渴，赤白带下，小儿疳积。

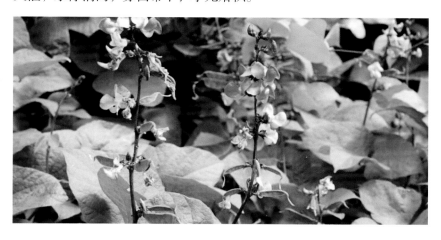

孩儿参

【通用名】孩儿参。

【拉丁学名】*Pseudostellaria heterophylla*（Miq.）Pax。

【科】石竹科。

【药用部位】块根。

【植物特征】多年生草本。块根长纺锤形。茎下部紫色，近四方形，上部近圆形，绿色，有2列细毛，节略膨大。叶对生，略带肉质；下部叶匙形或倒披针形，先端尖，基部渐狭；上部叶卵状披针形至长卵形，先端渐尖，基部渐狭，上面无毛。

【生境分布】生于山谷林下阴湿处。分布于山东、江苏、安徽、浙江、江西、河南、湖北、湖南、四川等地。

【采收加工】夏季茎叶大部分枯萎时采挖，洗净，除去须根，置沸水中略烫后晒干或直接晒干。

【性味归经】甘、微苦，平。归脾、肺经。

【用量用法】10～15 g，水煎服。

【应用】益气健脾，生津润肺。用于脾虚体倦，食欲不振，病后虚弱，气阴不足，自汗口渴，肺燥干咳。

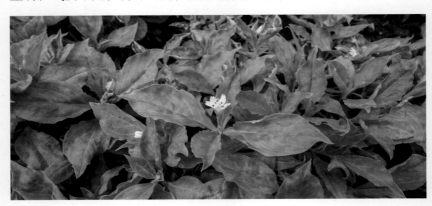

胭脂花

【通用名】胭脂花。

【拉丁学名】*Primula maximowiczii* Regel。

【科】报春花科。

【药用部位】全草。

【植物特征】多年生草本，全株无粉。叶倒卵状椭圆形、狭椭圆形至倒披针形，叶柄具膜质宽翅。花葶稍粗壮，伞形花序，苞片披针形；花萼狭钟状，裂片三角形；花冠暗朱红色，冠筒管状。蒴果稍长于花萼。

【生境分布】生于林下和林缘湿润处。分布于浙江、福建、江西等地。

【采收加工】5—6月采收，晒干。

【性味归经】辛，平。归肝、肾经。

【用量用法】9～15 g，水煎服。

【应用】祛风定痫，止痛。用于癫痫，头痛。

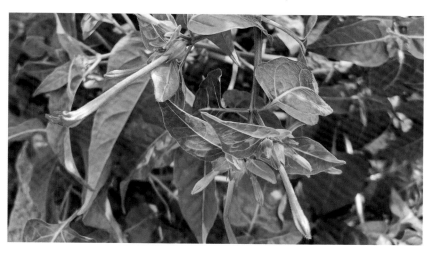

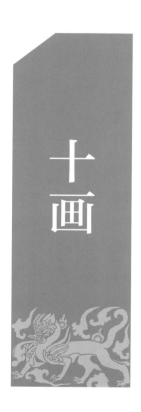

十画

秦胶

【通用名】秦艽。

【拉丁学名】*Gentiana macrophylla* Pall.。

【科】龙胆科。

【药用部位】根。

【植物特征】多年生草本。直根粗壮，圆形，多为独根，或有少数分叉者，微呈扭曲状。茎单一，圆形，节明显，斜升或直立，光滑无毛；基生叶较大，披针形，先端尖，全缘，平滑无毛；茎生叶较小，对生，叶基联合，叶片平滑无毛，叶脉 5 出。

【生境分布】生于河滩、水沟边，以及山坡草地、草甸、林下、路旁。分布于内蒙古、宁夏、河北、陕西等地，浙江有栽培。

【采收加工】春、秋季采挖，除去泥沙，切段，晒干或烘干。

【性味归经】辛、苦，平。归胃、肝、胆经。

【用量用法】15 ～ 25 g，水煎服。

【应用】祛风湿，清湿热，止痹痛，退虚热。用于风湿痹痛，中风半身不遂，筋脉拘挛，骨节酸痛，湿热黄疸，骨蒸潮热，小儿疳积发热。

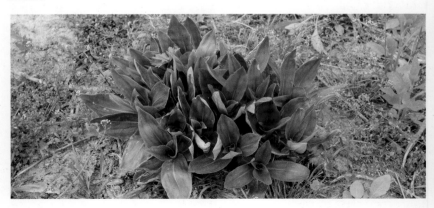

蚕蛾

【通用名】家蚕。

【拉丁学名】*Bombyx mori* L.。

【科】蚕蛾科。

【药用部位】蛹。

【动的特征】昆虫。雌雄成虫全身皆密布白色鳞片。体长 1.6 ～ 2.3 cm。翅展 3.9 ～ 4.3 cm。头部较小。复眼 1 对。口器退化，下唇须细小。触角呈羽毛状。翅 2 对，前翅位于中胸部，呈三角形，较大。

【生境分布】人工养殖。全国各地均有分布，以长江以南地区为主。

【采收加工】从缫丝后的蚕茧中取出，晒干或烘干。

【性味归经】甘、辛、咸，温。归脾、胃经。

【用量用法】5 ～ 10 g，炒食；或水煎服；或研末。外用适量，研末撒。

【应用】疗疳，生津止渴。用于肺结核，小儿疳积，发热，消渴。

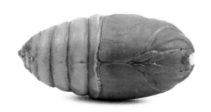
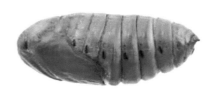
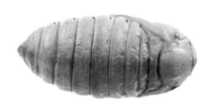
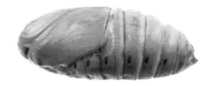

盐肤籽

【通用名】盐麸木。

【拉丁学名】*Rhus chinensis* Mill.。

【科】漆树科。

【药用部位】根、叶。

【植物特征】落叶小乔木或灌木。小枝棕褐色，被锈色柔毛，具圆形小皮孔。奇数羽状复叶互生，叶轴及柄常有翅；小叶纸质，多形，常为卵形、椭圆状卵形或长圆形，先端急尖，基部圆形，边缘具粗锯齿或圆锯。

【生境分布】生于山坡、灌丛、疏林中。全国各地均有分布。

【采收加工】根全年均可采收，叶夏、秋季采收，晒干。

【性味归经】酸、咸，凉。归肾经。

【用量用法】15～25 g，水煎服。

【应用】清热解毒，散瘀止血。用于感冒发热，支气管炎，咳嗽咯血，腹泻，痢疾，痔疮出血。

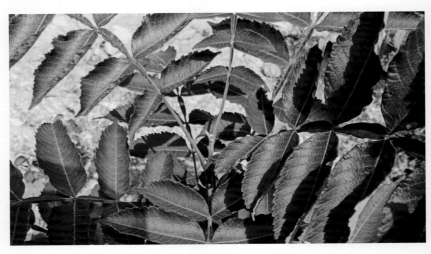

莱肤籽

【通用名】萝卜。

【拉丁学名】*Raphanus sativus* L.。

【科】十字花科。

【药用部位】成熟种子。

【植物特征】一年生或二年生草本。根肉质。茎粗壮，分枝，具纵棱。基生叶丛生，大头状羽裂，疏生白色糙毛，顶端裂片最大，侧裂片4～6对，沿叶轴对生或互生，向下裂片渐小；茎生叶亦为大头状羽裂，较基生叶小；茎上部叶有柄或近无柄，长椭圆形至披针形，边缘有锯齿或缺刻，极少全缘。

【生境分布】多为栽培。全国各地普遍栽培。

【采收加工】6—7月种子成熟时割取，搓出种子，晒干，簸净果皮及杂质，收集种子。

【性味归经】辛、甘，平。归脾、胃、肺经。

【用量用法】4.5～9.0 g，水煎服。

【应用】理气化痰，消食通便，调节血压。用于咳嗽痰喘，食积气滞，胸闷腹胀，下痢后重，嗳腐吞酸。

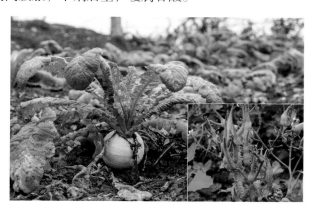

莲籽叶

【通用名】莲。

【拉丁学名】*Nelumbo nucifera* Gaertn.。

【科】莲科。

【药用部位】叶。

【植物特征】多年生水生草本。根状茎横生，肥厚，节间膨大，内有多数纵行通气孔洞，外生须状不定根。节上生叶，露出水面；叶柄着生于叶背中央，粗壮，圆柱形，多刺；叶片圆形，全缘或稍呈波状，上面粉绿色，下面叶脉从中央射出，有 1～2 次叉状分枝。花单生于花梗顶端，花梗与叶柄等长或稍长，也散生小刺；花芳香，红色、粉红色或白色。

【生境分布】生于池塘或水田内，亦有栽培。我国南北各地均有分布。

【采收加工】6—7 月采收，晒干。

【性味归经】苦，平。归肝、脾、胃经。

【用量用法】15～25 g，水煎服。

【应用】清暑化湿，升发清阳，凉血止血。用于暑热烦渴，暑湿泄泻，脾虚泄泻，血热吐衄，便血崩漏。

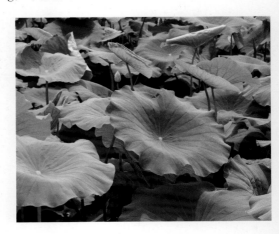

莲籽核

【通用名】莲。

【拉丁学名】*Nelumbo nucifera* Gaertn.。

【科】莲科。

【药用部位】成熟种子。

【植物特征】多年生水生草本。根茎横生，肥厚，节间膨大，内有多数纵行通气孔洞，外生须状不定根。节上生叶，露出水面；叶柄着生于叶背中央，粗壮，圆柱形，多刺；叶片圆形，全缘或稍呈波状，上面粉绿色，下面叶脉从中央射出，有 1～2 次叉状分枝。花单生于花梗顶端，花梗与叶柄等长或稍长，也散生小刺；花芳香，红色、粉红色或白色。

【生境分布】生于池塘或水田内，亦有栽培。我国南北各地均有分布。

【采收加工】秋季果实成熟时采割莲房，取出果实，除去果皮，干燥。

【性味归经】甘、涩、平。归脾、肾、心经。

【用量用法】9～15 g，水煎服；或入丸、散。

【应用】补脾止泻，益肾涩精，养心安神。用于脾虚泄泻，遗精，心悸失眠。

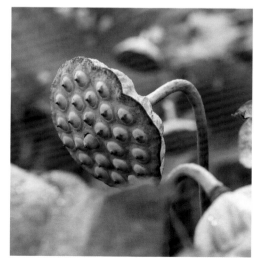

桔皮

【通用名】柑橘。

【拉丁学名】*Citrus reticulata* Blanco。

【科】芸香科。

【药用部位】成熟果皮。

【植物特征】小乔木。枝多叶密，针刺极少。叶互生，常椭圆形，先端渐尖，基部楔形，叶缘锯齿不明显，叶翼小而不明显。花小，白色；萼片黄绿色。果形种种，通常扁圆形至近圆球形；果皮甚薄而光滑，或厚而粗糙，易剥离。种子或多或少数，稀无籽，通常卵形，顶部狭尖，基部浑圆。

【生境分布】多栽培于丘陵、低山地带、平原。分布于秦岭南坡以南地区。

【采收加工】11—12月果熟时采摘果实，剥取果皮，晒干或低温干燥。

【性味归经】辛、苦，温。归脾、肺经。

【用量用法】6～10 g，水煎服；或入丸、散。

【应用】理气健脾，燥湿化痰，降逆止呕。用于胸脘胀满，食少吐泻，咳嗽痰多。

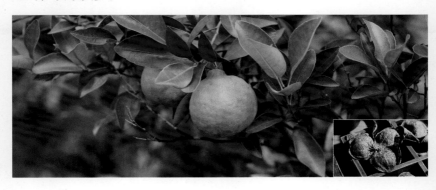

桐紫树

【通用名】油桐。

【拉丁学名】*Vernicia fordii*（Hemsl.）Airy Shaw。

【科】大戟科。

【药用部位】叶、树皮。

【植物特征】落叶乔木。树皮灰色，近光滑；枝条粗壮，无毛，具明显皮孔。叶卵圆形，先端短尖，基部截平至浅心形，全缘，稀 1 ～ 3 浅裂；嫩叶上面被很快脱落的微柔毛，下面被渐脱落的棕褐色微柔毛，成长叶上面深绿色，无毛，下面灰绿色，被贴伏微柔毛；掌状脉 5 条；叶柄与叶片近等长，几无毛。

【生境分布】生于山坡、林地、溪边。分布于陕西、河南、江苏、安徽、浙江、江西、福建、湖南、湖北、广东、海南等地。

【采收加工】10 月中旬采收叶，剥取树皮，晒干或烘干。

【性味归经】甘、辛，寒；有毒。归心、肝、脾经。

【用量用法】叶 15 ～ 30 g，水煎服。外用树皮适量，涂擦、调敷；或探吐。

【应用】叶清热利湿，行气，用于肠炎，细菌性痢疾。树皮解毒消肿；用于淋证，痔疮，疔疮，乳痈。

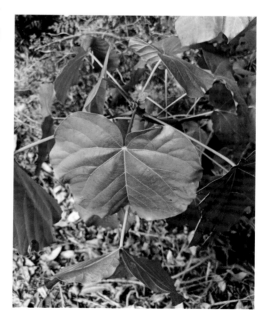

桃子仁

【通用名】桃。

【拉丁学名】*Prunus persica* L. 。

【科】蔷薇科。

【药用部位】成熟种子。

【植物特征】落叶小乔木。叶互生，在短枝上呈簇状，先端渐尖，基部阔楔形，边缘有锯齿。花单生，先叶开放；萼片5枚，外面被毛；花瓣5枚，淡红色，稀白色；雄蕊多数，短于花瓣；心皮1枚，稀2枚，有毛。核果肉质，多汁，心状卵形至椭圆形，一侧有纵沟，表面具短柔毛；果核坚硬，木质，扁卵圆形，顶端渐尖，表面具不规则的深槽及窝孔。种子1粒。

【生境分布】生于果园、园林、房前屋后、山坡、丘陵。全国各地多栽培。

【采收加工】果实成熟后采收，除去果肉和核壳，取出种子，晒干。

【性味归经】苦、甘，平。归心、肝经。

【用量用法】4.5～9.0 g，水煎服；或入丸、散。

【应用】活血祛瘀，润肠通便，止咳平喘。用于闭经，痛经，癥瘕痞块，肺痈肠痈，跌打损伤，肠燥便秘，咳嗽气喘。

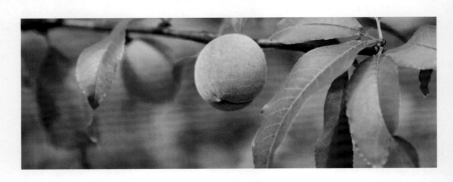

柴仔壳

【通用名】连翘。

【拉丁学名】*Forsythia suspensa*（Thunb.）Vahl。

【科】木樨科。

【药用部位】果实。

【植物特征】落叶灌木。枝条细长开展或下垂，小枝浅棕色，稍4棱，节间中空无髓。单叶对生，具柄；叶片完整或3全裂，卵形至长圆卵形，先端尖，基部宽楔形或圆形，边缘有不整齐锯齿。

【生境分布】生于低山灌丛或林缘。分布于浙江、福建、河北、山西等地。

【采收加工】秋季果实初熟尚带绿色时采收，除去杂质，蒸熟，晒干，习称"青翘"；果实熟透时采收，晒干，除去杂质，习称"老翘"。

【性味归经】苦，微寒。归肺、心、小肠经。

【用量用法】6～15 g，水煎服。

【应用】清热解毒，消肿散结，疏散风热。用于痈疽，瘰疬，乳痈，丹毒，风热感冒，温病初起，温热入营，高热烦渴，神昏发斑，热淋涩痛。

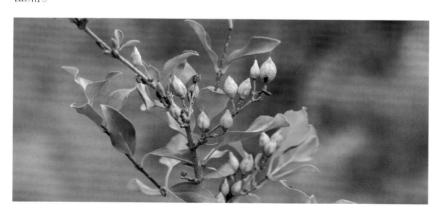

柴壶

【通用名】柴胡。

【拉丁学名】*Bupleurum chinense* DC.

【科】伞形科。

【药用部位】根。

【植物特征】多年生草本。主根较粗大，棕褐色，质坚硬。茎单一或多数，表面有细纵槽纹，实心，上部多回分枝，微作"之"字形曲折。基生叶倒披针形或狭椭圆形，先端渐尖，基部收缩成柄，早枯落；茎中部叶倒披针形或广线状披针形，先端渐尖或急尖，有短芒尖头，基部收缩成叶鞘抱茎；茎顶部叶同形，但更小。复伞形花序很多，花序梗细，常水平伸出，形成疏松的圆锥状；花瓣鲜黄色。

【生境分布】生于向阳山坡路边、岸旁或草丛中。分布于东北、华北、西北、华东和华中地区。

【采收加工】春、秋季采挖，除去茎叶及泥沙，干燥。

【性味归经】苦，微寒。归肝、胆、肺经。

【用量用法】15 ~ 25 g，水煎服。

【应用】疏散退热，疏肝解郁，升举阳气。用于感冒发热，寒热往来，肝郁气滞，胸肋胀痛，脱肛，子宫脱垂，月经不调。

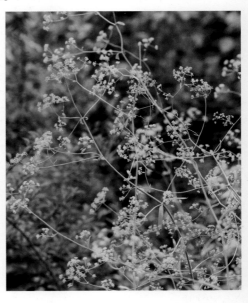

鸭仔草

【通用名】鸭跖草。

【拉丁学名】*Commelina communis* L.。

【科】鸭跖草科。

【药用部位】全草。

【植物特征】一年生草本。多有须根。茎多分枝，具纵棱，基部匍匐，上部直立，仅叶鞘及茎上部被短毛。单叶互生，无柄或近无柄；叶片卵圆状披针形或披针形，先端渐尖，基部下延成膜质鞘，抱茎，有白色缘毛。

【生境分布】生于沟边、路边、田埂、荒地、宅旁墙角、山坡及林缘草丛中。分布于我国南北大部分地区。

【采收加工】6—7月开花期采收全草，鲜用或阴干。

【性味归经】甘、淡，寒。归肺、胃、膀胱经。

【用量用法】15～30 g（鲜品60～90 g），水煎服；或捣汁。外用适量，捣敷。

【应用】清热解毒，利水消肿。用于风湿感冒，热病发热，中暑腹闷，咽喉肿痛，痈肿疔毒，水肿，热淋涩痛。

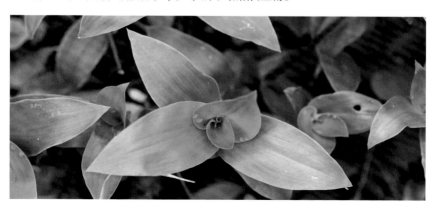

鸭眼草

【通用名】鸭舌草。

【拉丁学名】*Monochoria vaginalis*（Burm. F.）Presl ex Kunth。

【科】雨久花科。

【药用部位】全草。

【植物特征】水生草本，全株光滑无毛。根状茎极短，具柔软须根。茎直立或斜上。叶基生和茎生；叶片形状和大小变化较大，由心状宽卵形、长卵形至披针形，顶端短突尖或渐尖，基部圆形或浅心形，全缘，具弧状脉。

【生境分布】生于潮湿地或稻田中。全国各地均有分布。

【采收加工】夏、秋季采收，鲜用，或切段晒干。

【性味归经】苦，凉。归心、肺、胃经。

【用量用法】15～30 g（鲜品30～60 g），水煎服；或捣汁饮。外用适量，捣敷。

【应用】清热，凉血，利尿，解毒。常用于感冒高热，肺热咳喘，百日咳，咯血，吐血，崩漏，尿血，热淋，痢疾，肠炎，肠痈，丹毒，疮肿，咽喉肿痛，牙龈肿痛，风火赤眼，毒蛇咬伤，毒菇中毒。

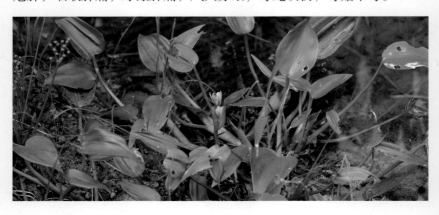

鸭掌灯芯

【通用名】金鸡脚假瘤蕨。

【拉丁学名】*Selliguea hastata*（Thunberg）Fraser-Jenkins。

【科】水龙骨科。

【药用部位】全草。

【植物特征】土生植物。根状茎长而横走，密被鳞片。叶远生；叶柄禾秆色，光滑无毛；叶片为单叶，形态变化极大，单叶不分裂，或戟状二至三分裂，纸质或草质，下面通常灰白色，两面光滑无毛。孢子囊群大，圆形；孢子表面具刺状突起。

【生境分布】生于林缘湿地，岩石。分布于长江流域以南地区，以及河南等地。

【采收加工】夏、秋季采收，洗净，鲜用或晒干。

【性味归经】苦、微辛，凉。归肾、脾经。

【用量用法】15～30 g，水煎服。外用适量，捣敷。

【应用】祛风清热，利湿解毒。用于小儿惊风，感冒咳嗽，小儿支气管肺炎，咽喉肿痛，扁桃体炎，中暑腹痛，痢疾，腹泻，泌尿系统感染，筋骨疼痛，痈疖，疔疮，毒蛇咬伤。

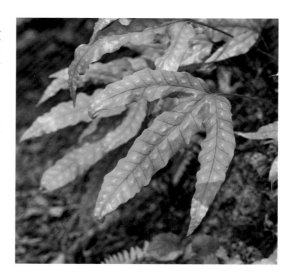

鸭掌柴

【通用名】树参。

【拉丁学名】*Dendropanax dentiger*（Harms）Merr.。

【科】五加科。

【药用部位】根、茎。

【植物特征】乔木或灌木。叶两面均无毛，全缘，或近先端处有不明显细齿一至数个，或有明显疏离的牙齿，基脉三出，基部合生，顶端离生。

【生境分布】生于林缘、溪边。分布于浙江、江西、福建、广西等地。

【采收加工】秋、冬季采挖根部，砍取茎枝，洗净，切片，晒干。

【性味归经】甘、辛，温。归肺、肝经。

【用量用法】15 ~ 25 g，水煎服。

【应用】通经络，散瘀血，壮筋骨。用于风湿骨痛，痛疖，小儿麻痹后遗症，月经不调。

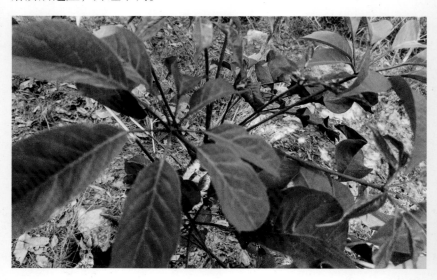

蚔母

【通用名】知母。

【拉丁学名】*Anemarrhena asphodeloides* Bunge。

【科】百合科。

【药用部位】根状茎。

【植物特征】多年生草本。根状茎被残存的叶鞘所覆盖。叶由基部丛生，细长披针形。花葶自叶丛中长出，圆柱形直立；总状花絮，成簇，生在顶部呈穗状；花粉红色，淡紫色至白色。果实长椭圆形，内有多数黑色种子。

【生境分布】生于山坡、丘陵。全国各地均有栽培。

【采收加工】春、秋季采收，除去须及泥沙或外皮，晒干。

【性味归经】苦，寒。归肺、胃、肾经。

【用量用法】6～12 g，水煎服。

【应用】清热泻火，滋阴润燥。用于热病烦渴，肺热燥咳，骨蒸潮热，内热消渴，肠燥便秘。

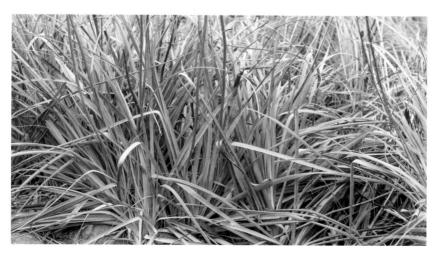

圆头冠

【通用名】硕苞蔷薇。

【拉丁学名】*Rosa bracteata* Wendl.。

【科】蔷薇科。

【药用部位】根、果实。

【植物特征】铺散常绿灌木，高 2～5m，有长匍枝。小枝粗壮，有皮刺。小叶 5～9 枚，叶片革质，椭圆形、倒卵形。花单生或 2～3 朵集生；花瓣白色，倒卵形。果球形，密被黄褐色柔毛；果梗短，密被柔毛。

【生境分布】多生于海拔 100～300 m 的溪边、路旁和灌丛中。分布于江苏、浙江、福建、江西、湖南、贵州、云南等地。

【采收加工】秋季挖根采果，洗净，晒干。

【性味归经】根苦，温；果实甘、酸，温。归脾、肾经。

【用量用法】根 10～25 g，果实 5～10 g，水煎服。

【应用】根益气，健脾，固涩；用于盗汗，久泻，脱肛，遗精，带下。果实健脾利湿；用于痢疾，脚气。

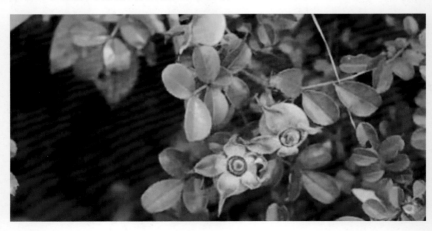

贼裤带

【通用名】了哥王。

【拉丁学名】*Wikstroemia indica*（Linn.）C. A. Mey.。

【科】瑞香科。

【药用部位】根及根皮。

【植物特征】灌木。小枝红褐色，无毛。叶对生，纸质至近革质，倒卵形、椭圆状长圆形或披针形，先端钝或急尖，基部阔楔形或窄楔形，干时棕红色，无毛，侧脉细密，极倾斜。

【生境分布】生于山顶、丘陵。分布于广西、福建、湖南、四川、贵州、云南、浙江等地。

【采收加工】立冬前后采挖，除去杂质，洗净，切片，干燥。

【性味归经】苦，寒；有毒。归肺、胃经。

【用量用法】9 ~ 12 g，水煎服（久煎去毒）。

【应用】清热解毒，散结逐水。用于肺热咳嗽，疖腮，瘰疬，风湿痹痛，疮疖肿毒，水肿腹胀。

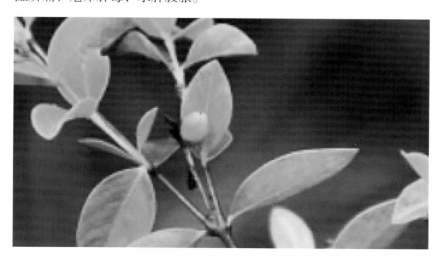

钱柳茶

【通用名】青钱柳。

【拉丁学名】*Cyclocarya paliurus*（Batal.）Iljinsk.。

【科】胡桃科。

【药用部位】叶。

【植物特征】落叶乔木。树皮灰色。枝条黑褐色，具灰黄色皮孔；芽密被锈褐色盾状着生的腺体。奇数羽状复叶，具 7 ～ 9 枚小叶；叶轴密被短毛或有时脱落而成近于无毛。

【生境分布】生于山地湿润的森林中。分布于江苏、浙江、江西、福建等地。

【采收加工】春、夏季采收，洗净，鲜用或干燥。

【性味归经】微苦，温。归肝、肾、脾经。

【用量用法】5 ～ 15 g，水煎服。外用适量，捣烂取汁涂搽。

【应用】生津止渴，祛风止痒，清热平肝。用于消渴，眩晕，皮肤癣疾，目赤肿痛，便秘。

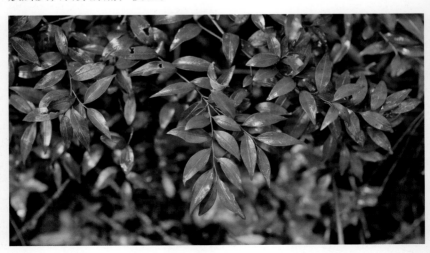

铁马鞭

【通用名】马鞭草。

【拉丁学名】*Verbena officinalis* L.。

【科】马鞭草科。

【药用部位】地上部分。

【植物特征】多年生直立草本。茎基部木质化。单叶对生，叶片卵形至长卵形，两面被硬毛，下面脉上的毛尤密。穗状花序顶生或腋生，花蓝紫色，无柄；花萼膜质，筒状；花冠微呈二唇形。果长圆形，成熟时 4 瓣裂。花果期 6 — 10 月。

【生境分布】生于房前屋后。分布于华东、华南和西南大部分地区。

【采收加工】7 月中下旬采收或 9 月中下旬采收，从距地面 10 cm 处割取，去除杂质，晒干。

【性味归经】微苦，凉。归肝、脾经。

【用量用法】10 ～ 25 g，水煎服。

【应用】活血散瘀，解毒，利水，退黄，截疟。用于癥瘕积聚，痛经，闭经，喉痹，痈肿，水肿，黄疸，疟疾。

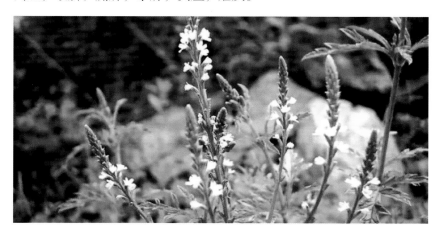

铁仔丝

【通用名】檵木。

【拉丁学名】Loropetalum chinense（R. Br.）Oliver。

【科】金缕梅科。

【药用部位】花。

【植物特征】灌木，有时为小乔木。多分枝，小枝有星毛。叶革质，卵形，先端尖锐，基部钝，不等侧，上面略有粗毛或秃净，下面被星毛，全缘；叶柄有星毛；托叶膜质，三角状披针形。

【生境分布】生于丘陵，山地。分布于华中、华南及西南地区，以及浙江、福建等地。

【采收加工】清明前后采摘，晒干或烘干。

【性味归经】甘、涩，平。归肝、肺经。

【用量用法】5 ～ 10 g，水煎服；外用适量，研粉敷患处。

【应用】收敛，止血，消炎抗菌。用于腹泻，腹痛，细菌性痢疾，鼻衄。

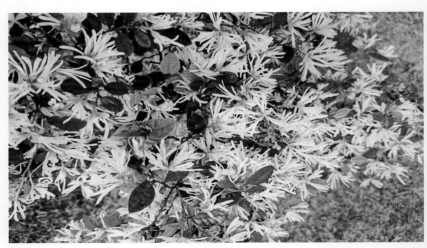

铁交杯

【通用名】杏香兔儿风。

【拉丁学名】*Ainsliaea fragrans* Champ.。

【科】菊科。

【药用部位】全草。

【植物特征】多年生草本。根状茎圆柱形。茎直立，单一，不分枝，花葶状，被褐色长柔毛。叶聚生于茎的基部，厚纸质，卵形、狭卵形或卵状长圆形，上面绿色，下面淡绿色或有时多少带紫红色，网脉略明显，网眼大。

【生境分布】生于山坡灌木林下或路旁、沟边草丛中。分布于福建、浙江、安徽、江苏、江西、湖北、四川、湖南、广东、广西等地。

【采收加工】夏、秋季采收，洗净，鲜用或晒干。

【性味归经】苦、辛，平。归肺经。

【用量用法】10 ～ 25 g，水煎服。外用适量，捣敷。

【应用】清热解毒，消积散结，止咳，止血。用于上呼吸道感染，肺脓疡，肺结核咯血，黄疸，小儿疳积，消化不良，中耳炎，毒蛇咬伤。

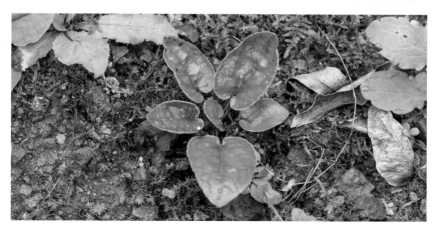

铁疔草

【通用名】轮叶景天。

【拉丁学名】*Sedum chauveaudii* Hamet。

【科】景天科。

【药用部位】全草。

【植物特征】多年生草本，无毛。花茎上升，基部节上生不定根。叶3数轮生，近柄状匙形，有钝或略2浅裂的距，先端近钝形，前缘有乳头状突起，上面具锈色斑点。花序伞房状，疏松，有多数花；苞片叶形。花为不等的五基数；花梗极短；萼片线状匙形，不等长；花瓣黄色，披针形至长圆形；鳞片方形至长方形，上部略宽。

【生境分布】生于林缘石坡上或岩石上。分布于四川、云南等地，浙江有栽培。

【采收加工】夏、秋季采收，洗净，鲜用或晒干。

【性味归经】苦、涩，平。归肝经。

【用量用法】6～15g，水煎服。外用适量，捣敷；或绞汁涂。

【应用】活血化瘀，解毒消肿。用于劳伤腰痛，创伤出血，无名肿痛，蛇虫咬伤。

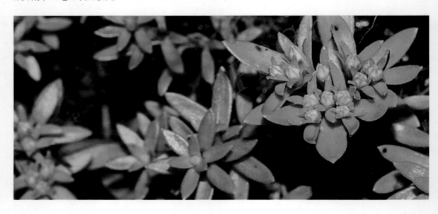

铁稜角

【通用名】香茶菜。

【拉丁学名】*Isodon amethystoides*（Bentham）H. Hara。

【科】唇形科。

【药用部位】地上部分。

【植物特征】多年生直立草本。根茎肥大，疙瘩状，木质，向下密生纤维状须根。茎四棱形，具槽，密被向下贴生疏柔毛或短柔毛，草质，在叶腋内常有不育的短枝，其上具较小型的叶。叶卵状圆形、卵形至披针形，大小不一，生于主茎中、下部的较大，生于侧枝及主茎上部的较小，先端渐尖、急尖或钝。

【生境分布】生于林下或草丛中湿润处。分布于浙江、江西、福建、贵州等地。

【采收加工】6 — 10 月开花时割取地上部分，晒干，或鲜品随采随用。

【性味归经】辛、苦，凉。归肝、肾经。

【用量用法】10 ～ 15 g，水煎服。外用适量，鲜叶捣敷；或水煎洗。

【应用】清热利湿，活血散瘀，解毒消肿。用于湿热黄疸，淋证，水肿，咽喉肿痛，关节痹痛，闭经，乳痈，痔疮，发背，跌打损伤，毒蛇咬伤。

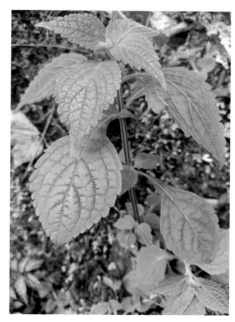

铃当花

【通用名】桔梗。

【拉丁学名】*Platycodon grandiflorus*（Jacq.）A. DC.。

【科】桔梗科。

【药用部位】根。

【植物特征】多年生草本，有白色乳汁。主根长纺锤形，分枝少。茎高 30～120 cm，无毛，通常不分枝或上部稍分枝。叶 3～4 枚轮生、对生或互生，无柄或有极短柄；叶片卵形至披针形，顶端尖，边缘有尖锯齿，基部楔形，下面被白粉。

【生境分布】生于山坡、草地、林边，有栽培。我国南北各地均有分布。

【采收加工】春、秋季采挖，刮去栓皮后，晒干。

【性味归经】苦、辛，平。归肺经。

【用量用法】15～25 g，水煎服。

【应用】宣肺利咽，祛痰排脓。用于咳嗽痰多，胸闷不畅，咽痛音哑，肺痈吐脓。

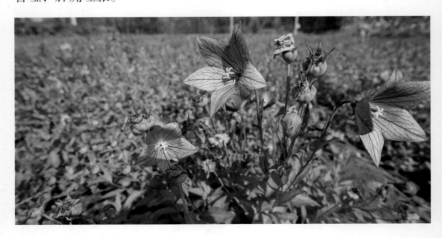

称钩藤

【通用名】钩藤。

【拉丁学名】*Uncaria rhynchophylla*（Miq.）Miq. ex Havil.。

【科】茜草科。

【药用部位】带钩茎枝。

【植物特征】藤本。嫩枝较纤细，方柱形或略有4棱角，无毛。叶纸质，椭圆形或椭圆状长圆形，两面均无毛，干时褐色或红褐色，下面有时白粉，顶端短尖或骤尖，基部楔形至截形。头状花序单生叶腋。

【生境分布】生于山坡、丘地、田园、墙坎。分布于浙江、广东、广西、云南、贵州、福建、湖南、湖北、江西等地。

【采收加工】秋、冬季采收，去叶，切段，晒干。

【性味归经】甘，凉；有小毒。归肝、心包经。

【用量用法】6～15 g，水煎服（后下）。

【应用】息风定惊，清热平肝。用于肝风内动，惊痫抽搐，高热惊厥，感冒夹惊，小儿惊啼，妊娠子痫，头痛眩晕。

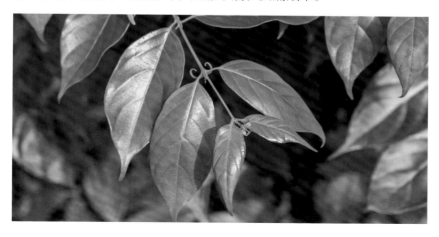

臭鸡屎藤

【通用名】鸡屎藤。

【拉丁学名】*Paederia foetida* L.。

【科】茜草科。

【药用部位】全草。

【植物特征】藤状灌木。叶对生，膜质，卵形或披针形，先端短尖或削尖，基部浑圆，上面无毛，下面脉上被微毛；托叶卵状披针形。圆锥花序腋生或顶生；花冠紫蓝色，通常被茸毛，裂片短。果阔椭圆形，小坚果浅黑色，具 1 阔翅。

【生境分布】生于疏林、山坡。分布于云南、贵州、四川、广西、广东、福建、安徽、江苏、浙江等地。

【采收加工】全年均可采收，鲜用或晒干。

【性味归经】甘、酸、平。归心、肝、脾、肾经。

【用量用法】15 ～ 30 g，水煎服。外用适量，捣敷。

【应用】祛风利湿，消积，解毒。用于风湿筋骨痛，食积，小儿疳积，蛇咬和蝎螫。

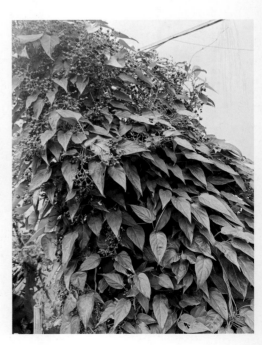

臭泡子

【通用名】吴茱萸。

【拉丁学名】*Tetradium ruticarpum*（A. Juss.）T. G. Hartley。

【科】芸香科。

【药用部位】近成熟果实。

【植物特征】小乔木或灌木。嫩枝暗紫红色，与嫩芽同被灰黄色或红锈色茸毛，或疏短毛。有小叶 5 ～ 11 枚，小叶薄至厚纸质，卵形、椭圆形或披针形，叶轴下部的较小，两侧对称或一侧的基部稍偏斜。

【生境分布】生于山地疏林或灌木丛中，多见于向阳坡地。分布于秦岭以南地区。

【采收加工】果实尚未开裂时，剪下果枝，晒干或低温干燥。

【性味归经】辛、苦，热。归肝、脾、胃、肾经。

【用量用法】2 ～ 5 g，水煎服。

【应用】散寒止痛，降逆止呕，助阳止泻。用于厥阴头痛，寒疝腹痛，寒湿脚气，经行腹痛，脘腹胀痛，呕吐吞酸，夜间泄泻。

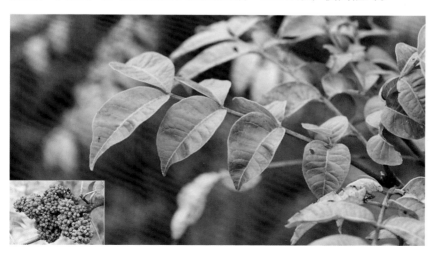

臭柴

【通用名】山鸡椒。

【拉丁学名】*Litsea cubeba*（Lour.）Pers.。

【科】樟科。

【药用部位】成熟果实。

【植物特征】落叶灌木或小乔木。树皮幼时黄绿色，老时灰褐色，无毛。叶互生，纸质，有香气，披针形或长圆状披针形。伞形花序单生或簇生，总梗细长；苞片边缘有睫毛；每一花序有花4～6朵，先叶开放或与叶同时开放。

【生境分布】生于山地、灌丛、疏林或林中路旁、水边。分布于福建、浙江、江苏、安徽等地。

【采收加工】8月底至9月初采收充分成熟的果实，轻蒸，晾干、晒干或烘干。

【性味归经】辛、苦，温。归脾、胃经。

【用量用法】6～10 g，水煎服。

【应用】温中散寒，行气止痛。用于胃寒呕逆，脘腹冷痛，寒疝腹痛，寒湿郁滞，小便浑浊。

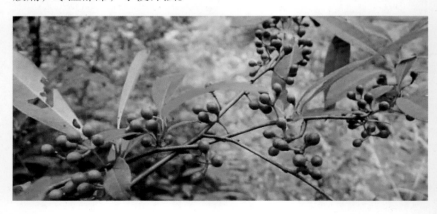

臭梧桐

【通用名】臭牡丹。

【拉丁学名】*Clerodendrum bungei* Steud.。

【科】马鞭草科。

【药用部位】嫩枝及叶。

【植物特征】灌木；植株有臭味；花序轴、叶柄密被褐色、黄褐色或紫色脱落性的柔毛。叶纸质，宽卵形或卵形，先端尖或渐尖，基部脉腋有数个盘状腺体。伞房状聚伞花序密集成头状；花冠淡红色、红色或紫红色，裂片倒卵形。核果近球形，成熟时蓝黑色。

【生境分布】生于山坡、林缘、沟谷、路旁、灌丛润湿处。分布于华北、西北、西南地区，以及江苏、安徽、浙江、江西、湖南、湖北、广西等地。

【采收加工】8—10月开花后采，割取花枝及叶，捆扎成束，晒干。

【性味归经】辛、苦，寒。归肝经。

【用量用法】10～25 g，水煎服；或浸酒；或入丸、散。外用适量，水煎洗。

【应用】活血散瘀，消肿解毒，祛风湿，降压。用于风湿痹痛，半身不遂，偏头痛，疟疾，痔疮。

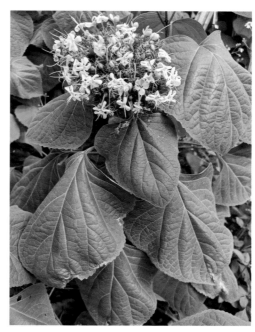

臭脚娘

【通用名】蕺菜。

【拉丁学名】*Houttuynia cordata* Thunb.。

【科】三白草科。

【药用部位】全草。

【植物特征】多年生草本，有腥臭气。茎下部伏地，生根，上部直立。叶互生，心形或阔卵形，先端渐尖，全缘，有细腺点，脉上被柔毛，下面紫红色。

【生境分布】生于沟边、溪边等潮湿地段。分布于江苏、浙江、江西、安徽、四川、云南、贵州、广东、广西等地。

【采收加工】4—8月采收，除去杂质，迅速洗净，切段，鲜用或干燥。

【性味归经】辛，微寒。归肺经。

【用量用法】15～25 g（鲜品加倍），水煎服（不宜久煎）；或捣汁饮。外用适量，捣敷；或煎水熏洗。

【应用】清热解毒，消痈排脓，利尿通淋。用于肺痈吐脓，痰热喘咳，热痢，热淋，痈肿疮毒。

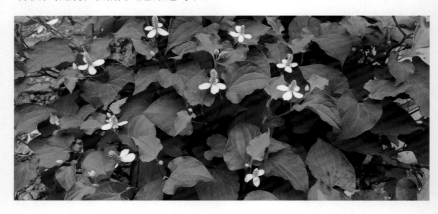

翁扭莓

【通用名】掌叶覆盆子。

【拉丁学名】*Rubus chingii* Hu。

【科】蔷薇科。

【药用部位】果实。

【植物特征】藤状灌木。枝细，具皮刺，无毛。单叶，近圆形，两面仅沿叶脉有柔毛或几无毛，基部心形，边缘掌状 5 深裂，稀 3 裂或 7 裂，裂片椭圆形或菱状卵形，顶端渐尖，基部狭缩，顶生裂片与侧生裂片近等长或稍长，具重锯齿，有掌状 5 脉；叶柄微具柔毛或无毛，疏生小皮刺；托叶线状披针形。

【生境分布】生于低海拔地区，在山坡、路边阳处或阴处灌木丛中常见。分布于江苏、安徽、浙江、江西、福建、广西等地。

【采收加工】夏初果实由绿变绿黄时采收，蒸透，取出干燥，晒干或烘干。

【性味归经】甘、酸，温。归肝、肾、膀胱经。

【用量用法】5 ～ 10 g，水煎服；或以辅料形式添加到汤、粥中。

【应用】益肾，固精，缩尿，养肝明目。用于遗精滑精，遗尿尿频，阳痿早泄，目暗昏花。

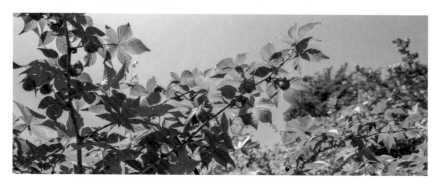

脓见消

【通用名】雾水葛。

【拉丁学名】*Pouzolzia zeylanica*（L.）Benn.。

【科】荨麻科。

【药用部位】全草。

【植物特征】多年生草本。茎直立或渐升，不分枝，通常在基部或下部有 1 ～ 3 对对生的长分枝，枝条不分枝或有少数极短的分枝，有短伏毛，或混有开展的疏柔毛。

【生境分布】生于潮湿的山地、沟边、路旁、低山灌丛中或疏林中。分布于甘肃、安徽、浙江、福建、湖北、湖南、广东、海南、四川、云南等地。

【采收加工】全年均可采收，洗净，鲜用或晒干。

【性味归经】甘、淡，寒。归脾经。

【用量用法】15 ～ 30 g（鲜品加倍），水煎服。外用适量，捣敷；或捣汁含漱。

【应用】清热解毒，消肿排脓，利水通淋。用于疮疡痈疽，乳痈，风火牙痛，痢疾，腹泻，小便淋痛，白浊。

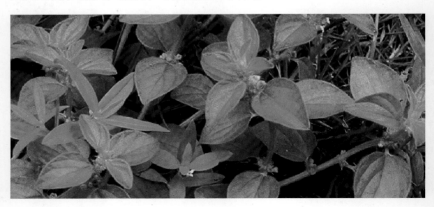

高良姜

【通用名】姜。

【拉丁学名】*Zingiber officinale* Roscoe。

【科】姜科。

【药用部位】根茎。

【植物特征】多年生草本。根茎肥厚，多分枝，有芳香及辛辣味。叶片披针形或线状披针形，无毛，无柄；叶舌膜质。穗状花序球果状；苞片卵形，淡绿色或边缘淡黄色。

【生境分布】多栽培于农家园地。除东北、西北等寒冷地区外，我国中大部分地区均有栽培。

【采收加工】10 月中下旬至 11 月采收，一般进行九蒸九晒。

【性味归经】辛，微温。归肺、脾、胃经。

【用量用法】3 ～ 10 g，水煎服。

【应用】解表散寒，温中止呕，温肺止咳，解毒。用于风寒感冒，脾胃寒证，胃寒呕吐，肺寒咳嗽，鱼蟹中毒。

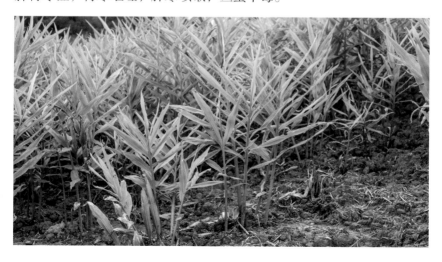

益智子

【通用名】益智。

【拉丁学名】*Alpinia oxyphylla* Miq.。

【科】姜科。

【药用部位】成熟果实。

【植物特征】多年生草本。根茎短，茎丛生。叶片披针形。总状花序在花蕾时全部包藏于帽状总苞片中，花时整个脱落，花序轴被极短的柔毛；花萼筒状；花冠白色，外被疏柔毛；唇瓣倒卵形，粉白色而具红色脉纹。蒴果鲜时球形，干时纺锤形。种子不规则扁圆形，被淡黄色假种皮。

【生境分布】生于阴湿林下。分布于海南、广东、广西等地，浙江有栽培。

【采收加工】夏、秋间果实由绿变红时采收，晒干或低温干燥。

【性味归经】辛，温。归脾、肾经。

【用量用法】10 ～ 15 g，水煎服。

【应用】益脾胃，理元气，补肾虚滑沥。用于脾胃肾虚寒所致的泄泻、腹痛、呕吐、食欲不振、唾液分泌增多、遗尿、小便频数。

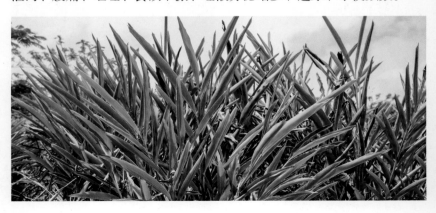

浙贝

【通用名】浙贝母。

【拉丁学名】*Fritillaria thunbergii* Miq.。

【科】百合科。

【药用部位】鳞茎。

【植物特征】草本。叶在最下面的对生或散生，向上常兼有散生、对生和轮生，近条形至披针形，先端不卷曲或稍弯曲。花 1 ~ 6 朵，淡黄色，有时稍带淡紫色，顶端的花具 3 ~ 4 枚叶状苞片，其余的具 2 枚苞片。

【生境分布】生于海拔较低的山丘荫蔽处或竹林下。主要分布于浙江。

【采收加工】初夏植株枯萎时采挖，洗净，除去外皮，拌以煅过的贝壳粉，吸出擦出的浆汁，干燥。

【性味归经】苦，寒。归肺、心经。

【用量用法】10 ~ 15 g，水煎服。

【应用】清热，化痰止咳，解毒，散结消痈。用于风热咳嗽，痰火咳嗽，肺痈，乳痈，瘰疬，疮毒。

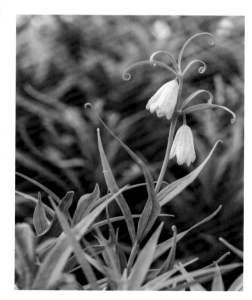

海蛎壳

【通用名】牡蛎。

【拉丁学名】*Ostrea gigas* Thunberg。

【科】牡蛎科。

【药用部位】贝壳。

【动物特征】贝壳近长形、圆形、三角形，受外界环境影响，壳形极不规则。两壳不等，左壳较大、凸出，营附着生活，右壳稍小、较平。外被鳞片，易脱落，少数种类放射肋明显，有的小蛎属牡蛎壳上密布棘刺。

【生境分布】生于海边岩壁、石缝。主要分布于江苏、福建、广东、浙江、河北、辽宁及山东等沿海一带。

【采收加工】全年均可收集，去肉取壳，洗净，晒干。

【性味归经】咸、湿，凉。归肝、肾经。

【用量用法】15～25 g，水煎服；或入丸、散。外用适量，研末干撒、调敷；或作扑粉。

【应用】敛阴，潜阳，止汗，涩精，化痰，软坚散结。用于惊悸失眠，眩晕耳鸣，瘰疬痰核，癥瘕痞块，自汗盗汗，遗精，胃痛泛酸。

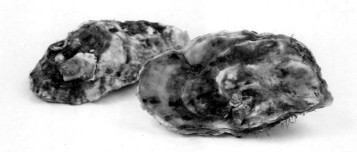

桑叶

【通用名】桑。

【拉丁学名】*Morus alba* L.。

【科】桑科。

【药用部位】叶。

【植物特征】小乔木或灌木。树皮灰黄色或黄褐色；幼枝有毛。叶互生，卵形至阔卵形，先端尖或钝，基部圆形或近心形，边缘有粗齿，上面无毛，有光泽，下面绿色，脉上有疏毛，脉腋间有毛。

【生境分布】多为栽培。全国大部分地区均有栽培，尤其是长江中下游及四川盆地。

【采收加工】10—11月霜降后采收经霜之叶，除去细枝及杂质，晒干。

【性味归经】苦、甘，寒。归肺、肝经。

【用量用法】5～10g，水煎服；或入丸、散。外用适量，煎水洗眼。

【应用】疏散风热，清肺润燥，平肝明目，凉血止血。用于风热感冒，温病初起，肺热咳嗽，肝阳上亢眩晕，目赤昏花，血热妄行之咯血。

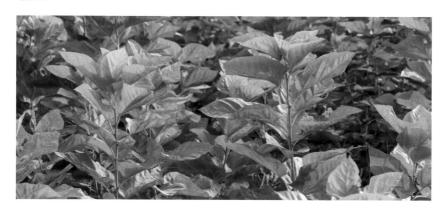

桑果

【通用名】桑。

【拉丁学名】*Morus alba* L. 。

【科】桑科。

【药用部位】成熟果实。

【植物特征】小乔木或灌木。树皮灰黄色或黄褐色；幼枝有毛。叶互生，卵形至阔卵形，先端尖或钝，基部圆形或近心形，边缘有粗齿，上面无毛，有光泽，下面绿色，脉上有疏毛，脉腋间有毛。

【生境分布】多为栽培。全国大部分地区均有栽培，尤其是长江中下游及四川盆地。

【采收加工】4—6月果实变红时采收，晒干或烘干。

【性味归经】甘、酸，寒。归心、肝、肾经。

【用量用法】10～25 g，水煎服。

【应用】补血滋阴，补肾乌发，生津润燥。用于眩晕耳鸣，心悸失眠，须发早白，津伤口渴，内热消渴，血虚便秘。

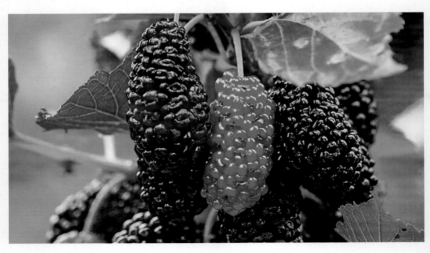

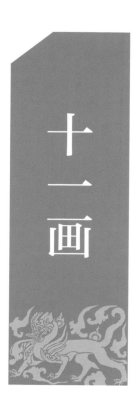

十一画

黄竹刺

【通用名】蓟。

【拉丁学名】*Cirsium japonicum* Fisch. ex DC.。

【科】菊科。

【药用部位】根。

【植物特征】多年生草本。茎直立，被长毛。基生叶卵形、长倒卵形、椭圆形或长椭圆形，羽状深裂或几全裂，基部渐窄成翼柄，柄翼边缘有针刺及刺齿，侧裂片 6～12 对；全部茎叶两面同色，绿色，两面沿脉有稀疏的长节毛或短节毛，或几无毛。头状花序直立；总苞钟状。瘦果扁，偏斜楔状倒披针状。

【生境分布】生于路旁、山坡、园地、杂地。我国南北各地均有分布，主要分布于江苏、浙江、四川等地。

【采收加工】8—9 月采挖，清水洗净，切片，晒干或烘干。

【性味归经】甘、苦，凉。归心、肝经。

【用量用法】9～15 g 水煎服。

【应用】凉血止血，祛瘀消肿。用于吐血，尿血，便血，崩漏，外伤出血。

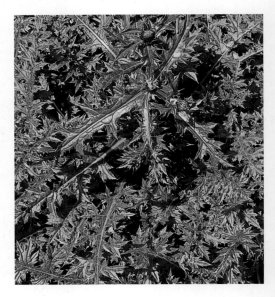

黄芯柑

【通用名】栀子。

【拉丁学名】*Gardenia jasminoides* Ellis。

【科】茜草科。

【药用部位】成熟果实。

【植物特征】灌木。嫩枝常被短毛，枝圆柱形，灰色。叶对生，革质，叶形多样，通常为长圆状披针形、倒卵状长圆形、倒卵形或椭圆形，先端渐尖，基部楔形或短尖，两面常无毛，上面亮绿色，下面色较暗，侧脉 8 ～ 15 对；托叶膜质。果卵形，黄色或橙红色。

【生境分布】生于旷野、丘陵、山谷、山坡、溪边的灌丛或林中。分布于山东、江苏、安徽、浙江、江西、福建等地。

【采收加工】10 月采收，蒸透取出，晾干、晒干或烘干。

【性味归经】苦，寒。归心、肺、三焦经。

【用量用法】6 ～ 10 g，水煎服。

【应用】泻火除烦、清热肝炎、凉血解毒、消肿止痛。用于热病心烦，黄疸，淋证涩痛，血热吐衄，目赤肿痛，火毒疮疡。

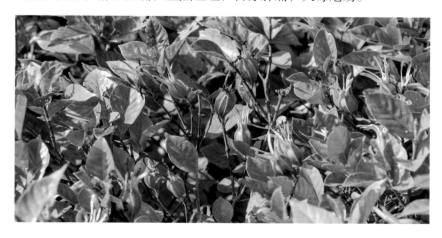

雪里开

【通用名】单叶铁线莲。

【拉丁学名】*Clematis henryi* Oliv.。

【科】毛茛科。

【药用部位】根。

【植物特征】多年生木质藤本。根中间膨大成纺锤状、卵圆状或长椭圆形。小枝有短柔毛。单叶对生，窄卵形或披针形，先端长尖，基部浅心形，边缘有具短刺头的小锯齿，两面初有短伏毛，后变无毛，网脉明显，在下面隆起。

【生境分布】生于山谷、山坡林中。分布于长江中下游及其以南地区。

【采收加工】秋、冬季采挖，洗净，鲜用或晒干。

【性味归经】辛，平。归肝、脾、肺经。

【用量用法】10 ～ 25 g，水煎服。外用适量，磨汁涂患处。

【应用】行气止痛，活血消肿。用于胃痛，腹痛，跌打损伤，跌仆晕厥，支气管炎，腮腺炎。

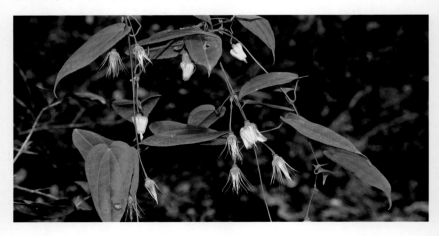

雀不歇

【通用名】飞龙掌血。

【拉丁学名】*Toddalia asiatica*（L.）Lam.。

【科】芸香科。

【药用部位】根、根皮。

【植物特征】木质藤本。幼枝的顶部有褐色或红锈色甚短的细毛，或密被灰白色短毛。小叶无柄，对光透视可见密生的透明油点，先端尾状长尖或急尖而钝头，边缘有细裂齿，侧脉甚多而纤细。花梗甚短，花淡黄白色。

【生境分布】生于山坡、坑边、丘陵等地。分布于秦岭以南地区。

【采收加工】全年均可采挖，洗净，切段，晒干或烘干。

【性味归经】苦、麻，温；有小毒。归肝经。

【用量用法】10～25g，水煎服。

【应用】活血散瘀，祛风除湿，消肿止痛。用于感冒风寒，胃痛，肋间神经痛，风湿骨痛，咯血。

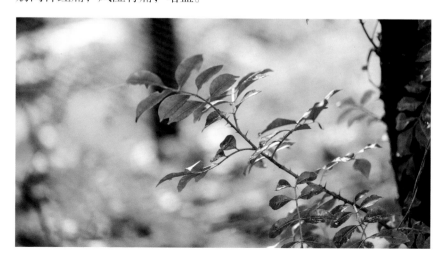

野半夏

【通用名】独角莲。

【拉丁学名】*Sauromatum giganteum*（Engler）Cusimano & Hetterscheid。

【科】天南星科。

【药用部位】块茎。

【植物特征】多年生草本，植株常较高大。地下块茎似芋头状，卵形至卵状椭圆形，外被暗褐色小鳞片。叶片三角状卵形、戟状箭形或卵状宽椭圆形，初发时向内卷曲如角状，后即开展，先端渐尖；叶柄肥大肉质，下部常呈淡粉红色或紫色条斑。

【生境分布】生于阴湿的林下、山涧、水沟及庄稼地。分布于东北地区，山东、江苏、浙江、福建、河南、湖北等地有栽培。

【采收加工】秋季采挖，除去须根和外皮，鲜用或晒干。

【性味归经】辛，温；有毒。归胃、肝经。

【用量用法】3～6 g，水煎服。外用适量，捣敷；或熬膏；或研末以酒调敷患处。

【应用】祛风痰，定惊搐，解毒散结，止痛。用于中风痰壅、口眼喝斜、语言謇涩，惊风癫痫，破伤风，痰厥头痛，偏正头痛，瘰疬痰核。

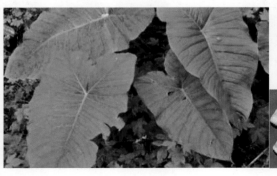
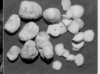

野当归

【通用名】前胡。

【拉丁学名】*Peucedanum praeruptorum* Dunn。

【科】伞形科。

【药用部位】根。

【植物特征】多年生草本。根圆锥形。茎直立，单一，上部分枝。基生叶和下部叶纸质，圆形至宽卵形，二至三回三出式羽状分裂，最终裂片菱状倒卵形，不规则羽状分裂，有圆锯齿；叶柄基部有宽鞘，抱茎。

【生境分布】野生于向阳山坡草丛中。分布于江苏、浙江、广西、江西、湖南等地。

【采收加工】冬季至次年春季茎叶枯萎或未抽花茎时采挖，除去须根，晒干或低温干燥。

【性味归经】苦、辛，微寒。归肺经。

【用量用法】10～25 g，水煎服；或入丸、散。

【应用】散风清热，降气化痰。用于风热咳嗽痰多，痰热喘满，咳痰黄稠。

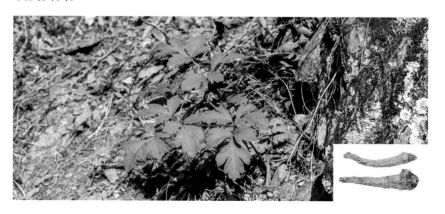

野鸡冠花

【通用名】青葙。

【拉丁学名】*Celosia argentea* L.。

【科】苋科。

【药用部位】成熟种子。

【植物特征】一年生草本。茎直立，绿色或带红紫色，有纵条纹。叶互生，披针形或椭圆状披针形。穗状花序顶生或腋生。

【生境分布】生于坡地、路边、平原较干燥的向阳处。全国各地均有分布。

【采收加工】秋季果实成熟时采割植株或摘取果穗，晒干，收集种子，除去杂质。

【性味归经】苦，微寒。归肝经。

【用量用法】10～15 g，水煎服。

【应用】清肝，明目，退翳。用于肝热目赤，眼生翳膜，视物昏花，肝火眩晕。

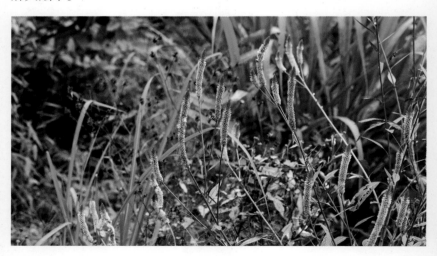

野鸡骨草

【通用名】土牛膝。

【拉丁学名】*Achyranthes aspera* L.。

【科】苋科。

【药用部位】根。

【植物特征】多年生草本。根圆柱形，土黄色。茎有棱角或四方形，绿色或带紫色，有白色贴生或开展柔毛，或近无毛，分枝对生，节膨大。单叶对生；叶片膜质，椭圆形或椭圆状披针形，先端渐尖，基部宽楔形，全缘，两面被柔毛。

【生境分布】生于山坡林下、河边及山谷稍阴湿处。分布于浙江、福建、广西、广东、四川、云南等地。

【采收加工】秋、冬季采挖，切片，晒干或烘干。

【性味归经】微苦，凉。归肝、肾经。

【用量用法】10～25 g，水煎服。

【应用】清热，解毒，利尿。用于感冒发热，扁桃体炎，白喉，流行性腮腺炎，疟疾，风湿性关节炎，泌尿系统结石，肾炎水肿。

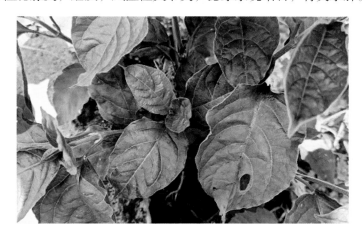

野茴香

【通用名】角茴香。

【拉丁学名】*Hypecoum erectum* L.。

【科】罂粟科。

【药用部位】全草。

【植物特征】一年生草本。茎多数，上部分歧。叶片有白粉，轮廓倒披针形；羽状全裂，一回裂片 2～5 对，约三回细裂，小裂片条形，先端尖；茎生叶小，无柄，裂片丝状。

【生境分布】生于干燥山坡、草地、沙地、砾质碎石地。分布于辽宁、陕西、山西、河南等地，浙江有栽培。

【采收加工】夏、秋季采集，晒干。

【性味归经】苦，寒；有小毒。归肺、大肠、肝经。

【用量用法】7～15 g，水煎服；1～5 g，研末冲服。

【应用】清热解毒，镇咳止痛。用于感冒发热，咳嗽，咽喉肿痛，肝热目赤，肝炎，胆囊炎，痢疾，关节疼痛。

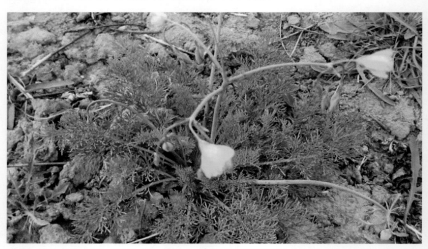

野荞麦

【通用名】荞麦。

【拉丁学名】*Fagopyrum esculentum* Moench。

【科】蓼科。

【药用部位】成熟种子。

【植物特征】一年生草本。茎直立，分枝，光滑，红色，稀具乳头状突起。叶互生，心状三角形或三角状箭形，有的近五角形，先端渐尖，下部裂片圆形或渐尖，基部近心形或戟形，叶脉被乳头状突起。

【生境分布】生于杂地、园林边。全国各地均有分布和栽培。

【采收加工】霜降前后种子成熟时收割，打下种子，晒干。

【性味归经】甘，凉。归脾、胃经。

【用量用法】10～25 g，入丸、散。外用适量，研末调敷。

【应用】开胃宽肠，下气消积。用于绞肠痧，肠胃积滞，慢性泄泻，噤口痢，赤游丹毒，痈疽发背，汤火灼伤。

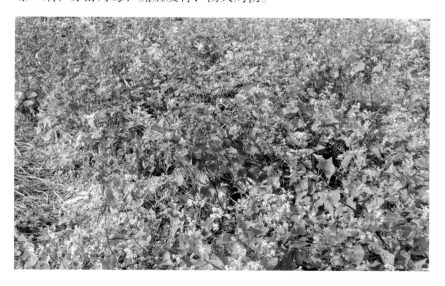

野菊花

【通用名】菊花。

【拉丁学名】*Chrysanthemum morifolium* Ramat.。

【科】菊科。

【药用部位】头状花序。

【植物特征】多年生草本。叶卵形或披针形，边缘有粗大锯齿或深裂，基部楔形，裂片先端圆或钝，有叶柄。头状花序单生或数个集生茎枝顶端；外层总苞片绿色，线形，边缘膜质；管状花黄色，舌状花白色、红色、紫色或黄色。

【生境分布】生于荒地、山丘。全国各地均有分布。

【采收加工】夏季采摘，拣去杂草，阴干、生晒。

【性味归经】苦、甘，微寒。归肺、肝经。

【用量用法】15～25 g，水煎服。

【应用】散风清热，平肝明目，清热解毒。用于风寒感冒，头痛眩晕，目赤肿痛，眼目昏花，疮痈肿毒。

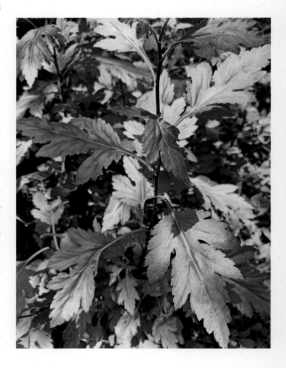

野猪粪

【通用名】猪苓多孔菌。

【拉丁学名】*Polyporus umbellatus*（Pers.）Fries。

【科】多孔菌科。

【药用部位】菌核。

【真菌特征】埋生于地下，为不规则块状。表面呈凹凸不平的瘤状，皱缩，黑褐色，有漆样光泽；内部白色或淡黄色；子实体多数由菌核上生长，伸出地面，有柄；柄多次分枝，每枝顶端有一菌盖；菌盖肉质，干后硬而脆。

【生境分布】野生于凉爽和朝阳的山坡。分布于陕西、云南、河南等地，浙江有栽培。

【采收加工】夏、秋季采挖，除去泥沙，晒干。

【性味归经】甘、淡，平。归肾、膀胱经。

【用量用法】6～12 g，水煎服；或入丸、散。

【应用】利水渗湿。用于小便不利，水肿，泄泻，淋浊，带下。

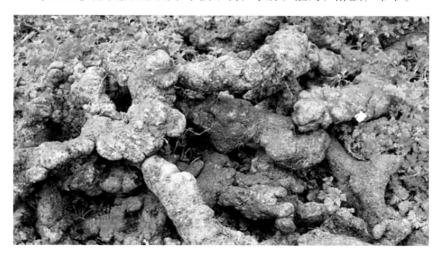

蛇公卵

【通用名】魔芋。

【拉丁学名】*Amorphophallus konjac* K. Koch。

【科】天南星科。

【药用部位】球状块茎。

【植物特征】多年生草本。块茎扁球形，颈部周围生多数肉质根及纤维状须根。叶柄黄绿色，光滑，有绿褐色或白色斑块。叶片 3 全裂，裂片 2～3 次羽状深裂，小裂片椭圆形，基部宽楔形，外侧下延。花序柄圆柱形，佛焰苞大，先端长渐尖。花序具长柄，佛焰苞宽卵形或长圆形，基部钟形，肉穗花序直立，长于佛焰苞。

【生境分布】生于疏林下、林缘或溪谷两旁湿润地。自陕西、甘肃、宁夏至江南地区均有分布。

【采收加工】秋季采收，除去杂质，洗净，润透，切厚片，干燥，筛去灰屑，或可用鲜品。

【性味归经】辛、苦，寒；有毒。归心、肝经。

【用量用法】9～15 g，水煎服。外用适量，捣敷；或磨醋涂。

【应用】化痰消积，解毒散结，行瘀止痛。用于痰嗽，积滞，疟疾，瘰疬，癥瘕，跌打损伤，痈肿，疔疮，丹毒，烫火伤，蛇咬伤。

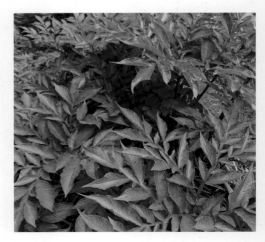

蛇舌草

【通用名】白花蛇舌草。

【拉丁学名】*Scleromitrion diffusum*（Willd.）R. J. Wang。

【科】茜草科。

【药用部位】全草。

【植物特征】一年生草本。叶无柄，线形，先端短尖，边缘干后常背卷，上面中脉凹下，侧脉不明显；托叶基部合生，先端芒尖。花单生或双生叶腋，花梗略粗壮，雄蕊生于冠筒喉部，花药伸出。蒴果扁球形，无毛。

【生境分布】多生于水田、田埂和湿润的旷地。分布于浙江、福建、云南、广西、广东等地。

【采收加工】8—10月采收，除去杂质和泥土，鲜用或晒干。

【性味归经】微苦，寒。归胃、大肠、小肠经。

【用量用法】15～25 g，水煎服。外用适量，捣敷。

【应用】清热解毒，利湿通淋，抗癌肿。用于肺热喘咳，咽喉肿痛，肠痈，疖肿疮疡，毒蛇咬伤，热淋涩痛，水肿，痢疾，肠炎，湿热黄疸，肠道癌。

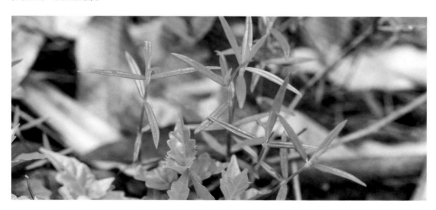

蛇粟

【通用名】蛇床。

【拉丁学名】*Cnidium monnieri*（L.）Cuss.。

【科】伞形科。

【药用部位】成熟果实。

【植物特征】一年生草本。根圆锥状，较细长。茎直立或斜上，多分枝，中空，表面具深条棱，粗糙。下部叶具短柄，叶鞘短宽，边缘膜质，上部叶叶柄全部鞘状；叶片轮廓卵形至三角状卵形。

【生境分布】生于田边、路旁、草地及河边湿地。全国各地均有分布。

【采收加工】夏、秋季果实成熟时采收，除去杂质，晒干。

【性味归经】辛、苦，温。归肾经。

【用量用法】3～10 g，水煎服。外用适量，煎水熏洗；或研末调敷。

【应用】燥湿祛风，杀虫止痒，温肾壮阳。用于阴痒带下，湿疹瘙痒，湿痹腰痛，肾虚阳痿，宫冷不孕。

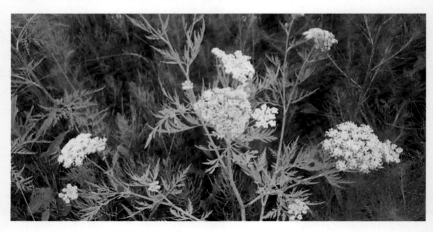

铜丝藤

【通用名】海金沙。

【拉丁学名】*Lygodium japonicum*（Thunb.）Sw.。

【科】海金沙科。

【药用部位】成熟孢子。

【植物特征】多年生草质藤本。根状茎横走，生黑褐色有节的毛；根须状，黑褐色，坚韧，亦被毛。叶多数，对生于茎上的短枝两侧，二型，纸质，连同叶轴和羽轴有疏短毛，营养叶尖三角形。

【生境分布】生于山坡、墙坎、杂地。主要分布于广东、浙江，江苏、江西、四川、广西、福建等地亦有分布。

【采收加工】秋季孢子未脱落时采割藤叶，晒干，搓揉或打下孢子，除去藤叶。

【性味归经】甘、咸，寒。归膀胱、小肠经。

【用量用法】6 ～ 15 g，水煎服（包煎）。

【应用】清利湿热，通淋止痛。用于热淋，石淋，血淋，尿道涩痛。

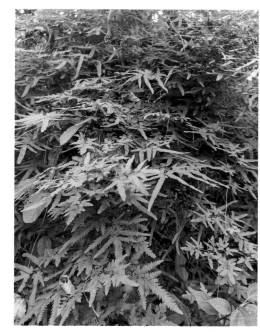

银花藤

【通用名】忍冬。

【拉丁学名】*Lonicera japonica* Thunb.。

【科】忍冬科。

【药用部位】花蕾或初开的花。

【植物特征】半常绿藤本。幼枝暗红褐色，密被黄褐色、开展的硬直糙毛、腺毛和短柔毛，下部常无毛。叶纸质，卵形至矩圆状卵形，有时卵状披针形，先端尖或渐尖，少有钝、圆或微凹缺，基部圆或近心形，有糙缘毛，上面深绿色，下面淡绿色。

【生境分布】生于山坡灌丛或疏林中、乱石堆及山脚路旁。全国各地均有分布。

【采收加工】5月中下旬采第一次花，6月中下旬采第二次花，微蒸，晾干、晒干或烘干。

【性味归经】甘，寒。归肺经。

【用量用法】10 ~ 20 g，水煎服。

【应用】清热解毒，消炎退肿。用于外感风热或温病发热，中暑，热毒血痢，痈肿疔疮，喉痹，多种感染性疾病。

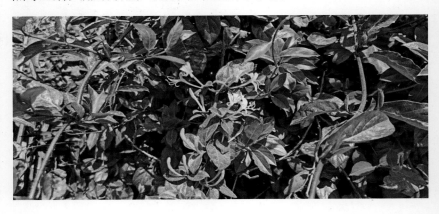

银线虎头蕉

【通用名】白网脉斑叶兰。

【拉丁学名】*Goodyera hachijoensis* Yatabe。

【科】兰科。

【药用部位】全草。

【植物特征】多年生草本。根茎伸长，匍匐，肉质。茎直立，被长柔毛。叶4～6枚，互生于茎下部，具叶柄；叶柄长1～2 cm，基部具膜质鞘；叶片卵形或卵状披针形，长3～8 cm，先端急尖，基部圆形至浅心形，上面绿色，具黄白色精致的斑纹。花茎直立，高约20 cm。

【生境分布】生于山坡或沟谷阔叶林下。主要分布于台湾，浙江有栽培。

【采收加工】夏、秋季采收，洗净，晒干或烘干。

【性味归经】甘，平。归心、肺、肾经。

【用量用法】10～15 g，水煎服。

【应用】清热凉血，祛风利湿，解毒，止痛，镇咳。用于咯血，支气管炎，肾炎，膀胱炎，糖尿病，血尿，风湿性关节炎，肿瘤。

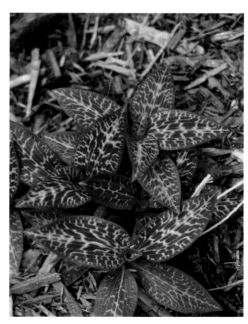

甜草

【通用名】甘草。

【拉丁学名】*Glycyrrhiza uralensis* Fisch.。

【科】豆科。

【药用部位】根和根茎。

【植物特征】多年生草本。根与根状茎粗壮，外皮褐色，里面淡黄色，具甜味。茎直立，多分枝，密被鳞片状腺点、刺毛状腺体及白色或褐色的茸毛；托叶三角状披针形，两面密被白色短柔毛；叶柄密被褐色腺点和短柔毛。

【生境分布】生于干燥草原及向阳山坡。分布于东北、华北地区，以及陕西、甘肃等地，浙江有栽培。

【采收加工】春、秋季采挖，除去须根，晒干。

【性味归经】甘，平。归心、肺、脾、胃经。

【用量用法】15～25 g，水煎服。

【应用】补脾益气，清热解毒，祛痰止咳，缓急止痛，调和诸药。用于脾胃虚弱，倦怠乏力，心悸气短，咳嗽痰多，脘腹、四肢挛急疼痛。

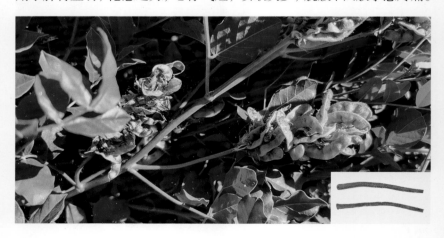

甜茶

【通用名】玉叶金花。

【拉丁学名】*Mussaenda Pubescens* W. T. Aiton。

【科】茜草科。

【药用部位】全株。

【植物特征】攀缘灌木。嫩枝被贴伏短柔毛。叶对生或轮生，膜质或薄纸质，卵状长圆形或卵状披针形，先端渐尖，基部楔形，上面近无毛或疏被毛，下面密被短柔毛。

【生境分布】常生于丘陵山坡、灌丛、林缘、沟谷、山野、路旁等地。分布于长江以南地区。

【采收加工】全年均可采收，洗净，切段，晒干或烘干。

【性味归经】甘、淡、凉。归肺、肾经。

【用量用法】15～25 g，水煎服。

【应用】清热解暑，凉血解毒。用于小儿疳积，感冒，支气管炎，扁桃体炎，咽喉炎，肾炎水肿，肠炎，子宫出血，中毒，毒蛇咬伤。

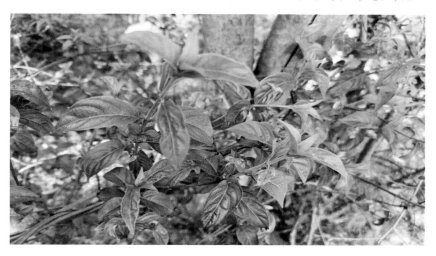

犁头镖

【通用名】紫花地丁。

【拉丁学名】*Viola philippica* Cav.。

【科】堇菜科。

【药用部位】全草。

【植物特征】多年生草本。无地上茎。叶多数，基生，莲座状；叶片下部者呈三角状卵形或狭卵形，上部者较长，呈长圆形、狭卵状披针形或长圆状卵形。花中等大，紫堇色或淡紫色，稀呈白色，喉部色较淡并带有紫色条纹。蒴果长圆形。

【生境分布】生于田间、荒地、山坡草丛、林缘或灌丛中。主要分布于江苏、安徽、浙江、陕西、上海等地。

【采收加工】夏、秋季开花时采收，晒干。

【性味归经】微苦，寒。归心、肝经。

【用量用法】15～25 g，水煎服。

【应用】清热解毒，凉血消肿。用于黄疸，痢疾，乳腺炎，目赤肿痛，咽炎。

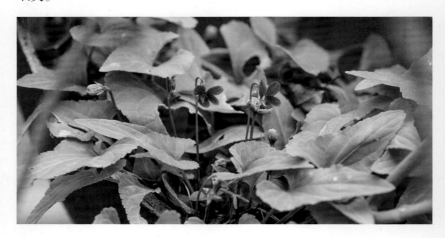

假花生

【通用名】广东金钱草。

【拉丁学名】*Grona styracifolia*（Osbeck）H. Ohashi & K. Ohashi。

【科】豆科。

【药用部位】地上部分。

【植物特征】半灌木状草本。茎直立或平卧，基部木质。枝圆柱形，密被柔毛。叶互生，小叶1枚或3枚，顶端小叶圆形，顶端微缺，基部心形或近平截，全缘。总状花序顶生或腋生；苞片卵状三角形，每个苞片内有花2朵，花小；花萼被粗毛，萼齿披针形，长为萼筒的2倍；花冠蝶形，紫色，有香气。

【生境分布】生于山坡草地或灌木丛中。分布于广东、浙江、海南、广西等地。

【采收加工】夏、秋季割取地上部分，除去杂质，晒干。

【性味归经】甘、淡、凉。归肝、肾、膀胱经。

【用量用法】15～30 g，水煎服。

【应用】利湿退黄，利尿通淋。用于黄疸，尿赤，热淋，石淋，小便涩痛，水肿尿少。

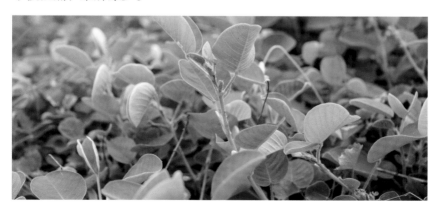

假苏麻

【通用名】紫苏。

【拉丁学名】*Perilla frutescens*（L.）Britt.。

【科】唇形科。

【药用部位】带枝嫩叶。

【植物特征】一年生直立草本，株高1m左右。茎绿色或紫色，钝四棱形，密生细柔毛。叶互生，圆卵形或阔卵圆形，绿紫色或紫色，边缘粗锯齿状，密生细毛；叶柄密被长柔毛。轮伞总状花序密被长柔毛；苞片宽卵形或近圆形。

【生境分布】生于田园边、荒野、杂地。全国各地广泛栽培。

【采收加工】8—9月采收，选择晴天收割，切段，晒干或烘干。

【性味归经】辛，温。归肺、脾经。

【用量用法】5～9g，水煎服（不宜久煎）。

【应用】散寒解表，理气宽中。用于风寒感冒，头痛，咳嗽，胸腹胀满，鱼蟹中毒。

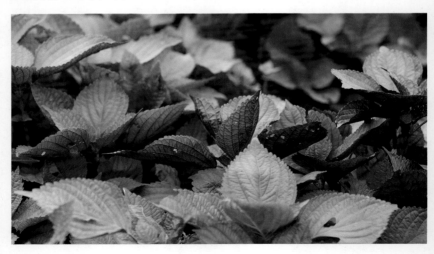

假茴芋

【通用名】千年健。

【拉丁学名】*Homalomena occulta*（Lour.）Schott。

【科】天南星科。

【药用部位】根茎。

【植物特征】多年生草本。根茎匍匐，长圆柱形，肉质。鳞叶线状披针形，向上渐狭；叶具肉质长柄，上部圆柱形，有浅槽，下部膨大，呈翼状，基部扩大成叶鞘；叶片近纸质，箭状心形或卵状心形，先端长渐尖，基部近心形，两面光滑无毛，侧脉平展，向上斜升。

【生境分布】生于山谷溪边或密林下、竹林下、灌丛下阴湿地。分布于浙江、海南、广西、云南等地。

【采收加工】春、秋季采挖，洗净，去叶，刮去外皮，晒干。

【性味归经】苦、辛，温；有小毒。归肝、肾经。

【用量用法】4.5～9.0 g，水煎服。

【应用】祛风湿，舒筋活络，止痛，消肿。用于风寒湿痹，腰膝冷痛，下肢拘挛麻木，中风关节肿痛，慢性盆腔炎，骨折愈合迟缓。

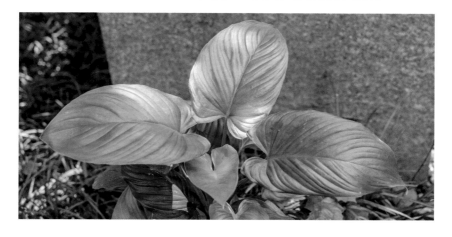

假笋药

【通用名】马兰。

【拉丁学名】*Aster indicus* L.。

【科】菊科。

【药用部位】全草或根。

【植物特征】多年生草本。根状茎有匍枝。茎直立，上部有短毛，上部或从下部起有分枝。茎部叶倒披针形或倒卵状矩圆形，基部急狭无柄，边缘及下面沿脉有短粗毛，中脉在下面凸起。头状花序单生于枝端。瘦果倒卵状矩圆形，褐色，上部被腺及短柔毛。

【生境分布】常生于路边、田野、山坡上。全国各地极为常见。

【采收加工】夏、秋季采收，洗净，鲜用或晒干。

【性味归经】辛、苦，寒。归肺、肝、胃经。

【用量用法】10～20 g，水煎服。外用适量，捣敷；或煎水熏洗。

【应用】清热解毒，散瘀止血，消积。用于感冒发烧，咳嗽，急性咽炎，扁桃体炎，流行性腮腺炎，传染性肝炎，十二指肠溃疡，小儿疳积，肠炎。

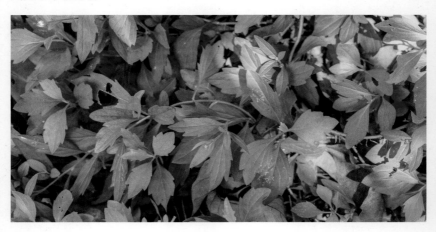

假绿豆

【通用名】决明。

【拉丁学名】*Senna tora*（L.）Roxburgh。

【科】豆科。

【药用部位】成熟种子。

【植物特征】一年生亚灌木状、直立、粗壮草本。羽状复叶，叶柄上无腺体；小叶 3 对，倒卵形或倒卵状长椭圆形，先端圆钝而有小尖头；托叶线状，被柔毛，早落，腋生，通常 2 朵聚生；花瓣黄色；子房无柄，被白色柔毛。荚果纤细，近四棱形，两端渐尖，膜质。

【生境分布】生于山坡、路边和旷野等处。分布于长江以南地区。

【采收加工】秋季采收成熟果实，晒干，打下种子，除去杂质。

【性味归经】苦、甘、咸，微寒。归肝、肾经。

【用量用法】9 ～ 15 g，水煎服（不宜久煎）。

【应用】润肠通便，清肝明目，缓泻，降血压，降血脂。用于便秘，高脂血症，高血压。

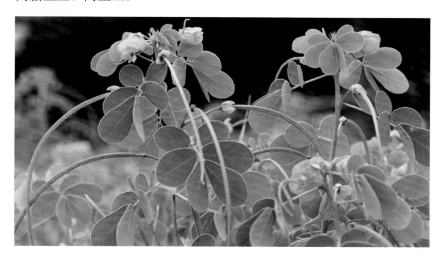

假棉花

【通用名】梵天花。

【拉丁学名】*Urena procumbens* Linn.。

【科】锦葵科。

【药用部位】全草。

【植物特征】小灌木。枝平铺，小枝被星状茸毛。叶互生，被茸毛；托叶钻形，早落；下部的叶轮廓为掌状 3～5 深裂，裂口深达中部以下，圆形而狭，裂片菱形或倒卵形，呈葫芦状，先端钝，基部圆形至近心形，具锯齿，两面均被星状短硬毛；上部的叶通常 3 深裂。

【生境分布】生于山坡小灌丛中。分布于浙江、江西、福建、湖南、广东、海南、广西等地。

【采收加工】夏、秋季采挖全草，洗净，除去杂质，切碎，晒干。

【性味归经】甘、苦，凉。归肝经。

【用量用法】9～15 g，水煎服。

【应用】祛风除湿，清热解毒。用于风湿痹痛，泄泻，痢疾，感冒，咽喉肿痛，肺热咳嗽，风毒流注，疮痈肿毒，跌打损伤。

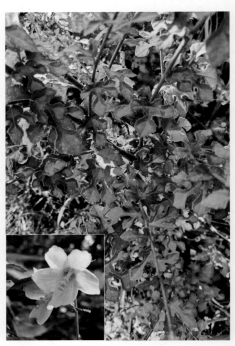

猫毛草

【通用名】金丝草。

【拉丁学名】*Pogonatherum crinitum*（Thunb.）Kunth。

【科】禾本科。

【药用部位】全草。

【植物特征】多年生草本。秆丛生，直立或基部稍倾斜。茎具纵条纹，粗糙，有节，节上被白色髯毛，少分枝。叶鞘短于或长于节间，边缘薄纸质，除鞘口或边缘被细毛外，其余均无毛，有时下部的叶鞘被短毛。

【生境分布】生于田埂、山边、路旁。分布于安徽、浙江、江西、福建等地。

【采收加工】秋季采收，晾干或晒干。

【性味归经】甘，平。归脾、肾、膀胱经。

【用量用法】10～25 g，水煎服。

【应用】清凉散热，利尿通淋。用于吐血，咯血，衄血，血崩，尿路感染，肾炎，水肿，糖尿病，黄疸型肝炎，感冒高热。

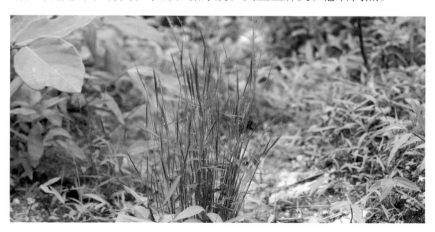

猫足迹

【通用名】猫爪草。

【拉丁学名】*Ranunculus ternatus* Thunb.。

【科】毛莨科。

【药用部位】块根。

【植物特征】一年生草本。簇生多数肉质小块根，块根卵球形或纺锤形，顶端质硬，形似猫爪。茎铺散，多分枝，较柔软，大多无毛。基生叶有长柄；叶片形状多变，单叶或三出复叶，宽卵形至圆肾形，小叶3浅裂至3深裂或多次细裂，末回裂片倒卵形至线形，无毛。

【生境分布】生于平原湿草地或田边荒地。分布于浙江、江西、河南等地。

【采收加工】春季采挖，除去须根和泥沙，晒干。

【性味归经】甘、辛，温。归肝、肺经。

【用量用法】9～15 g，水煎服。

【应用】化痰散结，解毒消肿。用于瘰疬痰核，疔疮肿毒，蛇虫咬伤。

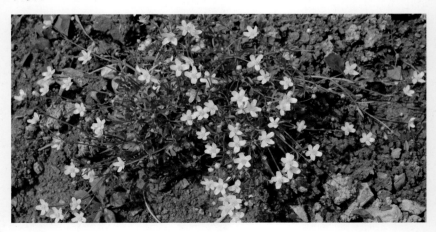

粘粘草

【通用名】鬼针草。

【拉丁学名】*Bidens pilosa* L.。

【科】菊科。

【药用部位】全草。

【植物特征】一年生草本。茎无毛或上部被极疏柔毛。茎下部叶较小，3 裂或不分裂，通常在开花前枯萎，中部叶具无翅的柄，三出，小叶 3 枚。头状花序；总苞基部被柔毛，条状匙形，草质。瘦果熟时黑色，线形，具棱，上部具稀疏瘤突及刚毛。

【生境分布】生于路边、荒野或住宅附近。全国各地均有分布。

【采收加工】夏、秋季开花盛期采收，拣去杂草，鲜用或晒干。

【性味归经】苦，微寒。归肝、肾、脾经。

【用量用法】15 ~ 30 g（鲜品加倍），水煎服。外用适量，捣敷；或捣汁涂。

【应用】清热解毒，祛风除湿，活血消肿。用于咽喉肿痛，泄泻，痢疾，黄疸，肠痈，疔疮肿毒，蛇虫咬伤，风湿痹痛，跌打损伤。

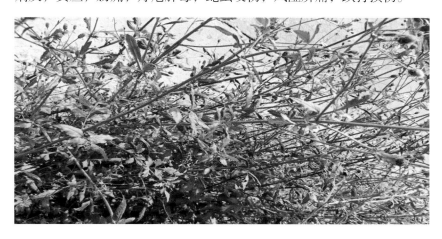

粘糊菜

【通用名】豨莶。

【拉丁学名】*Siegesbeckia orientalis* L.。

【科】菊科。

【药用部位】全草。

【植物特征】一年生草本，全体密生白色柔毛。叶对生，有长柄，叶片卵形至三角状卵形，有 3 条粗脉，边缘有钝锯齿，近基部常为不整齐浅裂，两面密生短毛。头状花细小，黄色；花与花梗都有腺毛。瘦果四棱形，黑色。

【生境分布】生于林缘、林下、荒野、路边。分布于陕西、甘肃、江苏、浙江、安徽、江西等地。

【采收加工】夏、秋季花开前和花期均可采收，除去杂质，晒干。

【性味归经】苦、辛，寒。归肝、肾经。

【用量用法】9 ～ 12 g，水煎服。

【应用】祛风湿，利关节，解毒。用于风湿痹痛，筋骨无力，腰膝酸软，四肢麻痹，半身不遂，风疹湿疮。

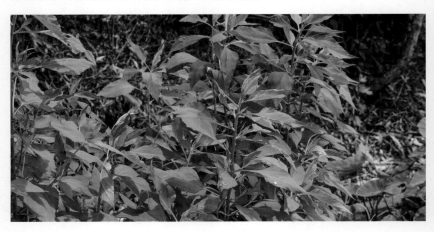

淡竹米

【通用名】淡竹叶。

【拉丁学名】*Lophatherumgracile* Brongn.。

【科】禾本科。

【药用部位】茎叶。

【植物特征】多年生草本。有短缩而稍木质化的根茎，须根中部常膨大为纺锤形的块根。茎丛生，细长直立，中空，表面有微细的纵纹，基部木质化。花期7—9月，果期10月。

【生境分布】多生于山坡林下及阴湿处。分布于江苏、安徽、浙江、江西、福建、湖南、广东、广西、云南等地。

【采收加工】5—6月未开花时采收，除去杂质及残根，清水洗净，切段，干燥。

【性味归经】甘、淡，寒。归心、肺、胃、膀胱经。

【用量用法】6～9g，水煎服。

【应用】清热泻火，除烦止渴，利尿通淋。用于热病烦渴，口疮尿赤，热淋涩痛。

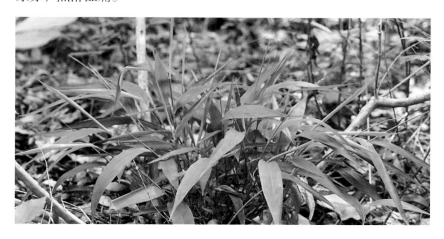

弹棉被锤

【通用名】金樱子。

【拉丁学名】*Rosa laevigata* Michx.。

【科】蔷薇科。

【药用部位】成熟果实。

【植物特征】常绿攀缘灌木。小枝粗壮，散生扁弯皮刺，无毛，幼时被腺毛，老时逐渐脱落减少。小叶片椭圆状卵形、倒卵形或披针状卵形，先端急尖或圆钝，稀尾状渐尖，边缘有锐锯齿，上面亮绿色，无毛，下面黄绿色，幼时沿中肋有腺毛，老时逐渐脱落无毛；小叶柄和叶轴有皮刺和腺毛；托叶离生或基部与叶柄合生，披针形，边缘有细齿，齿尖有腺体，早落。

【生境分布】生于向阳的山野、田边、溪畔灌木丛中。分布于江西、江苏、浙江、湖北、湖南、广东、广西、福建、四川、云南等地。

【采收加工】10—11月果实成熟变红时采收，干燥，除去毛刺。

【性味归经】酸、甘、涩，平。归肾、膀胱经。

【用量用法】10～15 g，水煎服；或泡酒。

【应用】养肾，固精缩尿，涩肠止泻。用于遗精滑精，遗尿尿频，崩漏带下，久泻久痢。

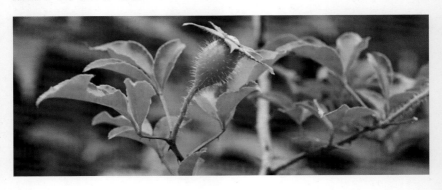

绵黄芪

【通用名】黄芪。

【拉丁学名】*Astragalus membranaceus*（Fisch.）Bunge。

【科】豆科。

【药用部位】根。

【植物特征】多年生草本。茎直立，上部有分枝。奇数羽状复叶互生，小叶 12～18 对；小叶片广椭圆形或椭圆形，下面被柔毛；托叶披针形。总状花序腋生；花萼钟状，密被短柔毛，具 5 枚萼齿；花冠黄色。荚果膜质，半卵圆形，无毛。

【生境分布】生于向阳草地及山坡。分布于东北、华北及西北地区，全国各地广为栽培。

【采收加工】春、秋季采挖，除泥土、须根及根头，晒至六七成干，理直扎捆后晒干。

【性味归经】甘，微温。归脾、肺经。

【用量用法】15～25 g，水煎服。

【应用】补气固表，托毒排脓，利尿，生肌。用于气虚乏力，久泻脱肛，自汗，水肿，子宫脱垂，慢性肾炎蛋白尿，糖尿病，疮口久不愈合。

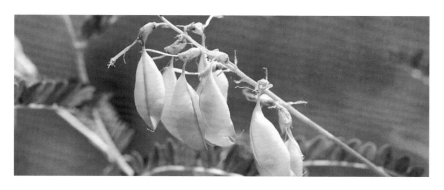

绿衣豆

【通用名】绿豆。

【拉丁学名】*Vigna radiata*（L.）Wilczek。

【科】豆科。

【药用部位】成熟种子。

【植物特征】一年生直立或末端微缠绕草本。茎被淡褐色长硬毛。小叶3枚，阔卵形至棱状卵形，侧生小叶偏斜，先端渐尖，基部圆形、楔形或截形，两面疏被长硬毛。

【生境分布】多为栽培。全国大部分地区均有栽培。

【采收加工】立秋后种子成熟时采收，拔取全株，晒干，将种子打落，簸净杂质。

【性味归经】甘，凉。归心、胃经。

【用量用法】10～25 g，水煎服。

【应用】清热解毒，消暑，利水。用于暑热烦渴，水肿，泻痢，丹毒，痈肿，解热药毒。

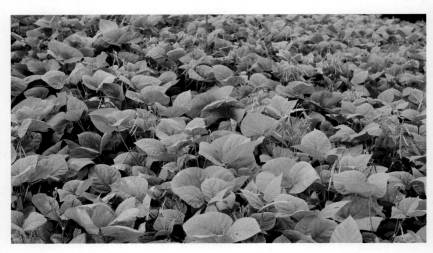

绿椒刺

【通用名】刺五加。

【拉丁学名】*Eleutherococcus senticosus*（Rupr. et Maxim.）Maxim.。

【科】五加科。

【药用部位】根皮。

【植物特征】落叶灌木。茎通常密生细长倒刺。掌状复叶，互生，叶柄具细刺或无刺，被疏毛或无毛，小叶 5 枚，小叶柄被褐色毛；小叶椭圆状倒卵形至长圆形，先端渐尖或突尖，基部楔形，边缘具尖锐重锯齿或锯齿，上面稍被短毛或无毛，下面沿脉上密生淡褐色毛。

【生境分布】生于山地林下及林缘。分布于黑龙江、吉林、辽宁、河北、山西等地，浙江有栽培。

【采收加工】夏、秋季挖取根部，洗净，剥取根皮，晒干。

【性味归经】辛、苦、微甘，温。归肝、肾经。

【用量用法】6～9 g（鲜品加倍），水煎服；或浸酒；或入丸、散。外用适量，煎水熏洗；或研末敷。

【应用】祛风湿，补肝肾，强筋骨，活血脉。用于风寒湿痹，腰膝疼痛，筋骨痿软，小儿行迟，体虚羸弱，跌打损伤，骨折，水肿，脚气，阴下湿痒。

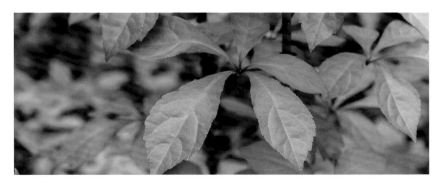

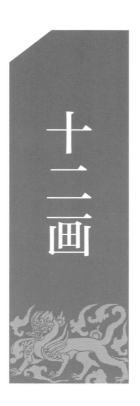

十二画

款冬花

【通用名】款冬。

【拉丁学名】*Tussilago farfara* L.。

【科】菊科。

【药用部位】花蕾。

【植物特征】多年生草本。基生叶广心脏形或卵形，先端钝，边缘呈波状疏锯齿，锯齿先端往往带红色，基部心形或圆形，质较厚，上面平滑，暗绿色，下面密生白色毛。

【生境分布】生于向阳较暖的水沟两旁。分布于华北、西北地区，以及江西、湖北、湖南等地，浙江有栽培。

【采收加工】10 月下旬至 11 月采收，海拔较低处也可于第二年土壤解冻后采收，采后立即薄摊在通风干燥处，经 3 ～ 4 天，水汽干后，筛去泥沙，除净花梗，再晾至全干。

【性味归经】辛、微甘，温。归肺经。

【用量用法】6 ～ 10 g，水煎服；或熬膏；或入丸、散。

【应用】润肺下气，止咳化痰。用于新久咳嗽，喘咳痰多，劳嗽咯血。

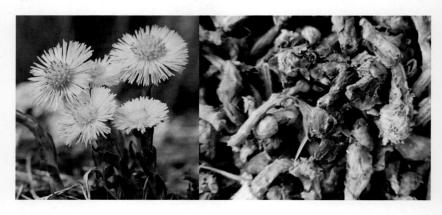

棺材梅

【通用名】糯米团。

【拉丁学名】*Gonostegia hirta*（ Bl. ）Miq.。

【科】荨麻科。

【药用部位】全草。

【植物特征】多年生草本。有时茎基部变木质；茎蔓生、铺地或渐升，分枝或不分枝，上部带四棱形，有短柔毛。叶对生，草质或纸质，宽披针形至狭披针形、狭卵形，稀卵形或椭圆形，先端长渐尖至短渐尖，基部浅心形或圆形，全缘，上面稍粗糙，有稀疏短伏毛或近无毛，下面沿脉有疏毛或近无毛。

【生境分布】生于丘陵或低山林中、灌丛中、沟边草地。全国各地均有分布。

【采收加工】全年均可采收，鲜用或晒干。

【性味归经】甘、微苦，凉。归脾经。

【用量用法】10 ～ 30 g（鲜品加倍），水煎服。外用适量，捣敷。

【应用】清热解毒，健脾，止血。用于乳痈，肿毒，痢疾，消化不良，食积腹痛，疳积，带下，痛经，水肿，小便不利，外伤化脓。

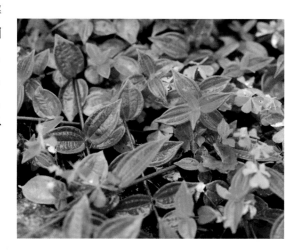

硬紫草

【通用名】紫草。

【拉丁学名】*Lithospermum erythrorhizon* Sieb. et Zucc.。

【科】紫草科。

【药用部位】根。

【植物特征】多年生草本，全株被粗硬毛。根直生，略呈圆锥形，外皮暗红紫色，多栓皮。茎直立，单一或基部分枝。基生叶披针形或条形，全缘，无柄；茎生叶较短小。蝎尾状聚伞花序密集茎顶，苞片叶状，具硬毛；花萼5裂，裂片狭条形。

【生境分布】生于高山多石砾山坡及草坡。分布于辽宁、河北、山东、山西、河南、江西、浙江、福建、湖南、湖北、广西等地。

【采收加工】春、秋季挖根，除去泥土、残茎，晒干。

【性味归经】甘、咸，寒。归心、肝经。

【用量用法】5～9g，水煎服。外用适量，熬膏；或用植物油浸泡涂搽。

【应用】凉血，活血，解毒透疹。用于麻疹不透，疮疡湿疹，水火烫伤，尿血，血痢，丹毒，便秘。

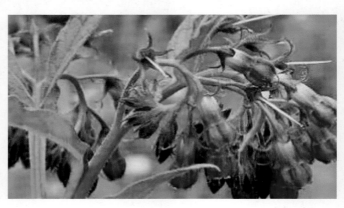

翘

【通用名】少棘巨蜈蚣。

【拉丁学名】*Scolopendra subspinipes mutilans* L. Koch。

【科】蜈蚣科。

【药用部位】虫体。

【动物特征】体形细长，背腹扁平。整个身体由 22 个体节组成，可分为头部和体部两个部分。头部为 1 节，背面近圆形，称为头板。体部由 21 个体节组成。

【生境分布】栖居于潮湿阴暗处。全国各地均有分布。

【采收加工】春、夏季捕捉，用竹片插入头尾，绷直，干燥。

【性味归经】辛，温；有毒。归肝经。

【用量用法】3～8 g，配药煎服。

【应用】息风镇痉，攻毒散结，通络止痛。用于顽固性头痛，抽搐疼痛、痉挛，偏正头痛，小儿惊风，中风口喎、半身不遂，破伤风，风湿顽痹，疮疡，瘰疬，毒蛇咬伤。

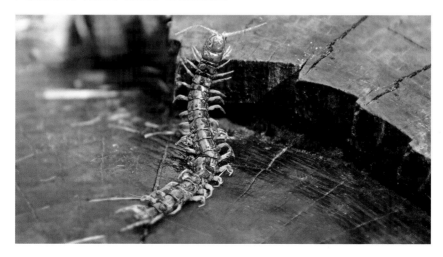

紫参

【通用名】拳参。

【拉丁学名】*Bistorta officinalis* Raf.。

【科】蓼科。

【药用部位】根茎。

【植物特征】多年生草本。根茎肥厚扭曲，外皮紫红色。茎直立，单一或数茎丛生，不分枝。根生叶丛生，有长柄；叶片椭圆形至卵状披针形，先端短尖或钝，基部心形或圆形，下延成翅状，边缘外卷，无毛，或有时下面疏被柔毛。茎生叶较小，近乎无柄，叶片披针形至线形。

【生境分布】生于山坡草地、山顶草甸。全国各地均有分布。

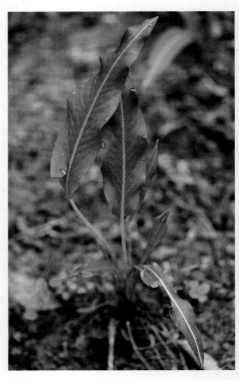

【采收加工】秋季采收切段，晒干或烘干。

【性味归经】苦、涩，微寒。归肺、肝经。

【用量用法】5 ～ 15 g，水煎服。外用适量，煎水含漱或洗涤。

【应用】清热解毒，消肿，止血。用于赤痢，热泻，肺热咳嗽，痈肿，瘰疬，口舌生疮，吐血，衄血，痔疮出血，毒蛇咬伤。

喇叭花

【通用名】百合。

【拉丁学名】*Lilium brownii* var. *viridulum* Baker。

【科】百合科。

【药用部位】肉质鳞叶。

【植物特征】草本。鳞茎球形；鳞片披针形，无节，白色。茎有的有紫色条纹，有的下部有小乳头状突起。叶散生，通常自下向上渐小，披针形、窄披针形至条形，先端渐尖，基部渐狭，具 5～7 脉，全缘，两面无毛。

【生境分布】生于山坡、灌木林下、路边、溪旁或石缝中。分布于广东、广西、湖南、湖北、江西、安徽、福建、浙江、四川、云南、贵州、陕西、甘肃、河南等地。

【采收加工】秋季采挖，洗净，剥取鳞叶，置沸水中略烫，干燥。

【性味归经】甘，寒。归心、肺经。

【用量用法】15～25 g，水煎服。

【应用】养阴润肺，清心安神。用于阴虚燥咳，劳嗽咯血，虚烦惊悸，失眠多梦，精神恍惚。

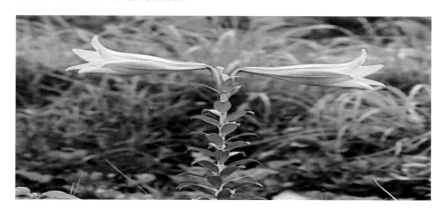

黑心姜

【通用名】莪术。

【拉丁学名】*Curcuma phaeocaulis* Valeton。

【科】姜科。

【药用部位】根茎。

【植物特征】多年生草本。主根茎陀螺状至锥状陀螺形；侧根茎指状，内面黄绿色至墨绿色，或有时发蓝色；须根末端膨大呈肉质纺锤形，内面黄绿或近白色。叶鞘下段常为褐紫色。

【生境分布】生于山野、村旁半阴湿的肥沃土壤上，亦见于林下。分布于广东、广西、四川、云南等地，浙江有栽培。

【采收加工】12 月中下旬采挖，蒸或煮，再晒干。

【性味归经】辛、苦，温。归肝、脾经。

【用量用法】3 ～ 10 g，水煎服；或入丸、散。外用适量，水煎洗；或研末调敷。

【应用】行气破血，消积止痛。用于血气心痛，饮食积滞，脘腹胀痛，血滞闭经，痛经，癥瘕痞块，跌打损伤。

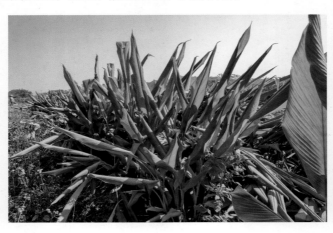

黑胡纸

【通用名】补骨脂。

【拉丁学名】*Cullen corylifolium*（L.）Medikus。

【科】豆科。

【药用部位】成熟果实。

【植物特征】一年生直立草本。单叶，宽卵形。花序腋生，有花10～30朵；花冠黄色或蓝色，花瓣明显具瓣柄，旗瓣倒卵形。荚果卵形。

【生境分布】常生于山坡、溪边、田边。分布于云南、四川，河北、山西、甘肃、安徽、江西、浙江等地有栽培。

【采收加工】7—9月采收，干燥发香。

【性味归经】苦、辛，温。归肾、脾经。

【用量用法】9～15 g，水煎服。

【应用】温肾助阳，纳气平喘，温脾止泻。用于肾阳不足，阳痿遗精，遗尿尿频，腰膝冷痛，肾虚作喘，五更泄泻。

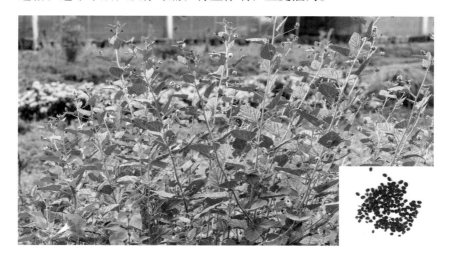

番木鳖

【通用名】马钱子。

【拉丁学名】*Strychnos nux-vomica* L.。

【科】马钱科。

【药用部位】成熟种子。

【植物特征】乔木。树皮灰色，具皮孔，枝光滑。单叶对生，革质，广卵形或近圆形，先端急尖或微凹，基部广楔形或圆形，全缘，光滑，无毛，主脉3～5条，下面突起，细脉呈不规则网状。

【生境分布】生于深山老林中。浙江、台湾、福建、广东、海南、广西、云南等地有栽培。

【采收加工】冬季果实成熟时采收，除去果肉，取出种子，晒干。

【性味归经】苦，寒。归肺、脾、肝经。

【用量用法】0.3～0.6 g，炮制后入丸、散用。外用适量，研末调涂。

【应用】散结消肿，通络止痛。用于跌打损伤，骨折肿痛，痈疽疮毒，咽喉肿痛，风湿顽痹，麻木瘫痪。

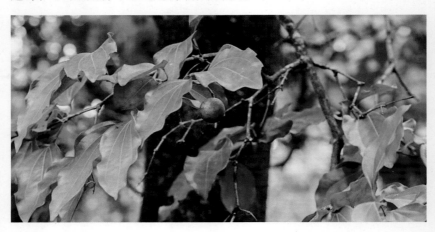

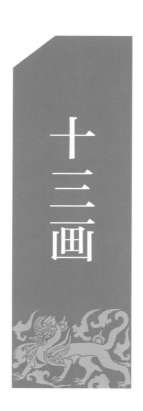

十三画

鼓丁柴

【通用名】椿叶花椒。

【拉丁学名】*Zanthoxylum ailanthoides* Sieb. et. Zucc.。

【科】芸香科。

【药用部位】根、树皮。

【植物特征】落叶乔木。茎干有鼓钉状，当年生枝的髓部甚大，各部无毛。叶片整齐对生，狭长披针形或位于叶轴基部的近卵形，顶部渐狭长尖，基部圆，叶缘有明显裂齿，油点多，肉眼可见，下面灰绿色或有灰白色粉霜。花序顶生，多花，花瓣淡黄白色，分果瓣淡红褐色。

【生境分布】生于山地杂木林中。分布于浙江、福建、江西、湖南、广东、广西、四川、贵州、云南等地。

【采收加工】根春、秋季采挖，晒干；树皮5月采收，晒干。

【性味归经】根苦，平；有小毒。树皮苦，平。归肾、脾经。

【用量用法】15～20 g，水煎服。

【应用】根祛风通络；用于跌打肿痛，风湿关节痛。树皮祛风湿，通经络，用于腰膝疼痛，顽痹。

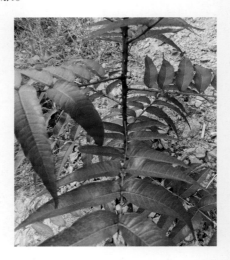

蒿

【通用名】黄花蒿。

【拉丁学名】*Artemisia annua* L.。

【科】菊科。

【药用部位】地上部分。

【植物特征】一年生草本，有浓烈的挥发性香气。根单生，垂直，狭纺锤形。茎单生，基部直径可达 1 cm，有纵棱，幼时绿色，分枝。茎、枝、叶两面及总苞片背面无毛或初时叶下面微有极稀疏短柔毛，后脱落无毛。

【生境分布】生于路旁、荒地、山坡、林缘等处。全国各地均有分布。

【采收加工】秋季花盛开时采割，除去老茎，阴干。

【性味归经】苦、辛，寒。归肝、胆经。

【用量用法】10 ～ 20 g，水煎服。

【应用】清虚热，除骨蒸，解暑热，截疟，退黄。用于温邪伤阴，夜热早凉，阴虚发热，骨蒸劳热，暑邪发热，疟疾寒热，湿热黄疸。

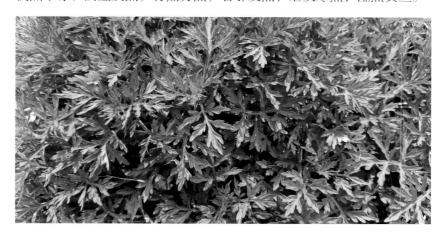

碗藤根

【通用名】葛。

【拉丁学名】*Pueraria montana* var. *Lobata*（Willd.）Maesen & S. M. Almeida ex Sanjappa & Predeep。

【科】豆科。

【药用部位】根。

【植物特征】粗壮藤本，全体被黄色长硬毛。茎基部木质，有粗厚的块状根。羽状复叶具 3 枚小叶；托叶背着，卵状长圆形，具线条，小托叶线状披针形，与小叶柄等长或较长；小叶 3 裂，偶尔全缘，顶生小叶宽卵形或斜卵形。

【生境分布】生于山坡草丛中或路旁及较阴湿的地方。全国大部地区均有分布。

【采收加工】秋、冬季采挖，除去杂质，洗净，润透，趁鲜切成厚片或小块。

【性味归经】甘、辛，凉。归肺、胃经。

【用量用法】15 ～ 25 g，水煎服。

【应用】解肌退热，透疹，生津止渴，升阳止泻。用于表证发热，项背强痛，麻疹不透，热病口渴，阴虚消渴，热泻热痢，脾虚泄泻。

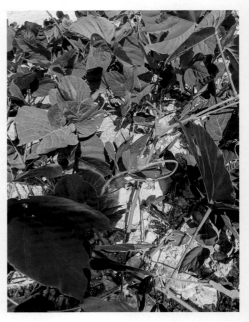

蜂窝草

【通用名】风轮菜。

【拉丁学名】*Clinopodium chinense*（Benth.）O. Kuntze。

【科】唇形科。

【药用部位】全草。

【植物特征】多年生草本。茎基部匍匐生根，上部上升，多分枝，四棱形，密被短柔毛及腺毛。叶对生，叶柄密被疏柔毛，叶片卵圆形，先端尖或钝，基部楔形，边缘具锯齿，上面密被短硬毛，下面被疏柔毛。轮伞花序多花密集，常偏向一侧，呈半球形；苞片针状，被柔毛状缘毛及柔毛。

【生境分布】生于山坡、草丛、路边、灌丛或林下。分布于浙江、福建等地。

【采收加工】夏、秋季采收，洗净，切段，鲜用或晒干。

【性味归经】辛、苦，凉。归肝经。

【用量用法】10～15g，水煎服；或捣汁饮。外用适量，捣敷；或水煎洗。

【应用】疏风清热，解毒止痢，止血。用于感冒，中暑，痢疾，肝炎，疔疮肿毒，皮肤瘙痒，外伤出血。

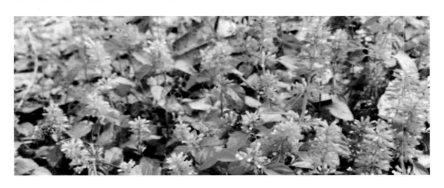

矮脚茶

【通用名】矮紫金牛。

【拉丁学名】*Ardisia humilis* Vahl。

【科】紫金牛科。

【药用部位】茎、叶。

【植物特征】灌木。地下茎作匍匐状，具有纤细的不定根。茎单一，圆柱形，表面紫褐色，有细条纹，具有短腺毛。叶柄密被短腺毛；无托叶；叶片椭圆形，先端短尖，边缘具细锯齿，基部楔形，上面绿色，有光泽，下面淡紫色，老时带革质，除叶的中肋疏生细柔毛外，全体光滑。

【生境分布】生于山间、坡地疏林或密林下。分布于浙江、广东、海南等地。

【采收加工】10—11 月采收，切段，晒干或烘干。

【性味归经】辛，平。归肝、肺经。

【用量用法】10～25 g，水煎服。

【应用】镇咳，祛痰，活血，利尿，解毒。用于慢性气管炎，肺结核咳痰、咯血、吐血，脱力劳伤，筋骨酸痛，肝炎，痢疾，急慢性肾炎，高血压，疝气，肿毒。

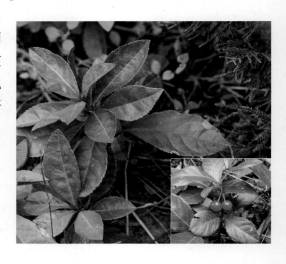

鼠粘子

【通用名】牛蒡。

【拉丁学名】*Arctium lappa* L.。

【科】菊科。

【药用部位】成熟果实。

【药材特征】二年生草本。基生叶宽卵形，基部心形，上面疏生糙毛及黄色小腺点，下面灰白或淡绿色，被茸毛，有黄色小腺点；茎生叶与基生叶近同形。头状花序排成伞房或圆锥状伞房花序，花序梗粗；小花紫红色。瘦果倒长卵圆形或偏斜倒长卵圆形，浅褐色。

【生境分布】生于山坡、山谷、林缘、林中、灌木丛中、河边潮湿地、村庄路旁、荒地。全国各地均有分布。

【采收加工】秋季采收后将果序摊开曝晒，充分干燥后用木板打出果实，除净杂质，晒至全干。

【性味归经】辛、苦，寒。归肺、胃经。

【用量用法】6～12 g，水煎服。

【应用】疏散风热，宣肺利咽，解毒透疹，消肿疗疮。用于风热感冒，咳嗽，疹出不畅，咽喉肿痛，荨麻疹，流行性腮腺炎，痈肿疮毒。

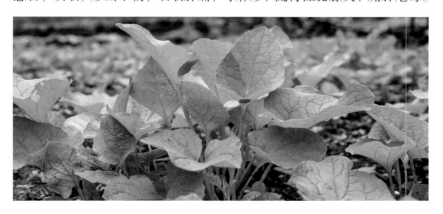

鲍鱼壳

【通用名】皱纹盘鲍。

【拉丁学名】*Haliotis discus* hannai。

【科】鲍科。

【药用部位】贝壳。

【动物特征】壳大，椭圆形。螺层3层，缝合不深，螺旋部极小。壳顶钝。从第二螺层中部至体螺层边缘，有一排凸起和小孔组成的旋转螺肋，其末端的4～5个特别大，有开口，呈管状。壳口卵圆形，与体螺层大小相等。

【生境分布】生于潮间带及低潮线附近，以腹足吸附于岩石下或岩石缝间。分布于广东、福建、浙江沿海。

【采收加工】夏、秋季捕捉，将肉剥除，取壳，洗净，除去杂质，晒干。

【性味归经】咸，平；微小毒。归肝、肾经。

【用量用法】5～15 g，水煎服（提前煎煮40 min才能加药）；或入丸、散。外用适量，研末水飞点眼。

【应用】平肝潜阳，除热，明目。用于风阳上扰，头痛眩晕，惊厥，骨蒸劳热，青盲雀目，内障。

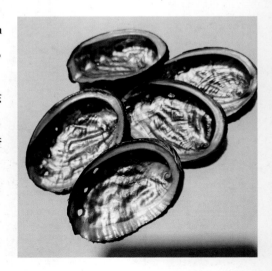

缠龙草

【通用名】绶草。

【拉丁学名】*Spiranthes sinensis*（Pers.）Ames。

【科】兰科。

【药用部位】全草。

【植物特征】草本。茎直立，基部簇生数条粗厚、肉质的根，近基部生 2～4 枚叶。叶条状倒披针形或条形。花序顶生，具多数密生的小花，似穗状；花白色或淡红色，螺旋状排列；花苞片卵形，长渐尖；中萼片条形，先端钝，侧萼片等长，较狭。

【生境分布】生于山坡林下、灌丛下、草地、路边或沟边草丛中。全国各地均有分布。

【采收加工】夏、秋季采收，鲜用或晒干。

【性味归经】甘、苦，平。归肺、心经。

【用量用法】9～15 g，水煎服；鲜全草 15～30 g。外用适量，捣敷。

【应用】益气养阴，清热解毒。用于病后虚弱，阴虚内热，咳嗽吐血，头晕，腰痛酸软，糖尿病，遗精，淋浊带下，咽喉肿痛，烫火伤。

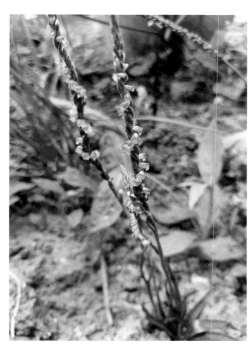

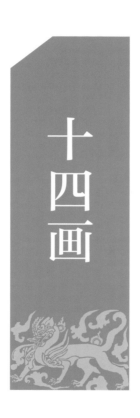

十四画

墙坑莲

【通用名】虎尾铁角蕨。

【拉丁学名】*Asplenium incisum* Thunb.。

【科】铁角蕨科。

【药用部位】全草。

【植物特征】多年生草本。根状茎短而直立或多少倾斜，顶端连同叶柄基部密被鳞片，鳞片披针形，栗黑色，边缘具齿突或近全缘。叶簇生，具柄，幼时淡绿色，后变亮栗色或栗褐色，有纤维状小鳞片，后脱落，叶片线状披针形或广披针形。

【生境分布】生于林下湿岩石上。分布于河北、山东、江苏、安徽、浙江、江西、福建、四川、湖南等地。

【采收加工】夏、秋季采收，洗净，鲜用或晒干。

【性味归经】淡，凉。归肺经。

【用量用法】10～30g，水煎服；或捣汁饮。外用适量，捣敷。

【应用】清热解毒，平肝镇惊，止血利尿。用于急性黄疸型传染性肝炎，肝热咳嗽，小儿惊风，指头炎，小便不利，毒蛇咬伤。

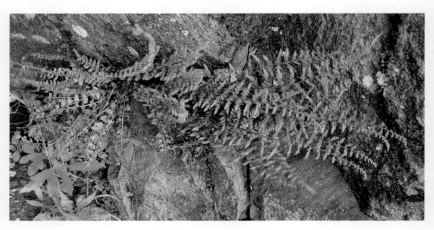

酸枣籽

【通用名】酸枣。

【拉丁学名】*Ziziphus jujuba* var. *Spinosa*（Bunge）Hu ex H. F. Chow.。

【科】鼠李科。

【药用部位】成熟种子。

【植物特征】落叶小乔木，稀灌木。树皮褐色或灰褐色；有长枝、短枝和无芽小枝比长枝光滑，紫红色或灰褐色，呈"之"字形曲折，具2个托叶刺，长刺可达3 cm，粗直，短刺下弯。

【生境分布】生于山区、丘陵或平原。分布于浙江、江西、福建、广东、广西等地。

【采收加工】果实成熟后采收，除去果肉和核壳，收集种子，晒干。

【性味归经】甘、酸，平。归肝、胆、心经。

【用量用法】10～20 g，水煎服；5～10 g，磨粉口服。

【应用】养心补肝，宁心安神，敛汗，生津。用于虚烦不眠，惊悸多梦，体虚多汗，津伤口渴。

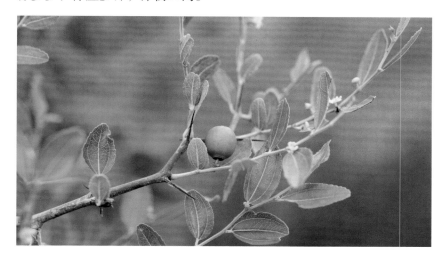

酸咪咪

【通用名】酢浆草。

【拉丁学名】*Oxalis corniculata* L.。

【科】酢浆草科。

【药用部位】全草。

【植物特征】草本，全株被柔毛。根茎稍肥厚。茎细弱，多分枝，直立或匍匐，匍匐茎节上生根。小叶无柄，倒心形，先端凹入，基部宽楔形，两面被柔毛或上面无毛，沿脉被毛较密，边缘具贴伏缘毛。

【生境分布】生于山坡草地、河谷沿岸、路边、田地、荒地或林下阴湿处。全国各地均有分布。

【采收加工】夏、秋季采收，鲜用或晒干。

【性味归经】酸，寒。归手阳明、太阳经。

【用量用法】10 ～ 20 g，水煎服；或捣汁；或研末。外用适量，水煎洗；或捣敷、捣汁涂；或研末调敷；或煎水漱口。

【应用】清热利湿，凉血散瘀，消肿解毒。用于泄泻，痢疾，黄疸，淋病，赤白带下，麻疹，吐血，衄血，咽喉肿痛，疔疮，痈肿，疥癣，痔疾，脱肛，跌打损伤，烫火伤。

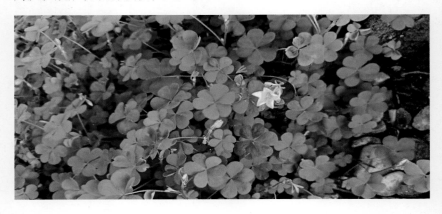

翡裟

【通用名】胡枝子。

【拉丁学名】*Lespedeza bicolor* Turcz.。

【科】豆科。

【药用部位】茎、叶。

【植物特征】灌木。三出复叶，小叶狭卵形、倒卵形或椭圆形米。侧小叶较小，基部渐狭或圆形，先端常为圆钝头，稍具短尖，全缘，上面绿色，无毛，下面色较淡，被疏柔毛，最后有时无毛。总状花序腋生。

【生境分布】生于林下、山坡、丘陵、山地。分布于陕西、浙江、江西、福建等地。

【采收加工】夏、秋季采收，切段，晒干。

【性味归经】甘，平。归心、肝经。

【用量用法】8 ～ 15 g，水煎服。

【应用】润肺清热，利水通淋。用于肺热咳嗽，百日咳，鼻衄，淋病。

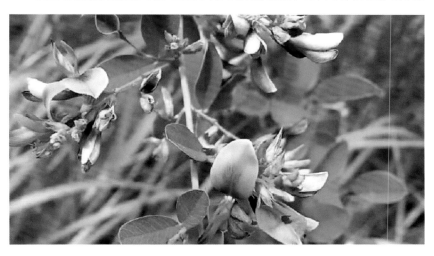

蜡烛草

【通用名】水烛。

【拉丁学名】*Typha angustifolia* L.。

【科】香蒲科。

【药用部位】花粉。

【植物特征】多年生水生或沼生草本。根茎横走，须根多。花小，单性，雌雄同株，集合成圆柱状肥厚的穗状花序；雌雄花序离生，雄花序在上部，雌花序在下部，雌、雄花序的花被均退化成鳞片状或茸毛。雄花具雄蕊2～3枚，毛长于花药，顶端单一或2～5分叉，花粉粒单生；雌花有小苞，匙形，与柱头等长，小苞与花柱均较白。

【生境分布】生于湖泊、河流、池塘浅水处。分布于浙江、江苏、山东、安徽、湖北等地。

【采收加工】5—6月采收，晒干。

【性味归经】甘，平。归肝、心包经。

【用量用法】5～10 g，水煎服（包煎）。外用适量，研末调敷。

【应用】收涩止血，化瘀，利尿通淋。用于吐血，衄血，咯血，崩漏，外伤出血，闭经，痛经，胸腹刺痛，跌扑肿痛，血淋涩痛。

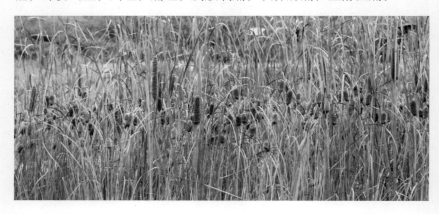

蝉衣壳

【通用名】蚱蝉。

【拉丁学名】*Cryptotympana atrata*。

【科】蝉科。

【药用部位】羽化后的蜕壳。

【药材特征】成虫体黑褐色，有光泽。头小，复眼大，头顶有3个黄褐色单眼，排列成三角形。触角刚毛状。中胸发达，背部隆起。前后翅透明。前翅前缘淡黄褐色，基部黑色，亚前缘室黑色。

【生境分布】生于草地、灌丛。分布于山东、河南、河北、湖北、江苏、四川、安徽等地，浙江有养殖。

【采收加工】夏、秋季收集，拣去杂质，洗净，晒干。

【性味归经】甘、咸，凉。归肺、肝经。

【用量用法】3～6g，水煎服；或单味研末冲服。

【应用】疏散风热，利咽开音，透疹，明目退翳，息风止痉。用于风热感冒，咽痛音哑，麻疹不透，风疹瘙痒，目赤翳障，急慢惊风，破伤风，小儿夜啼不安。

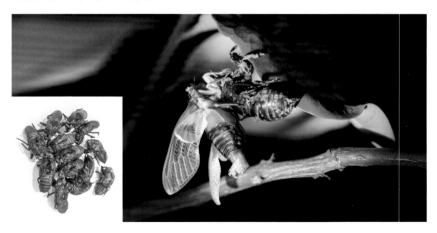

腐槠

【通用名】苦槠。

【拉丁学名】*Castanopsis sclerophylla*（Lindl. et Paxton）Schottky。

【科】壳斗科。

【药用部位】成熟果实。

【植物特征】常绿乔木。树皮深灰色，纵裂；幼枝无毛。叶椭圆状卵形或椭圆形，先端渐尖或短尖，基部楔形或圆形，边缘或中部以上有锐锯齿，下面苍白色，有光泽，螺旋状排列。壳斗杯形，幼时全包坚果。

【生境分布】生于丘陵、山坡疏林或密林中。分布于长江以南地区。

【采收加工】10 月果实成熟后随即采收，去外壳，用内肉打粉。

【性味归经】甘、苦、涩、平。归胃经。

【用量用法】5 ～ 12 g，水煎服。

【应用】抗真菌。用于幽门螺旋杆菌感染，胃炎，胃溃疡。

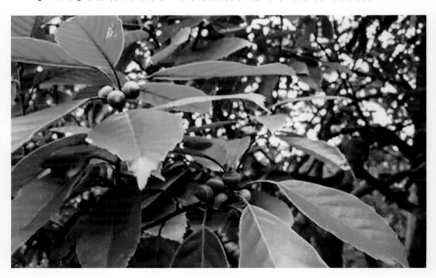

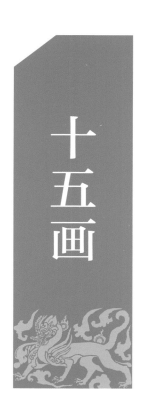

十五画

蕃荷菜

【通用名】薄荷。

【拉丁学名】*Mentha canadensis* Linn.。

【科】唇形科。

【药用部位】叶。

【植物特征】多年生草本。茎方形，被逆生的长柔毛及腺点。单叶对生，短圆状披针形或披针形，两面有疏柔毛及黄色腺点。轮伞花序腋生；萼钟形，外被白色柔毛及腺点；花冠淡紫色，4裂，上裂片顶端2裂；雄蕊4枚，前对较长，均伸出花冠外。小坚果卵圆形，黄褐色。

【生境分布】生于河边、沟边、路边、小溪边及山野湿地。我国南北各地均有分布。

【采收加工】小暑后大暑前采收，晒干或阴干。

【性味归经】辛，凉。归肺、肝经。

【用量用法】3～6g，水煎服（宜后下）。

【应用】宣散风热，清头目，透疹。用于外感风热所致的发热、微畏寒、头痛无汗，温病初起，麻疹不透，风疹瘙痒。

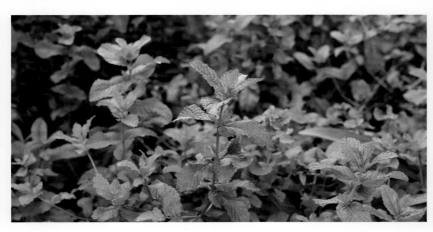

橄榄

【通用名】橄榄。

【拉丁学名】*Canarium album*（Lour.）DC.。

【科】橄榄科。

【药用部位】成熟果实。

【植物特征】大乔木。小枝幼时被黄褐色茸毛，旋即脱落。叶 3 ～ 6 对，纸质至革质，披针形或椭圆形（至卵形），无毛或在下面叶脉上散生了的刚毛，下面有极细小疣状突起，先端渐尖至骤狭渐尖，基部楔形至圆形，偏斜，全缘。果序具 1 ～ 6 枚果；果卵圆形或纺锤形。

【生境分布】生于低海拔的杂木林中。分布于浙江、福建、四川、广东、云南、广西等地。

【采收加工】10 月果实成熟时采收，蒸透，蜜制。

【性味归经】甘、酸，平。归肺、胃经。

【用量用法】10 ～ 15 g，水煎服；或泡茶。

【应用】清热解毒，利咽，生津。用于咽喉肿痛，咳嗽痰黏，烦热口渴，鱼蟹中毒。

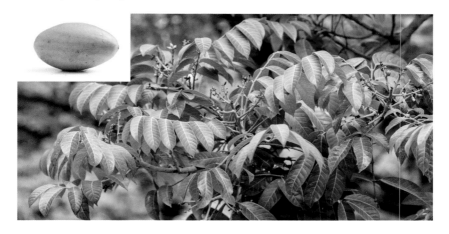

蝎子

【通用名】东亚钳蝎。

【拉丁学名】*Buthus martensii* Karsch。

【科】钳蝎科。

【药用部位】全体。

【动物特征】节肢动物。成体长约 6 cm。头胸部和前腹部绿褐色，后腹部土黄色。头胸部背甲呈梯形。第三、第四对步足胫节有距，各步足末端有 2 爪和 1 距。前腹部的前背板上有 5 条隆脊线。生殖板由 2 个半圆形甲片组成。栉状器有 16～25 枚齿。后腹部尾状，前四节各有 10 条隆脊线，第五节仅有 5 条，第六节的毒针下方无距。

【生境分布】多栖息于山坡石砾、树皮、落叶下，以及墙隙土穴、荒地的潮湿阴暗处。分布于浙江、河南、江苏、福建等地，已有人工饲养。

【采收加工】春季至秋季捕捉活蝎子水煮，后置通风处阴干，用时以清水漂去盐质。

【性味归经】辛，平；有毒。归肝经。

【用量用法】2.5～4.5 g，水煎服。

【应用】息风镇痉，攻毒散结，通络止痛。用于小儿惊风，抽搐痉挛，中风口㖞、半身不遂，破伤风，风湿顽痹，顽固性头痛，偏正头痛，疮疡，瘰疬。

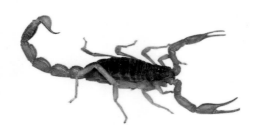

稻芽

【通用名】稻。

【拉丁学名】*Oryza sativa* L.。

【科】禾本科。

【药用部位】成熟果实。

【植物特征】一年生水生草本。秆直立，光滑。叶片线状披针形，先端尖长，基部圆形，下面较秃净，上面粗糙；叶鞘光滑无毛，鞘口处有柔毛，略具纤毛。顶生圆锥花序穗状，通常下垂，穗轴密被细毛；小穗椭圆形，基部有刚毛 1 ～ 3 条，刚毛通常褐色或紫色，稀有绿色。

【生境分布】多为栽培。我国南北各地均有分布。

【采收加工】6 — 7 月采收，用水浸泡，待须根长至约 1cm 时，干燥。

【性味归经】甘，平。归脾、胃经。

【用量用法】9 ～ 15 g，水煎服。

【应用】消食和中（炒用长于和中，生用偏于消食），健脾。用于食滞腹胀，食欲不振。

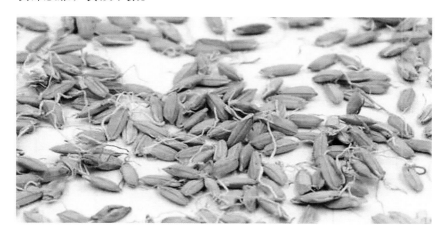

熟地

【通用名】地黄。

【拉丁学名】*Rehmanniae glutinosa* (Gaert.) Libosch. ex Fisch & C. A. Mey.。

【科】玄参科。

【药用部位】块根。

【植物特征】多年生草本。根茎肉质，鲜时黄色，在栽培条件下，直径可达 5.5 cm，茎紫红色。叶片卵形至长椭圆形，叶脉在上面凹陷。花在茎顶部略排列成总状花序；花冠外紫红色，内黄紫色；药室矩圆形。蒴果卵形至长卵形。

【生境分布】生于荒山坡、山脚、墙边、路旁等。分布于辽宁、河北、河南、山东、江苏等地，全国各地均有栽培。

【采收加工】10 — 11 月采收，切厚片或块，干燥。

【性味归经】甘，微温。归心、肝、肾经。

【用量用法】10 ～ 25 g，水煎服。

【应用】滋阴补血，益精填髓，通肠润便。用于肝肾阴虚，腰膝酸软，骨蒸潮热，盗汗遗精，内热消渴，血虚萎黄，心悸怔忡，月经不调，崩漏下血，眩晕，耳鸣，须发早白。

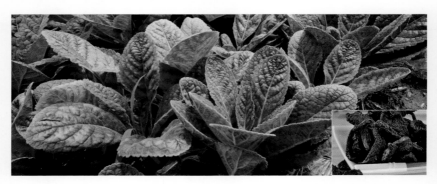

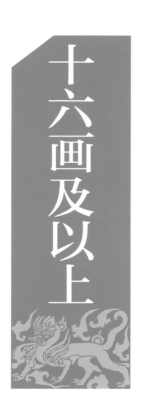

十六画及以上

薯

【通用名】薯蓣。

【拉丁学名】*Dioscorea polystachya* Turczaninow。

【科】薯蓣科。

【药用部位】根茎。

【植物特征】缠绕草质藤本。块茎长圆柱形，垂直生长。茎通常带紫红色，右旋，无毛。单叶，在茎下部的互生，中部以上的对生。雄花序为穗状花序，长 2～8 cm，近直立，2～8 个着生于叶腋。蒴果不反折。

【生境分布】生于山坡、山谷林下、溪边、路旁的灌丛或杂草中。分布于河南、安徽、江苏、浙江、江西、福建等地。

【采收加工】10 月下旬至 11 月采收，切片，晒干或烘干。

【性味归经】甘，平；无毒。归肺、脾、肾、胃经。

【用量用法】10～25 g，水煎服；或熬粥、煲汤；也可与各种食材清炒。

【应用】健脾，补肺，固肾，益精，补阴虚。用于肾虚不固，脾虚泄泻，久痢，虚劳咳嗽，遗精带下，小便频数，虚热消渴，子宫脱垂。

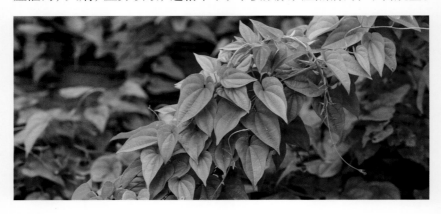

橘红

【通用名】橘红。

【拉丁学名】*Citrus maxima* cv. Tomentosa。

【科】芸香科。

【药用部位】外层果皮。

【植物特征】常绿小乔木。枝条粗壮斜生，幼枝被浓密柔毛，并有微小针刺。叶互生，叶柄的叶翼倒心脏形，有毛，主脉及叶翼边缘尤多，叶片长椭圆形，长 8～13 cm，宽 3～6 cm，先端浑圆或微凹入，基部圆钝，边缘浅波状，两面主脉上均有柔毛，叶质肥厚柔软。花极香，单生或腋生花序。

【生境分布】栽培于果园。分布于广东、广西等地，浙江有栽培。

【采收加工】夏季果实未成熟时采收，置沸水中略烫后，将果皮割成 5 瓣或 7 瓣，除去果瓤和部分中果皮，压制成形，干燥。

【性味归经】辛、苦，温。归肺、脾经。

【用量用法】10～25 g，水煎温服。

【应用】理气宽中，燥湿化痰。用于咳嗽痰多，食积伤酒，呕恶痞闷。

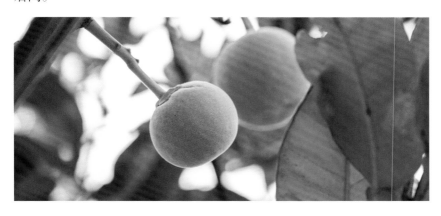

穆瓜

【通用名】木瓜。

【拉丁学名】*Pseudocydonia sinensis*（Thouin）C. K. Schneid.。

【科】蔷薇科。

【药用部位】成熟果实。

【植物特征】灌木或小乔木。小枝无刺，幼时被柔毛。叶椭圆形或椭圆状长圆形，先端急尖，基部宽楔形或近圆，有刺芒状尖锐锯齿，齿尖有腺，微被柔毛，有腺齿。花后叶开放，单生叶腋；花梗粗，无毛；花瓣淡粉红色，倒卵形。果长椭圆形，暗黄色，木质。

【生境分布】生于果林、园地。分布于山东、陕西、湖北、江西、安徽、江苏、浙江、广东、广西等地。

【采收加工】夏、秋季果实绿黄时采收，烫至外皮灰白色，对半纵剖，晒干。

【性味归经】酸，温。归肝、脾经。

【用量用法】6～10 g，水煎服。

【应用】舒筋活络，和胃化湿。用于湿痹拘挛，腰膝关节酸重疼痛，暑湿吐泻，转筋，脚气，水肿。

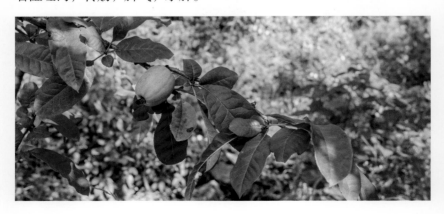

篱港花

【通用名】木槿。

【拉丁学名】*Hibiscus syriacus* Linn.。

【科】锦葵科。

【药用部位】花、花蕾。

【植物特征】落叶灌木。小枝密被黄色星状茸毛。叶互生，菱形至三角状卵形，具深浅不同的 3 裂或不裂，先端钝，基部楔形，边缘具不整齐齿缺，下面沿叶脉微被毛或近无毛。花单生于枝端叶腋间。蒴果卵圆形，密被黄色星状茸毛。种子肾形，背部被黄色长柔毛。

【生境分布】多种于房前屋后。全国各地均有分布。

【采收加工】夏、秋季花半开时采摘，晒干。

【性味归经】甘、苦，凉。归脾、肺、肝经。

【用量用法】3 ～ 9 g，水煎服。

【应用】清热利湿，凉血解毒。用于肠风泻血，赤白下痢，痔疮出血，肺热咳嗽，咯血，带下，疮疖痈肿。

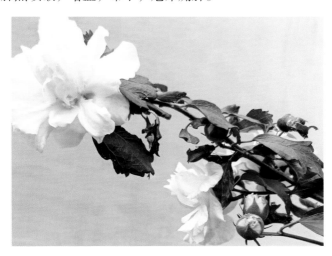

藕根

【通用名】莲。

【拉丁学名】*Nelumbo nucifera* Gaertn. 。

【科】莲科。

【药用部位】根茎节部。

【植物特征】多年生水生草本。根茎横生，肥厚，节间膨大，内有多数纵行通气孔洞，外生须状不定根。节上生叶，露出水面；叶柄着生于叶背中央，粗壮，圆柱形，多刺；叶片圆形，全缘或稍呈波状，上面粉绿色，下面叶脉从中央射出，有 1～2 次叉状分枝。花单生于花梗顶端，花梗与叶柄等长或稍长，也散生小刺；花芳香，红色、粉红色或白色。

【生境分布】生于池塘或水田内，亦有栽培。我国南北各地均有分布。

【采收加工】秋、冬季采挖根茎，切取节部，洗净，晒干，除去须根。

【性味归经】甘、涩，平。归肺、胃经。

【用量用法】8～12 g，水煎服；或入丸、散。

【应用】收敛止血，化瘀。用于吐血，咯血，尿血，崩漏，痔漏出血，前房积血。

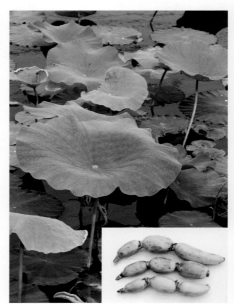

❀ 附　录 ❀

畲药材独特的加工炮制方法

黄芯柑（栀子）：冬季采收，洗净晾干，用木蒸桶蒸透，晒干或烘干备用。药效优良。

臭脚娘（蕺菜）、鸭仔草（鸭跖草）：用新鲜鱼腥草、鸭跖草，切成短块，晒干。锅内放入盐，烧到盐的温度达到八成温度，依次加入桸李（山楂）、臭脚娘和鸭仔草，翻炒至药材温度达到八成温度后盛出。治泄泻极佳。

弹棉被锤（金樱子）：冬季采收，去毛刺，洗净脱水，用木蒸桶蒸透，晒干，备用。如要泡酒，将籽取出为佳。

山姜（黄精）：冬季采收，清洗干净，晾干，用适量黄酒拌匀，装入陶瓷罐内，闷润酒气吸入，用木蒸桶蒸透，晾晒干，如此发复。经过九次蒸晒后，山姜颜色全部变黑，口感以甜为主，稍带酸苦，味极佳。

三叶青（崖爬藤）：取新鲜三叶青块茎、果，切片，晒干备用。用时捣粉，加入少许蜂蜜，具有清热化痰、止咳的功效。

中草药煎煮的方法

煎服中草药，有其"行归"，不可随意，若煎法不当，小则会降低药效，大则会产生毒副作用。凡服汤药，虽品物专精，修治如法，而煎药者卤（鲁）莽造次，水火不良，火候失度，则药亦无功。今之小小汤剂，每一两用二瓯为准，多则加，少则减之。如剂多水少，则药味不出，剂少水多，又煎耗药力也。

1. 煎煮中草药的器皿

煎煮中草药一般采用砂锅、搪瓷锅。其中，砂锅最为常用，其传热较慢，受热均匀，不会与药物的化学成分产生反应。铜、铁、铝等金属器皿不宜使用。另外，煎药器皿每次煎药完毕应立即洗净，以免影响下次的煎药质量。

2. 煎煮中草药用水的选择

煎煮中草药时，一般要求煎药之水水质好、新鲜、清洁、无杂质，如自来水、井水。

3. 煎煮中草药的方法与火候

（1）先将中草药倒入药锅，然后加入浸过药面 2～3 cm（1～2 个手指节）高的水，浸泡 20～30 min，让药材充分湿润。

（2）武火（大火）加热至沸腾，调至文火（小火）或中火，保持微沸，然后开始计时，一般 20～30 min 以后，约剩 1 小碗水时，药煎好。

（3）特殊中草药则须按医嘱使用。